U0680793

中·医·传统文化系列

趣『画』中医

游元元
吕茜倩
秦　琴
潘秋平
◎
主编

编委会

主编

游元元　吕茜倩　秦　琴　潘秋平

编委

李子玉　尹思语　泽仁卓嘎　陈逸凡
郭靓曦　陈舒橦　陈嫒淋　余玉儿

本书出版得到成都医学院学术著作出版版基金资助

四川大学出版社
SICHUAN UNIVERSITY PRESS

图书在版编目（CIP）数据

趣"画"中医 / 游元元等主编． -- 成都 ：四川大学出版社，2024．10．--（大中医）．-- ISBN 978-7-5690-7395-9

Ⅰ．R2-49

中国国家版本馆 CIP 数据核字第 2024U9U720 号

书　　名：趣"画"中医
　　　　　Qu "hua" Zhongyi
主　　编：游元元　吕茜倩　秦　琴　潘秋平
丛 书 名：大中医·传统文化系列

丛书策划：张宏辉　龚娇梅
选题策划：王　静
责任编辑：王　静
责任校对：龚娇梅
装帧设计：墨创文化
责任印制：李金兰

出版发行：四川大学出版社有限责任公司
　　　　　地址：成都市一环路南一段 24 号（610065）
　　　　　电话：（028）85408311（发行部）、85400276（总编室）
　　　　　电子邮箱：scupress@vip.163.com
　　　　　网址：https://press.scu.edu.cn
印前制作：四川胜翔数码印务设计有限公司
印刷装订：四川盛图彩色印刷有限公司

成品尺寸：170 mm×240 mm
印　　张：14
字　　数：285 千字

扫码获取数字资源

版　　次：2024 年 11 月 第 1 版
印　　次：2024 年 11 月 第 1 次印刷
定　　价：98.00 元

四川大学出版社
微信公众号

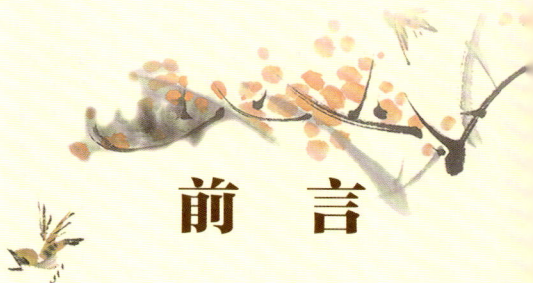

前　言

　　中医药是我国独特的卫生资源，党的十八大以来，中共中央、国务院高度重视中医药事业的振兴发展，先后颁布了《中医药发展战略规划纲要（2016—2030年）》《中医药文化传播行动实施方案（2021—2025年）》《中共中央　国务院关于促进中医药传承创新发展的意见》等纲领性文件，明确提出"推动中医药进校园"①"推动实现中医药文化贯穿国民教育始终"②等实践目标。

　　"文化自信是更基础、更广泛、更深厚的自信，是一个国家、一个民族发展中最基本、最深沉、最持久的力量。"③中华优秀传统文化是民族凝聚力和生命力的根本所在，是中华民族生生不息、代代传承的精神血脉。中医药作为中国传统文化的瑰宝之一，其推广与宣传也是中华文明不断传承的体现。本书基于中医药传统文化传承理念，结合四川特色中医药文化资源，面向青少年，从历代中医名家事迹出发，并基于中医哲学思想、中药趣味讲解、中医诊疗技术，通俗易懂地解析中医药文化基础，普及常见中医药临床适宜技术，广泛地论述巴蜀中医药文化价值与中医药国际影响力，推进青少年中医药文化启蒙教育，发挥其对青少年潜能开发、人格培养、道德树立的作用。在增进青少年对中华优秀传统文化

---

① 《国务院关于印发〈中医药发展战略规划纲要（2016—2030年）〉的通知（国发〔2016〕15号）》，（2016-02-26）［2024-05-20］，https://www.gov.cn/zhengce/content/2016-02/26/content_5046678.htm。

② 《国家中医药管理局　中央宣传部　教育部　国家卫生健康委　国家广电总局关于印发〈中医药文化传播行动实施方案（2021—2025年）〉的通知（国中医药办发〔2021〕3号），（2021-07-07）［2024-05-20］，https://www.gov.cn/zhengce/zhengceku/2021-07-07/content_5623103.htm。

③ 《中共中央关于党的百年奋斗重大成就和历史经验的决议（全文）》，（2021-11-16）［2024-05-20］，https://www.gov.cn/zhengce/2021-11/16/content_5651269.htm。

了解与认同的基础上，提升青少年健康素养与健康意识，提高身体素质。

本书共八章：第一章"医者仁心"，讲述历代中医大家的医德医风事迹；第二章"中医思维"，从阴阳、五行、藏象等中医哲学理论出发，展示中医文化基础；第三章"趣味中药"，从好吃的、好看的、奇特的中药入手，介绍相关中药历史沿革、功效、应用等；第四章"四诊合参"，由历史案例引入，详细阐述了中医望、闻、问、切四种临床诊断手法；第五章"医乃仁术"，从中医"象"文化角度介绍了经络腧穴、针灸、推拿、刮痧、耳穴等临床常用适宜技术；第六章"科学养生"，以中医古籍"治未病"理论指导现代养生保健；第七章"巴蜀医学"，融入了巴蜀著名中医及中医典籍、中医历史文化等，传播巴蜀中医特色；第八章"走向世界"，论述了针灸、汉方、青蒿素等璀璨中医药文化在国际上的影响，以及中医药在现代肿瘤、传染病临床治疗中的价值。

游元元主要负责第三章第一节、第二节、第三节、第六节的内容编写，吕茜倩主要负责第二章、第四章、第五章、第六章的内容编写，秦琴主要负责第三章第四节、第五节的内容编写，潘秋平主要负责第一章、第七章及第八章的内容编写。李子玉、陈逸凡、郭靓曦、陈舒橦、陈嫒淋及余玉儿主要负责完成书稿内插画的设计与绘图工作；尹思语、泽仁卓嘎主要负责完成书稿内照片拍摄、修整及辅助编写、校对工作。

本书为四川中医药文化协同发展研究中心项目"基于课程+模式中小学中医药文化推广研究（2023XT10）"成果之一。感谢成都市"引航"青少年中医药文化科普基地的支持。在编写过程中，本书得到了成都医学院药学院院长许小红、成都医学院第一附属中医院副院长黄坪、成都医学院教务处副处长/附属中学副校长张薇薇、成都医学院附属小学校长江龙等专家的支持与帮助。四川大学出版社为本书的审稿、出版提供了大力帮助。在此一并表示衷心的感谢！

限于编者知识与水平，书中不足在所难免，望各位专家与读者批评指正，提出宝贵意见！

编委会
2024年6月

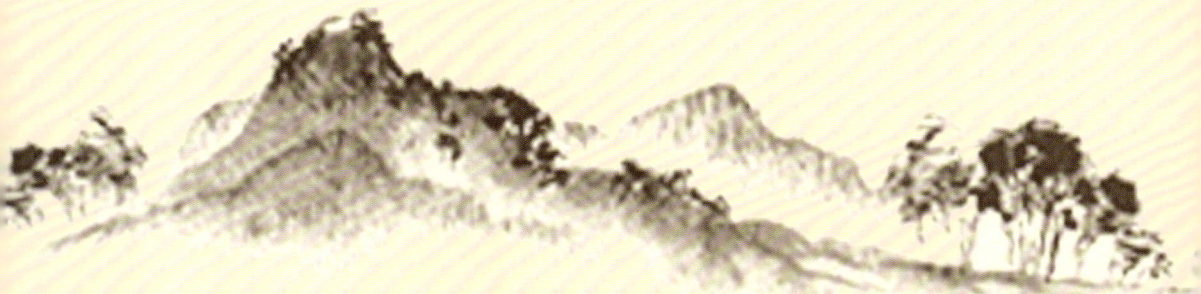

目　录

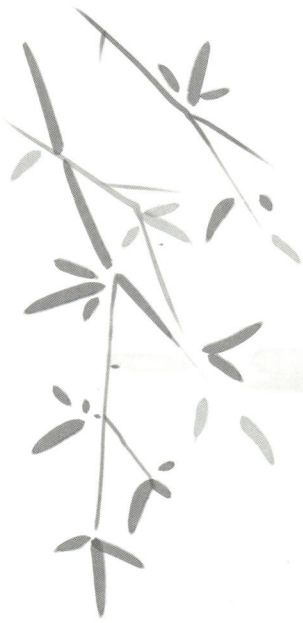

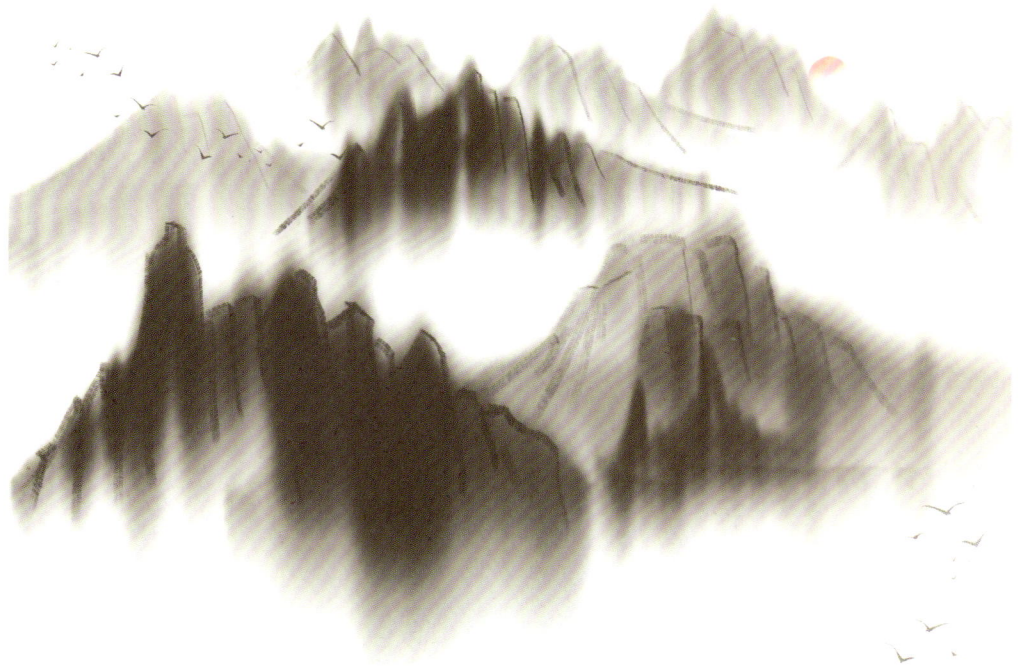

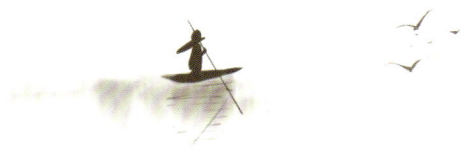

第一章

医者仁心

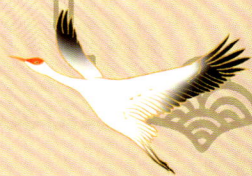

第一节　岐黄问答与《黄帝内经》

岐伯是传说中上古时期著名的医学家，从小志向远大，聪明好学。他擅于观察日月星辰、四时寒暑、山川草木等自然界的变化。岐伯的医术高超且精于脉理，名震天下。传说岐伯居住在岐山之下，黄帝闻其名后就去拜访他（如图

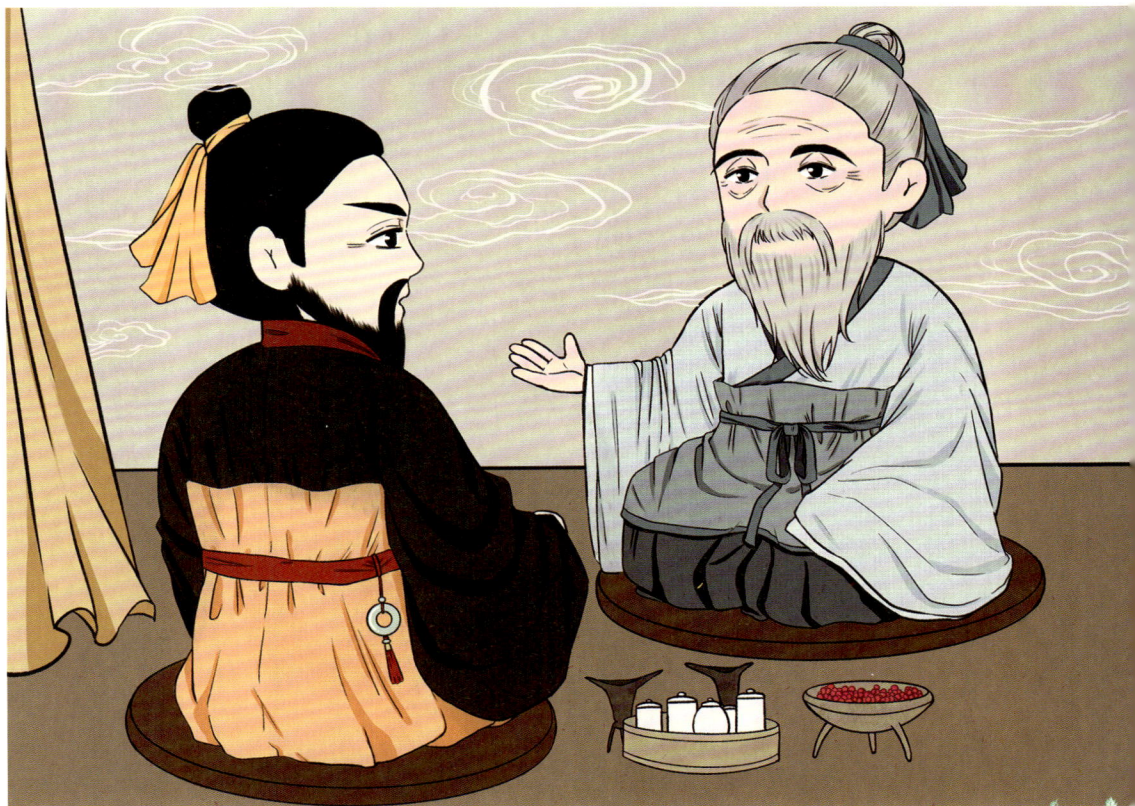

图1-1-1　岐黄问答

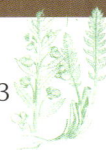

1-1-1所示）。

　　岐伯是黄帝的主要老师之一，他悉心教导黄帝医学知识。黄帝及岐伯、雷公、伯高等论医的书籍，被后人集结成书，即《黄帝内经》。《黄帝内经》现存最早的文献记载见于东汉班固的《汉书·艺文志》，文中记录《黄帝内经》有十八卷。《黄帝内经》非一人一时之作，大约写成于战国中晚期，有的篇章可能成于秦汉时期，《黄帝内经》包括《素问》《灵枢》两个部分，《灵枢》又被称作《针经》。

　　《黄帝内经》主要总结了战国时期及以前的医学成就，也包含了部分秦汉时期的医学成就，以"气—阴阳—五行"理论来构建中医学基础理论。《黄帝内经》中有很多篇章是通过黄帝与岐伯的对话来阐述医学道理的。《黄帝内经》的主要内容包括藏象经络学说、病因病机学说、诊法治则、预防养生思想、运气学说等。因为《黄帝内经》是中医学的理论经典，所以中医学也被称作"岐黄之术"。

　　《黄帝内经》阐述了中医学的整体观念，认为人与社会环境、自然环境，五脏六腑和体表等都是一个有机整体。如《素问·金匮真言论》言："东方青色，入通于肝，开窍于目，藏精于肝，其病发惊骇，其味酸，其类草木，其畜鸡，其谷麦，其应四时，上为岁星，是以春气在头也，其音角，其数八，是以知病之在筋也，其臭臊。"[①]也就是说五脏与五方、五星、四时、五味、五音、五畜、五谷、五窍等相应，天时地理与人体健康息息相关。

　　黄帝有一次问岐伯：为什么医生治病的时候，同样的病要采用不同的治疗方法，却都可以治愈疾病。岐伯就说：因为地理环境、气候特点等的不同，导致不同地区的人们饮食、生活习惯不同，虽然生病的表现一样，但是生病的原因是不一样的，所以治病的方法也不一样。比如南方地区气候比较潮湿，人们喜欢吃有酸味和发酵过的食物，因气候特点和饮食习惯的差异，那里的人们容易得风湿类疾病，用扎针的方法治疗比较好。

　　护生防病中蕴含着中国古人的智慧，这种思想在《黄帝内经》中用"治未病"的方式表述，有"圣人不治已病治未病，不治已乱治未乱，此之谓也。夫病已成而后药之，乱已成而后治之，譬犹渴而穿井，斗而铸锥，不亦晚乎！"的论述。[②]意思就是说，圣人不主张有了疾病再治疗，而是主张在没有生病的时候要重视预防护生。就像治理国家一样，不要等到国家乱了，才想着怎么去平定。正

---

① 张灿玾、徐国仟、宗全和校：《黄帝内经素问校释》，中国医药科技出版社，2016年，第28页。
② 张灿玾、徐国仟、宗全和校：《黄帝内经素问校释》，中国医药科技出版社，2016年，第13页。

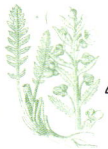

确的治国方式应该是在国家安定的时候，就采取措施预防动乱。

有一次黄帝问岐伯："我听说上古的人都可以活一百多岁，而且身心灵活。但是现在的人，五十岁左右身体和思维都衰退了，是什么原因呢？是世道变了，还是人们不懂得养生之道了呢？"岐伯回答说："上古的人，饮食有节制，起居有规律，运动或者劳动都不会过度，所以精气神都很充足，能活到一百岁。现在的人，有的人饮酒过度，有的人过度劳累，耗散了精气神，所以不到半百就衰老了。"

《黄帝内经》强调养生应该"致中和"，其中讲到五劳所伤时写道："久视伤血，久卧伤气，久坐伤肉，久立伤骨，久行伤筋，是谓五劳所伤。"[①]过度用眼、睡眠太多、坐得太久、站立太久、行走过多等都对身体有损伤。平时我们要保护好自己的眼睛，注意不能用眼过度，看书或者用电脑、手机不能时间太久，否则会导致视力损伤。睡眠太多，早晨起得太晚，体内阳气得不到及时升发，人反而容易困倦。由此可见，养生并非困难之事，关键是养成良好的生活习惯。比如：按时作息，早睡早起；饮食有规律：不偏食、不饱食、不过度节食等。护生，应该从小做起。

《黄帝内经》非常重视情志对人体健康的影响。人人都有喜、怒、忧、思、悲、惊、恐的情绪变化，正常的情绪反应不会对身体健康造成影响，但太过或不及的情绪反应，超过了人体生理和心理的调节能力后，人体易出现身体不适的情况，如太过恐惧会伤肾，太过悲哀就会伤肺，思虑过度会伤脾，愤怒会伤肝等。我们在影视剧里面有时会看到有人因为过度恐惧而小便失禁，这就是太过恐惧而损伤了肾气，肾气不能固摄小便而导致的；《红楼梦》中的林黛玉经常悲哀哭泣，耗损了肺气，人就容易乏力，最后得了肺病；经常思虑过度，损伤人的脾气，容易茶不思、饭不想；大怒容易导致肝气上逆，出现头晕头痛、面红目赤等情况。所以，调畅情志对护生非常重要。

《黄帝内经》还讲到了气候学、心理学、天文学等方面的知识。《黄帝内经》全面总结了当时医学发展的成就，这标志着中医学理论体系的形成。此书也成为后世习医者的必读书籍，受到历代医家的重视。

第二节 神农尝百草与《神农本草经》

《淮南子·修务训》中记载，神农不仅教导百姓播种五谷，而且亲尝百草

---

① 张灿玾、徐国仟、宗全和校：《黄帝内经素问校释》，中国医药科技出版社，2016年，第164页。

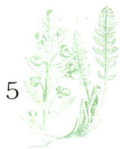

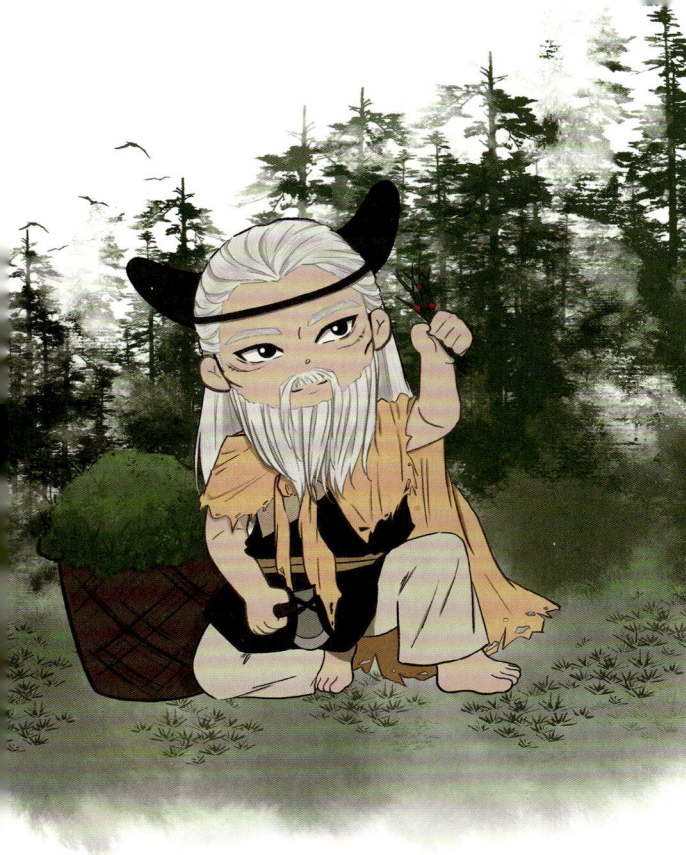

图1-2-1　神农尝百草

的滋味、水泉的甘苦。在远古的时候，每当发生瘟疫的时候，就会有很多人因为得不到医治而死亡。神农有感于此，决心帮助人们解除痛苦，寻找能够治疗疾病的药物（如图1-2-1所示）。

据说神农晚年的时候，到了南方，尝草采药，为百姓治病。有一天，神农发现了一种神奇的植物，开着黄色的花朵，却没有蜜蜂和蝴蝶靠近。神农感到十分好奇，就随手摘下了一片叶子，咽下去以后，他的肠子就断了，还没有来得及吃可以解毒的灵芝草，就去世了。人们很伤心，就把这种草叫作"断肠草"。人们把神农葬于"长沙茶乡之尾"，位于今湖南省株洲市炎陵县鹿原镇。

我国现存最早的一部本草学著作为《神农本草经》，其非一人一时之作，而托名"神农"。本书全面总结了秦汉时期药物学发展的成就，载药365种，以对应一年365天，包括植物药、动物药和矿物药。对药物的分类采用了三品分类法，分为上、中、下三品，上品、中品各一百二十种药，下品一百二十五种药。上品药一百二十种为君，主养命，应天，无毒，久服不伤人；中药一百二十种为臣，主养性，应人，含有毒和无毒之药，临床用药宜斟酌使用；下药一百二十五种为佐使，主治病，应地，多毒，不能久服。

上品药包括人参、甘草、菊花、柴胡、菟丝子、地黄、山药、薏苡仁、远志、石斛、灵芝、丹参、沙参等常用药，如人参是一味滋补性中药，古时病人病情危重时，医生让服用人参都可以起到回阳救逆的效果，独参汤就是单独使用一味人参浓煎服用。《神农本草经》记载："人参　味甘微寒。主补五脏，安精神，定魂魄，止惊悸，除邪气，明目，开心益智。久服，轻身延年。"[1]人参虽

---

① 吴普等述，孙星衍、孙冯翼辑：《神农本草经》，科学技术文献出版社，2003年，第10~11页。

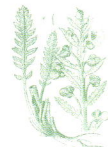

为常用滋补性中药，在古代也属名贵中药，但服用人参，也要因人、因病而宜。是药三分毒，每一种中药都有一定的偏性，没有明显虚损症状的人，如果长期或过量服用人参，明显弊大于利。古代早已经有医生指出，误用人参亦可以杀人，也就是说，病情不适宜或者滥用人参，甚至可能会危及人的性命。

下品药包括附子、乌头、天雄、巴豆、半夏、夏枯草、连翘、贯众、白头翁、射干、藜芦等药。这些药有的有毒，有的偏性比较强，临床应用应该中病即止，不可以久服。

《神农本草经》对药物功效的记载较准确且实用，到现代依然是习医者学习中药学的经典之作。

《神农本草经》也介绍了服用中药的时间和方法，认为按照正确的方法服用中药，可以让中药发挥更好的药效。《神农本草经》言："病在胸膈以上者，先食后服药。病在心腹以下者，先服药而后食。病在四肢血脉者，宜空腹而在旦。病在骨髓者，宜饱满而在夜。"[1]通常我们服用中药的时候，要避免和食物同时服用，所以《神农本草经》指出有的中药需要饭后服用，有的中药需要饭前服用，有的中药需要早上空腹服用，有的中药需要在睡前服用。《神农本草经》指出服用有毒中药，应从小剂量开始，病愈就要停止服用。若病不愈，可逐渐加大剂量。《神农本草经》言："若用毒药疗病，先起如黍粟，病去即止。不去，倍之；不去，十之。取去为度。"[2]

《神农本草经》还介绍了中药治病的原则。《神农本草经》言："疗寒以热药，疗热以寒药。饮食不消，以吐下药。鬼注蛊毒，以毒药。痈肿创瘤，以创药。风湿，以风湿药。各随其所宜。"[3]也就是说，温热性的中药可以减轻或消除病人的寒证，寒凉性的中药可以减轻或消除病人的热证。病人如果饮食不能消化，可以服用能引起呕吐或下泻的药物。当然对于普通的消化不好的情况，医生通常给病人开一些消食的中药就可以了，例如，山楂、神曲、麦芽、谷芽、莱菔子、鸡内金等。鬼注蛊毒则类似于一些情况比较危急的病证，需要使用有毒或者偏性比较强的中药治疗。总之，临床治病应根据病情来选择合适的药物。

《神农本草经》作为本草学经典，对后世医家产生了深远的影响。后世诸多本草学著作都是在此基础上丰富和发展起来的。

---

① 吴普等述，孙星衍、孙冯翼辑：《神农本草经》，科学技术文献出版社，2003年，第121页。

② 吴普等述，孙星衍、孙冯翼辑：《神农本草经》，科学技术文献出版社，2003年，第120页。

③ 吴普等述，孙星衍、孙冯翼辑：《神农本草经》，科学技术文献出版社，2003年，第121页。

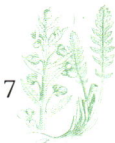

第三节　悬壶济世

看到"悬壶济世"这个词语，我们常会想到葫芦的意象，葫芦既可以装东西，也可以用作装饰品。大家耳熟能详的"八仙过海"的故事里面有位铁拐李，平时他总背着装有"灵丹妙药"的葫芦，四处为人治病。

"悬壶济世"这个典故，最早记载在南朝宋范晔的《后汉书·方术列传·费长房》中。书中记载，东汉的时候，有位叫费长房的人。有一天，他在酒楼喝酒，看到一位老翁在街上挂了一个葫芦兜售各种丸散膏丹。等到卖完药以后，老翁就跳到葫芦中去了。费长房在楼上看得清清楚楚。他心里很纳闷，所以就备办了酒肉，很恭敬地去拜访那位老翁。老翁就对他说："你明天再来找我。"

第二天，费长房又去拜访老翁，老翁就邀请费长房一起钻到葫芦中。费长房看到里面特别富丽堂皇，有很多美酒，二人一起饮酒聊天。费长房知道老翁不是普通人，就想跟着他学道。得到老翁同意后，他就随老翁去深山学道。学成归来后，费长房也会给人治病了。

"悬壶济世"后来成为一个颂誉医生治病救人的词语。

第四节　医圣张仲景

张仲景（名机，约150—219年），南阳郡涅阳（今河南省南阳县）人。在建安年间，他曾做过长沙太守。当时的政府规定，太守不得擅进民屋，张仲景便每月初一和十五两天，不问政事，升坐大堂的衙门，为病人诊病，这就是"坐堂医生"的由来。张仲景不仅医术高明，医德高尚，而且十分谦虚好学。他听说襄阳城里同济堂有位绰号为"王神仙"的名医，擅长治疗搭背疮，便长途跋涉，前往襄阳，拜他为师，精研医术。

张仲景著有《伤寒杂病论》，被后人称作"医圣"。东汉末年，疫病流行，张仲景有感于宗族中人十年间有大部分人因伤寒而死。因此勤求古训，博采众方，认真学习古代医典，包括《黄帝内经》《八十一难》《阴阳大论》等，历时多年完成《伤寒杂病论》的写作。张仲景在《伤寒杂病论·序》中批评了当时的人不留心医药，不钻研医学，而竞相追逐名利、舍本逐末，人一旦生病，不能得到有效治疗，徒为啼泣。张仲景认为学医可以："上以疗君亲之疾，下以救贫

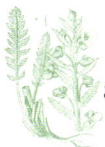

贱之厄，中以保身长全，以养其生。"①

《伤寒杂病论》原书共16卷，由于战乱等原因已散失了。西晋医生王叔和重新搜集整理了《伤寒杂病论》，但该书的原貌已不能确知了。到了北宋时期，国家成立了专门整理历代医书的校正医书局，林亿等人整理出了我们今天看到的《伤寒论》与《金匮要略》两部书，前者论述伤寒，后者论述杂病。二书详细论述了运用中医理论等辨证论治。《伤寒论》全书10卷，共113方，其方选药精确，主治明确，被尊为"经方"，流传至今。《伤寒论》的第一方是桂枝汤，被后世医家誉为"群方之祖"。桂枝汤由桂枝、芍药、炙甘草、大枣、生姜五味药组成，其中的大枣和生姜也是常用的食物，二者均属于药食同源的药材。桂枝汤除能治疗常见感冒外，还可以治疗各种杂病。书中记载了服用桂枝汤的饮食禁忌，包括禁食生冷、黏滑、肉面、五辛、酒酪、臭恶等物。饮食禁忌是古人在长期的生活与医疗实践中总结出来的智慧。平时我们感冒生病以后，注意饮食禁忌，少吃生冷、油腻、煎炸、肉面等食物，将更有利于康复。医生临证治病，只要辨证准确，这些经方常常可以发挥效如桴鼓的作用，做到一剂知、二剂已。

《伤寒论》和《金匮要略》记载了以食疗治病的方法，例如当归生姜羊肉汤、甘麦大枣汤等，运用一些日常食物配合简单的药物就可以治疗疾病。《金匮要略》记载了较多食物禁忌以及食物中毒的急救方法。例如：果子生吃，容易长疮；桃子多吃，容易生热；梅子多吃，容易坏人牙齿；梨多吃，令人生寒；生枣多吃，容易肚胀等。这些饮食禁忌在现代仍有实用价值。书中还记载了食物中毒的急救方法，如吃牛肉中毒，可以煮甘草汁解毒；吃蟹中毒，可以用紫苏煮汁饮用或煮冬瓜水饮用亦可。

自张仲景去世后，为了纪念这位伟大的医学家，人们在他的家乡南阳修建了医圣祠和仲景墓。

第五节　杏林春暖

三国时候，有一位名叫董奉（约210—310年）的医生，他是一位很高明的医生。由于其医术高超，被人称为"神仙"。他本是福建人，后来定居江西庐山，每天给人看病，也不收取病人的钱财，只是要求重病的病人在山下种杏树五棵，轻病的病人在山下种杏树一棵。多年以后，杏树已经成林，堪称人间佳境。

等到杏子成熟的时节，董奉就在杏林中盖了一个粮仓，在上面贴了一个告示，告诉人们：想买杏子的人，不必告诉我，只需要用等量的稻谷换取就可以，

---

① 秦恩甲编：《新编宋本仲景全书》，中医古籍出版社，2010年，第9页。

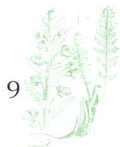

稻谷就放到粮仓里面。据传，有的人用比较少的稻谷来换取比较多的杏子，这个时候，林中的老虎就会大吼，并追赶这样的人。人见了非常害怕，端着杏跑，很多杏子都洒在路旁了，回家一称杏子，和拿出去的稻谷是一样多。董奉每年用杏子换取的稻谷来赈救贫苦的人，或供给一些路过此地的旅人。

为了感谢董奉，有人写了"杏林春暖"四个字挂在他家门口。后来，"杏林"逐渐成了中医药行业的代名词。

第六节　药王孙思邈

隋唐时期的医学家孙思邈（约581—682年），京兆华原（今陕西耀县孙家塬）人，被后人誉为"药王"。他博览群书，治病救人，著有《备急千金要方》（简称《千金方》）。《千金方》搜集了东汉至唐前期的医论、方剂、中药、针灸、食疗、导引等知识。全书记载500多种地道药材，收方4500多首，比较全面地总结了药物学等方面的知识。《千金方》中搜集了大量古方和当时使用的诸多验方，包括很多少数民族、外国传入的医方。

《千金方》中有一篇专门论述医德的文章《大医精诚》，文中提出医生行医首先要慈爱，要淡泊名利、博学博爱，看病不分老幼贵贱、长幼美丑、贫穷富贵等，应一视同仁。文中提出人各有所长、各有所短，只有谦虚谨慎，不耻下问，尊重同行，互相学习，才能取长补短，不断提高自己。所以，孙思邈认为作为医生，绝对不能自满、诋毁其他的医生。平时应该举止端庄，在病人家里不能左顾右盼。诊治疾病应该认真思考，详细观察病症，细心处判针药，不能发生差错。

孙思邈不仅给人看病，还给动物看病。民间流传有孙思邈给老虎治病的故事。有一天，孙思邈采药回到家里，忽然听到老虎的吼声，一只斑斓大虎正向他家跑来。孙思邈赶快躲起来，却见那只猛虎来到门口，就在门外伏下身来，张着大嘴，发出呻吟。孙思邈看了一会儿，看出老虎没有伤人的意思，再瞧瞧老虎张开的大嘴及它痛苦呻吟的样子，孙思邈想老虎应该是生病了。他来到老虎身边，往虎嘴里一看，看到有一根很长的骨头卡在了老虎的喉咙上。于是孙思邈就把一只行医时用的铜制的串铃套在胳膊上，把手伸进了老虎的嘴里，把骨头取出来了。老虎疼得一合嘴，牙齿正好磕在铜铃上，孙思邈的胳膊就没有受伤。所以后来医生们都把串铃叫作"虎撑"。

孙思邈认为平时应该重视养生保健，主张治未病，强调食疗。如果身体稍微有不舒服，可以先用食疗，不能治愈的情况下就要及时服药。他也十分重视老年人的身体康健问题，他提倡老年人应适当劳动、活动关节、畅通气血，但不能过

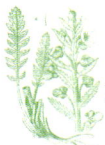

度疲劳。孙思邈提倡发常梳、目常运、齿常叩、漱玉津、耳常鼓、面常洗、头常摇、腰常摆、腹常揉、摄谷道（提肛）、膝常扭、脚常搓等养生方法，认为只要坚持去做，就可以耳聪目明，延年益寿。孙思邈还身体力行，十分注重自身保健。

第七节　医药大家李时珍

李时珍（1518—1593年，如图1-7-1所示），字东璧，号濒湖，今湖北省蕲春县人。他出身于医学世家，他的祖父、父兄都是医生。李时珍自幼耳濡目染，非常热爱医学。他博览群书，为了写《本草纲目》，除精心收集大量古籍中的有关药物知识外，还亲自种药、尝药，到深山旷野采药、考察，并向有实践经验的人请教。为了进行药物研究，李时珍的足迹踏遍了祖国的很多省份，数年如一日地进行调查和考证。

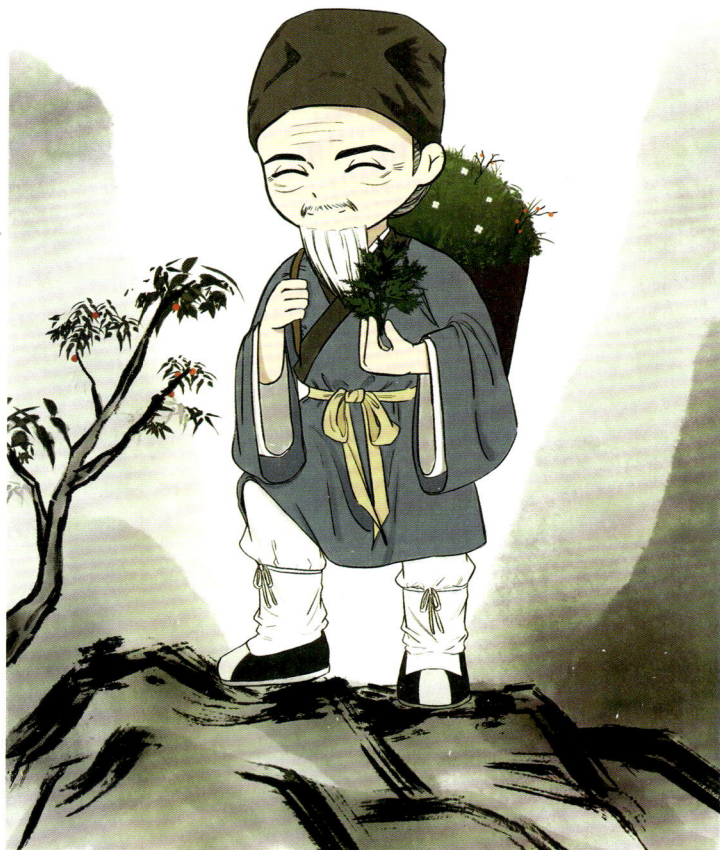

图1-7-1　李时珍

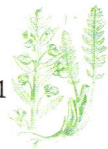

　　《本草纲目》于1578年完稿，1590年在南京问世。《本草纲目》是一本杰出的药物学和博物学著作，记载了药物1892种，其中374种药物为李时珍新增的；药图有1109幅。《本草纲目》是历代本草的集大成之作，是在前贤和当时本草学的基础上，凝聚了李时珍的研究成果而编撰成书。李时珍在《本草纲目》中提到引据了医家书目277册，经史百家书目440册，足见《本草纲目》中所包含的知识内容之广博。

　　李时珍还对历代本草著作的错误进行了系统校雠，并进行了批评和更正。他在对药物的分类方面也达到了当时的世界最高水平。李时珍将所有药物分为水、火、土、金石、草、谷、菜、果、木、服器（服帛类、器物类）、虫、鳞、介、禽、兽、人，共16部69类，各部遵循了"从微到巨、从贱到贵"的递进式排列方法，这初步体现了中国人当时具有的进化论思想。谷、菜、果部记载的皆是药食同源的物类，每一药名下面多有释名、集解、气味、主治、发明、附方等条目。

　　人部共记载了37种药物，包括人的头发、爪甲、牙齿、乳汁、唾液、胎盘、初生脐带等皆可入药。例如头发，中医认为发为血之余，所以称头发为"血余"。《本草纲目》记载："乱发，气味：苦，微温，无毒。主治：咳嗽，五淋，大小便不通，小儿惊痫，止血。鼻衄，烧灰吹之立已。烧灰，疗转胞，小便不通，赤白痢，哽噎，痛肿，狐尿刺，尸疰，疗肿骨疽杂疮。消瘀血，补阴甚捷。"[①]在现代，血余炭依然是临床医生经常使用的中药。血余炭用人的头发炮制而成，炮制方法是把收集的头发清洗干净以后烘干，放到密闭的容器中进行闷煅，成为黑色的块状。血余炭是非常好的止血药，能够止血而不留瘀血。

　　《本草纲目》被国内外学者誉为"东方医药巨典"，并被翻译成了日、英、法、俄、德等多国文字，为世人所知晓。

　　李时珍还著有《濒湖脉学》一书，为中医脉诊专著，临床实用价值较高，版本较多，流传很广。

---

① 李时珍：《本草纲目》，人民卫生出版社，1982年，第2929页。

第二章

中医思维

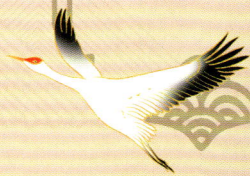

第一节　认识阴阳

中医学很多理论都是在阴阳的基础上扩充发展的。《周易》有云："阴阳合德而刚柔有体，以体天地之撰，以通神明之德。"[①]源于中国传统哲学中的阴阳关系，可以用来阐释宇宙的一切现象，而阴阳协和对人体来说，也是中医学所追求的健康状态，例如《黄帝内经素问》提到"阴阳匀平……命曰平人……"[②]，即阴阳平衡、气血平和的身体状态，有更强的抗病能力，不容易受外来邪气的侵扰而生病。

其实阴阳最初主要是指日光的向背，即向日者为阳，背日者为阴，以山为标志，山北为"阴"，山南为"阳"（如图2-1-1所示）。我国很多城市即用此

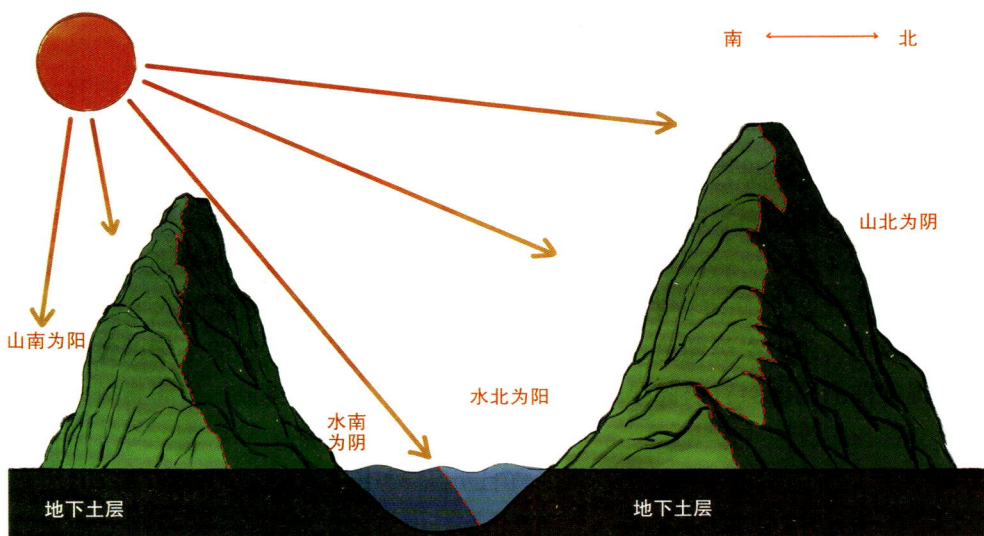

南 ← → 北

山北为阴

山南为阳

水北为阳

水南
为阴

地下土层　　　　　　　　　　　　　地下土层

图2-1-1　以日光向背确定阴阳

① 陈鼓应、赵建伟注译：《周易今注今译》，商务印书馆，2016年，第670页。
② 田代华整理：《黄帝内经素问》，人民卫生出版社，2005年，第118页。

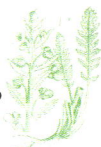

方法命名，比如湖南"衡阳"位于衡山之南，陕西的"华阴"位于华山之北。而以"水"为标志，恰好与山相反，水北为"阳"，水南为"阴"，比如说河南"洛阳"位于"洛河"之北，江苏"江阴"位于长江之南。

一、阴阳的特点

其实阴阳没有固定的概念，它代表了一切事物最基本的对立关系，所以阴阳具有普遍性，可以用它来表示一切相互关联又相反相成的两种事物、现象，例如太阳和月亮、活泼与安静。阴阳也可以用来表示同一事物内部相互对立的两个方面，例如高与低。

通常人们认为明亮的、温热的、向上的、向外的、激烈的、运动的、兴奋的为阳属性，而与之相反的晦暗的、寒凉的、向下的、向内的、平和的、安静的、抑制的为阴属性。比如燃烧的火焰和静静的湖水（如图2-1-2所示），火焰为阳属性，湖水就为阴属性；再比如小朋友白天开心地玩耍，到了晚上会安静地睡觉（如图2-1-3所示），那白天玩耍的状态为阳属性，晚上安静睡眠的状态为阴属性。而这种归属需要两个现象或者事物处于同一范畴、同一层次，比如性别

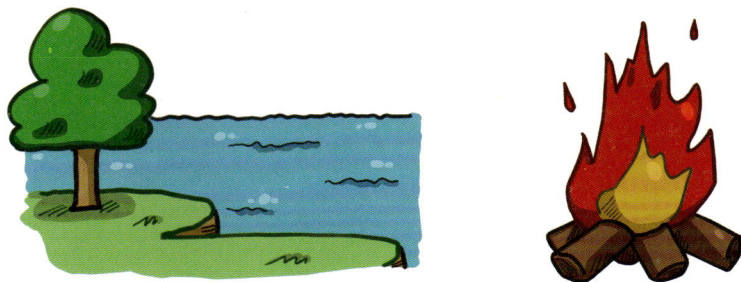

图2-1-2　水与火

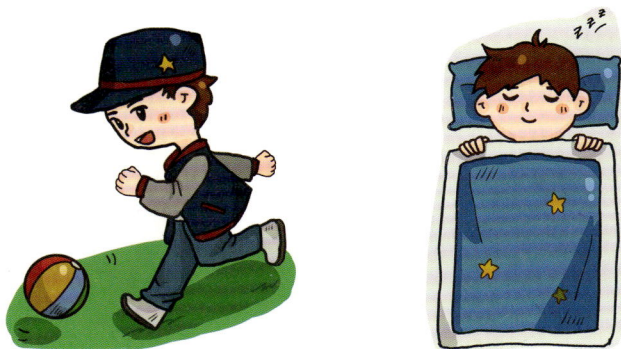

图2-1-3　两种状态的小朋友

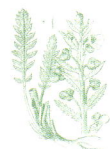

中的男与女就属于同一范畴，温度上的寒与热也属于同一范畴，而不处于同一范畴、不相关联，那就没有可比性，也就没办法进行阴阳划分，例如男与热，是不能够用阴阳属性进行划分的。

当然，值得注意的是，阴阳还具有相对性，这个特点非常重要，它是指事物、现象或者事物内部对立双方的阴阳属性不是一成不变的，是相对的、可变的，比如水与火相比，水属阴性，火属阳性，这是大家固有的印象，但是如果同样是水，热水与冰水相比，热水属于阳性，冰水属于阴性。

二、阴阳的关系

阴与阳就像是一对互相对立又密不可分的小伙伴，它们之间的关系可以概括为对立制约、互根互用和相互转化。

对立制约指的是阴与阳是相互矛盾的存在，二者属性相反，二者之间既有相互制约又有相互排斥的关系。例如上与下、左与右、内与外、动与静、天与地、男与女、水与火等。而且二者在互相制约的关系中常常会表现出你强我弱的状态。例如，火需要用水来扑灭（如图2-1-4所示），火势越旺盛就越需要更多的水量，水强于火才能够顺利灭火，反之不仅不能扑灭火焰，还会被消耗。

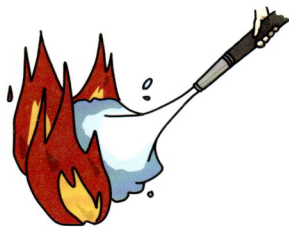

图2-1-4　水灭火

阴阳的互根互用是说阴阳双方有互相依存、互相资生、相互为用的关系。世间不论哪种具备阴阳属性的事物或现象，每一方都是以对方的存在为前提的，如南北朝王籍《入若耶溪》所写"蝉噪林逾静，鸟鸣山更幽"[1]，在动态的蝉叫与鸟鸣衬托下，山林才会更显幽静，动与静是相对而言，没有了动，也就没有所谓的静。因此医家王冰提出了"无阴则阳无以生，无阳则阴无以化"[2]的理论解析，具体论述了阴阳之间互相促进生长的关系。

阴阳的相互转化是指阴阳双方在一定条件下就可以向自己的对立面转化。阴阳之间的相互转化需要具备一定的条件，有些类似量变到一定程度成为质变的规律，如成语"月盈则亏""乐极生悲""否极泰来"等就隐含了事物发展到极致就会向对立面演变转化的道理。其实在日常生活中，阴阳之间的相互转化也是常常会遇到的，比如阴属性的水在阳属性火的作用下会转化为无形的、向上的、

---

① 天人主编：《中国诗词名句解析》，内蒙古人民出版社，2016年，第18页。
② 王庆其主编：《黄帝内经学术发展史略》，上海科学技术出版社，2022年，第104页。

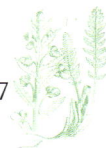

温热的水蒸气，而水蒸气相对于液态的水来说，就是转化为了阳属性的物质。

阴阳之间的关系在大家常见的太极图（如图2-1-5所示）中有明确的表现，我们可以尝试去发现、去解读。

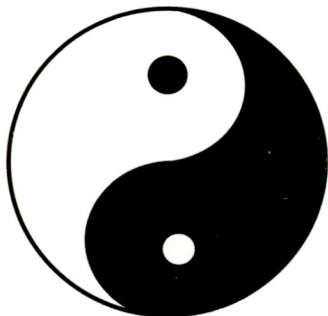

图2-1-5　太极图

三、阴阳在中医的应用

阴阳可以用来解释中医学中的很多概念。例如，中医常讲的气血，是维持人体生命活动的基本物质，也有阴阳之分，相对来说，气是无形的，血是有形的，所以气属阳，血属阴。再比如中医把健康人称为"平人"，平人在生理状态上处于"阴平阳秘"的状态，也就是阴阳协调平衡，一旦机体内阴阳一方出现强弱变化，就会导致疾病发生，如"阳虚则外寒，阴虚则内热，阳盛则外热，阴盛则内寒"[1]，就是体内阴阳之间的关系出现了不协调从而导致的异常表现。在治病方面，也可以通过取长补短的方式调节阴阳以达到平衡状态，例如当人体处于阳旺火盛的时候，就需要滋长阴的力量，通过补充阴来抑制阳。

第二节　五行之说

"曰水火，木金土，此五行，本乎数"[2]，说的是木、火、土、金、水这五种元素的生灭变化与相生相克，是万物的本源，也是大自然各种现象与事物产生、演变的基本原理。

五行是中国古代哲学的一种系统观，包含了世间五种基本的物质——木、火、土、金、水及其衍生和对万事万物的取象比类。最初古人是在长期的生产和

---

① 田代华整理：《黄帝内经素问》，人民卫生出版社，2005年，第119页。
② 于桂双编：《三字经》，吉林摄影出版社，2013年，第47页。

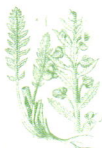

18

生活中认识到了木、火、土、金、水这五种必不可少的基本物质存在，后来发现用这五种基本物质能够制成各种各样的物品，继而古人认识到以这五种物质作为基本元素可以解释和分析宇宙间万物的特性、作用和相互之间的关系，五行学说从而由实体上升到了抽象的层面，便形成了五行哲学概念。

一、五行的特性

古人对五行的特性进行了很好的解释："水曰润下，火曰炎上，木曰曲直，金曰从革，土爰稼穑。"[①]

"水曰润下"指的是"水"（如图2-2-1所示）具有滋润、柔顺、流动趋下的特征，还可引申为凡具有滋润、向下、闭藏特性的事物或现象均可将其看为具有"水"的属性。

"火曰炎上"说的是"火"（如图2-2-2所示）具有炎热、上升、光明等特性，同样可引申为具有明亮、温热、上升性质的事物和现象都可将其看为具有"火"的属性。

"木曰曲直"是说五行中的"木"（如图2-2-3所示）元素具有像树木的枝条一样向上生长、伸展、能曲能直的特性，还可引申为具有类似生长、升发、伸展、舒畅的事物或现象均可将其看为具有"木"的属性。

"金曰从革""从"有"顺从、服从"的意思，"革"有"革除、改革、变革"的意思。这里说的是具有能柔能刚、变革、肃杀特性的事物或现象都可将其看为具有"金"（如图2-2-4所示）的属性。金属可以被打磨锻造，符合"顺从、服从"的含义很好理解，那么为什么"金"元素又能够代表"改革、变革"的属性呢？例如我们知道古代的武器是由金属打造的，它代表了战争，代表了一种新制度的建立，即有改革、革除的意思在里面。

"土爰稼穑"。这里"爰"与上面的"曰"意思一样，"稼"是指"种庄稼"，"穑"是指"收庄稼"，所以整句话说明了土地具有播种和收获的功能，引申为具有帮助生长、发展、承载、收获作用的事物或现象都可以认为其具有"土"（如图2-2-5所示）的属性。

---

① 刘文英主编：《中国哲学史：全2册》，南开大学出版社，2012年，第24页。

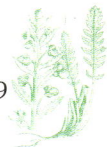

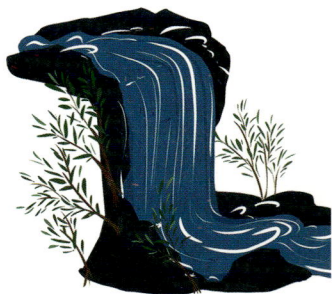

图2-2-1 水

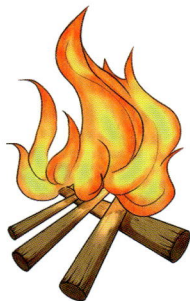

图2-2-2 火

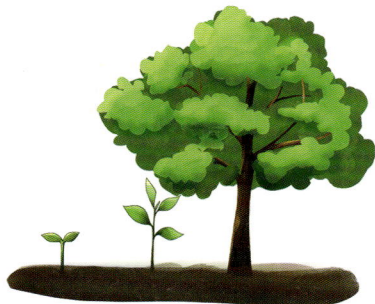

图2-2-3 木

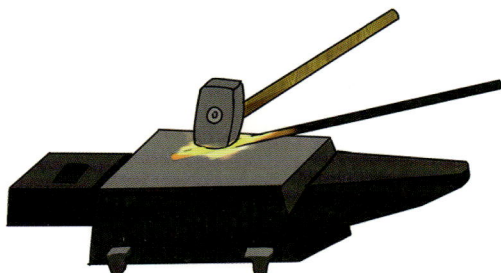

图2-2-4 金

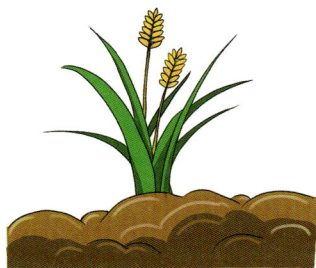

图2-2-5 土

二、五行属性归类

五行的属性归类是以木、火、土、金、水五元素的特性为基础的，通过取象比类和推演的方法，将自然界和人体各种具有与此五种元素相同、相近、相似特征的事物或现象划归为这五种类型当中（见表2-2-1、表2-2-2）。

取象比类是指根据事物或者现象的性质、作用、形态等特点，获取能够反映其本质的某些特有征象，并与木、火、土、金、水各自不同的特征进行对比，从而确定该事物或者现象归属于哪一种五行属性的方法。以季节为例，春季天气渐渐偏暖，阳气起来了，花草树木也在萌发，蛰虫苏醒，一片生机盎然，所以就五行归属来说，春季更符合"木"所代表的升发、生长、伸展等特性，故春季归属于"木"。

推演是指根据已知的某个事物或者现象的五行属性，分析推演出与其有关的其他事物或者现象的五行属性的方法。以春季属木的已知条件为例，一年之计在于春，春天是开始，我们能感受到和煦的春风，这些都是春季的特点，那么推演后可知，"生"这一动态过程及"风"这一自然现象也都归属于五行中的"木"。

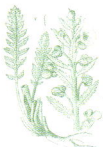

表2-2-1　自然界五行属性归类表

五行	五音	五味	五色	五化	五气	五方	五季
木	角	酸	青	生	风	东	春
火	徵	苦	赤	长	暑	南	夏
土	宫	甘	黄	化	湿	中	长夏
金	商	辛	白	收	燥	西	秋
水	羽	咸	黑	藏	寒	北	冬

表2-2-2　人体五行属性归类表

五行	五脏	五腑	五体	五华	五官	五液	五志	五脉	五声	五变
木	肝	胆	筋	爪	目	泪	怒	弦	呼	握
火	心	小肠	脉	面	舌	汗	喜	洪	笑	忧
土	脾	胃	肉	唇	口	涎	思	缓	歌	哕
金	肺	大肠	皮	毛	鼻	涕	悲	浮	哭	咳
水	肾	膀胱	骨	发	耳	唾	恐	沉	呻	栗

三、五行的关系

　　五行之间的关系如图2-2-6所示，黑色箭头代表"相生"关系，木生火、火生土、土生金、金生水、水生木。这种"相生"关系在我们日常生活中很容易见到，像是一些农村做饭用的灶，最早下面是用木柴来生火，木头可以帮助火焰燃烧得更旺；再如平时种的花花草草，都需要定期给它们浇水，花草才能够茁壮成长，体现了"水生木"的基本意象。所以，这里的"相生"关系有帮助、协助、促进的意思。而灰色的箭头则表示的是五行之间的"相克"关系，依次是水克火、火克金、金克木、木克土、土克水。这种关系也比较好理解，比如说我们会用水来扑灭火，金属碰到高温火焰就会熔化，还有"兵来将挡，水来土掩"表达的土克水等。因此，"相克"就包含了抑制、阻碍的意思。

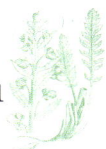

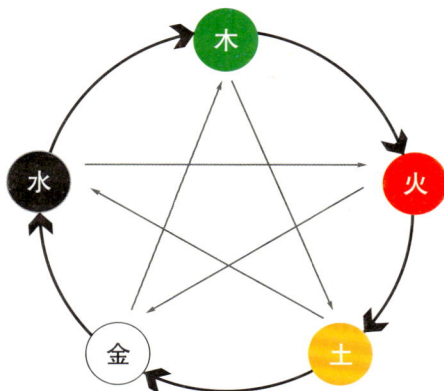

图2-2-6 五行关系

四、五行学说在中医的应用

五行的特性及事物、现象的五行归属，在中医临床应用方面，比如诊断疾病、治疗疾病、保健养生等方面，有很多启示。例如，中医学认为五脏的肝、心、脾、肺、肾分别对应木、火、土、金、水。肝对应木，在中医理论中，肝就具有像"木"一样，有调达、舒畅的特点，所以中医治疗相应疾病很注重"疏肝理气"，保持肝气的通畅；而脾具有类似"土"一样敦厚、承载的特性，中医认为脾运化水谷，为人体提供气血，与"土"一样具有播种与收获的功能，所以脾功能正常，可以促进身体的壮实、健康。五行学说的应用很广泛，不仅仅局限在人体，还可以用来解析人与外界环境的紧密关系，例如"金"的对应关系，可以简单表达为"金→燥气→秋季→肺→鼻→咳→白色"，其中关系很好理解：每到秋季，气候相对干燥，尤其在我国西北地区，而燥邪易伤肺脏，会引起鼻干、鼻塞、干咳的表现，所以从养生领域来讲，建议在秋季多食用白色食物，白色入肺，如银耳、藕、山药等，能够起到滋阴润肺的作用。

第三节　藏象学说 1

在中国古代封建社会时期，皇帝为最高的统治者。当时，皇帝享有最高的权力和荣誉。但是皇帝在行使权力时，还是要通过各机构，按照一定的程式进行。"君使臣，臣事君"[1]是中国传统儒家哲学思想中"君臣观"的体现。而中医学植根于中国传统文化，受到很多传统哲学理论思想的渗透和影响。儒家"君

---

[1]　孙立权、姜海平注释：《论语注释》，吉林文史出版社，2011年，第29页。

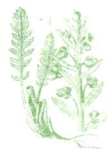

臣观"在中医的五脏解析中就有直接体现。

一、什么是藏象学说？

"藏"可解析为"藏匿"，"象"的含义为"表象、现象、征象"。所以，"藏象"指的是藏于体内的五脏六腑与其表现在外的生理、病理现象及脏腑与自然界相通的现象。在古人对人体生理、病理现象的长期观察与医疗实践及古代哲学思想渗透的基础上，中医学的藏象学说逐渐形成，它是研究人体脏腑的形态结构、生理功能、生理特点及脏腑间相互关系、脏腑与外界环境相互联系等的理论体系。藏象学说的基础就是脏腑，具体可分为脏、腑以及"奇恒之腑"，其中"脏"为五脏，"腑"有六腑；"奇恒之腑"包括脑、髓、骨、脉、胆、女子胞，其似脏非脏，似腑非腑，所以称其"奇恒之腑"，其中的"奇"字有异乎寻常之义。

二、五脏角色与功能

五脏，即心、肝、脾、肺、肾，按照"君臣观"等级划分，它们在体内的角色和功能也是各有不同、各司其职的，如《黄帝内经素问》论述五脏为"心者，君主之官也，神明出焉。肺者，相傅之官，治节出焉。肝者，将军之官，谋虑出焉。……脾胃者，仓廪之官，五味出焉。……肾者，作强之官，伎巧出焉。"[①]

（一）心

心脏，作为"君主之官"（如图2-3-1所示），在脏腑这个小社会里面是当之无愧的主宰者——皇帝。为什么心脏有这么高的地位呢？是因为它的职能是"神明出焉"，即主宰"神"——人的一切精神意识、思维活动，"失神者死，得神者生也"[②]。所以，可以将心脏看作整个脏腑系统中的灵魂角色。心气可以推动血液在血脉中运行，从而濡养全身，也可以主宰人体其他脏腑、形体、经络等的生理活动，就如同皇帝一样掌管着国家的一切事物。

图2-3-1　君主——心

作为皇帝，心脏也有着自己特殊的脾气性格，它喜欢清静明朗的氛围，这样才能够保证人的精神满满、思维敏捷、心神安定。它讨厌热与火，不论是从外感受到的还是内生的火热，都会使心脏出现烦扰与躁动不安。

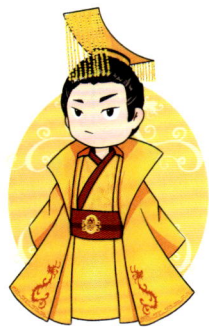

---

① 田代华整理：《黄帝内经素问》，人民卫生出版社，2005年，第17页。
② 田代华、刘更生整理：《灵枢经》，人民卫生出版社，2005年，第110页。

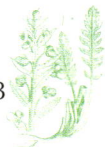

（二）肺

作为"相傅之官"（如图2-3-2所示），肺就是那个辅佐皇帝的宰相，因为肺具有一项很重要的功能，即协助皇帝——心运行血液。古代宰相辅助皇帝治理国家依靠的是聪明才智，而肺协助心运行血液、主宰人体则依靠它"治节出焉"的生理功能。"治"为治理，"节"为调节，肺通过呼吸运动，调节体内、体外之气的交换，调节呼吸节律，调节全身之气，从而在气的推动下，全身的血液通畅，水液也能够很好地运行和排泄。在脏腑系统中，这就是相傅（肺）协助皇帝（心脏）治理国家的表现。

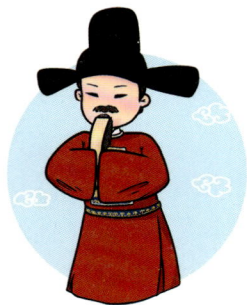

图2-3-2　相傅——肺

肺为宰相，担负着保护身体的重责，同时它的生理位置在五脏六腑中是最高的，所以，它有保护其他脏腑免受侵袭的作用。肺叶是清虚而娇嫩的，因此一旦有外邪侵入人体，肺就很容易出现病理改变，所以肺又有"娇脏"之称。我们在秋天时应多保护我们的肺。

（三）肝

征战沙场的将军是刚毅坚韧、果敢勇猛的，但同时将军既要会带兵打仗，也要具备沉着冷静、机智敏锐的素质，在五脏六腑中，肝即如沙场上的将军（如图2-3-3所示）。

肝脏最主要的两个功能就是主疏泄与主藏血：疏泄即疏通、畅达的意思；藏血则可以储备血液，并调节血量。肝通过这两个作用调节着人的情绪、理智与气血、阴阳，所以正常情况下若肝气舒展、肝血充足，人就能够清醒理智、有魄力；若肝气郁结，人易怒气冲天、感情用事；而肝血亏少，人易轻浮烦躁。所以肝功能的正常与否是一个人能否发挥聪明才智的关键，所谓"谋虑出焉"。

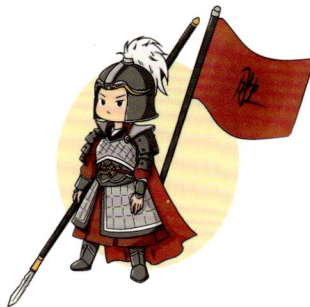

图2-3-3　将军——肝

肝作为"将军之官"，又被称为"刚脏"，具有刚强勇猛的阳刚特性。但是凡事过犹不及，肝脏若是"刚性"太过则易冲动暴怒，因此需要配合它正常的疏泄与藏血功能，让肝在自己喜欢的舒展条达、滋润柔养的环境中，发挥沉着冷静、机智勇猛的大将风范。

（四）脾

"仓廪"指的是贮藏谷米的仓库，那么脾胃承担的就是粮官的职位和职责

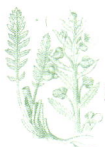

（如图2-3-4所示），这是基于它在饮食方面的作用。我们先来看脾，中医认为脾有一个很重要的功能，就是我们摄入的水谷食物，都需要在脾的作用下吸收，再转运至全身及其他脏腑，脾依靠自己的独特能力为脏腑这个小社会源源不断地供给粮食和物资。"民以食为天"，故有脾为"气血生化之源""后天之本"之说[1]。人体的脏腑、组织器官、四肢等，都是在脾对水谷和气血精微的吸收、转化、散布的过程中得到滋养，发挥正常的功能。

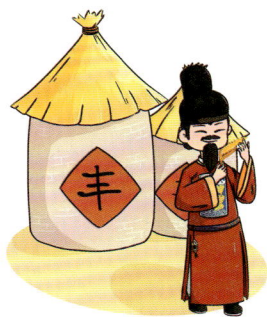

图2-3-4 仓廪——脾

作为储藏粮食的仓库，肯定不能让粮食受潮、发霉、变质，干燥的环境是脾最为喜欢的，加之脾在吸收、转运的过程中，本来就既包括食物又包括水液，不能再有多余的水分了，所以，脾的性格特点是"喜燥恶湿"。如果脾受到了湿的影响，会不利于其吸收、转输、充养作用的发挥，人就可能会出现不想吃饭、消化不良等情况，继而导致人体会气血不足，其他脏腑、组织器官等都得不到应有的营养，会影响其他脏腑、组织器官的正常运作。

（五）肾

要想了解肾在脏腑这个小社会中担任的职务，就需要知道什么是"作强之官，伎巧出焉"。"作"是作为、劳作，"伎巧"也是技巧、技术的意思，同时还指代精巧的工艺品或从事手艺工作的匠人（如图2-3-5所示）。

前文提及心、肺、肝、脾都有各自不同的功能，对应不同的职位，那么肾所承担的就是类似与社会进步、人民生活息息相关的建造类职责，包括建筑以及交通工具、日常用品等的加工制造等。为什么肾在人体小社会中承担的是这一要务呢？因为肾的主要功能是藏精，主生殖。与生俱来的先天之精是构成人体胚胎的原始物质，胚胎化生为人，人体在精气的作用下生长、发育，不仅身体会长高变壮，智能也会日渐成熟，所以《黄帝内经素问》中

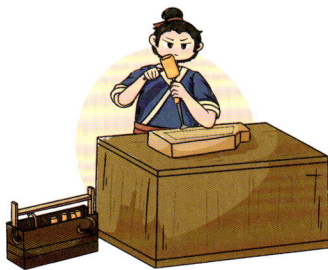

图2-3-5 伎巧——肾

有说"女子七岁，肾气盛，齿更发长；二七而天癸至，任脉通，太冲脉盛，月食以时下，故有子；三七，肾气平均，故真牙生而长极；四七，筋骨坚，发长极，身体盛壮；……丈夫八岁，肾气实，发长齿更；二八，肾气盛，天癸至，精气溢泻，阴阳和，故能有子；三八肾气平均，筋骨劲强，故真牙生而长极；四八，筋骨隆盛，

---

[1] 何建成主编：《中医学基础》，人民卫生出版社，2012年，第50页。

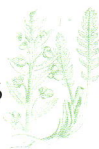

肌肉满壮……"①，在肾精、肾气的作用下，人体不断的发生变化，就像古代的能工巧匠能制作出各种工艺品。

肾能有技巧变化的原因就在于其"藏精"作用，所以为了保证自己"作强之官"的身份稳固，就要时时刻刻注意不让精气外泄。相较于其他脏腑，肾脏的性格则会更内敛、沉稳，具有封藏、闭藏、潜藏的特性。由于它的这一特性，肾又被我们称为"封藏之本"②。

三、五脏病理表现

根据五脏的角色、性格与功能特点，如果心、肝、脾、肺、肾出现异常了，会有哪些对应表现呢？

心最主要的功能是主神，掌管一切事务，所以当心脏有异常时，很有可能表现在精神方面，并且波及其他脏腑，像是《黄帝内经》所说的"心伤则神去，神去则死矣"③"心动则五脏六腑皆摇"④，可能出现心烦、焦虑、失眠等，并且影响其他脏腑正常发挥各自的功能。

肺作为宰相，最擅长的是通过呼吸来辅助心治理"国家"，它若有生理功能异常的情况，最可能会出现的就是胸闷、咳嗽、呼吸困难等与呼吸相关的表现；当然在一系列后续反应中，还可能会因为肺气不舒畅，无法"治理""调节"水液而出现痰多、汗少、尿少等。

正常情况下的将军（肝）是智勇双全、沉着刚毅的，一旦肝出现异常，人就会出现暴躁、易怒、面红目赤或郁郁寡欢的表现；还会出现眼睛干涩、视物不清、四肢麻木等肝血供应不足的症状。而且在五行学说之中，肝克脾（木克土），所以肝功能的异常还往往会影响脾胃，会出现腹泻、腹胀、便秘等不适。

肾功能的正常发挥离不开"藏精"功能的正常运作，若肾出现异常，人多表现为生殖及生长发育等方面，可能会出现儿童身体生长迟缓或智力发育缓慢的症状，而成年人则会出现未老先衰的症状。

第四节　藏象学说2

根据中医五行学说，肝、心、脾、肺、肾五脏都有与之相对应的五腑，分别是胆、小肠、胃、大肠、膀胱，其脏和腑对应表里关系（如图2-4-1所示）。

---

① 田代华整理：《黄帝内经素问》，人民卫生出版社，2005年，第2页。
② 田代华整理：《黄帝内经素问》，人民卫生出版社，2005年，第20页。
③ 田代华、刘更生整理：《灵枢经》，人民卫生出版社，2005年，第137页。
④ 田代华、刘更生整理：《灵枢经》，人民卫生出版社，2005年，第71页。

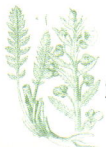

在五行属性的归类中，胆与肝归属于"木"，小肠与心归属于"火"，而胃与脾、大肠与肺、膀胱与肾则分别对应了"土""金""水"，所以结合五行各自的特点，我们可以一一分析五腑的角色与功能。同样，《黄帝内经素问》中也有相关论述："胆者，中正之官……脾胃者，仓廪之官……大肠者，传道之官……小肠者，受盛之官……膀胱者，州都之官，津液藏焉。"①

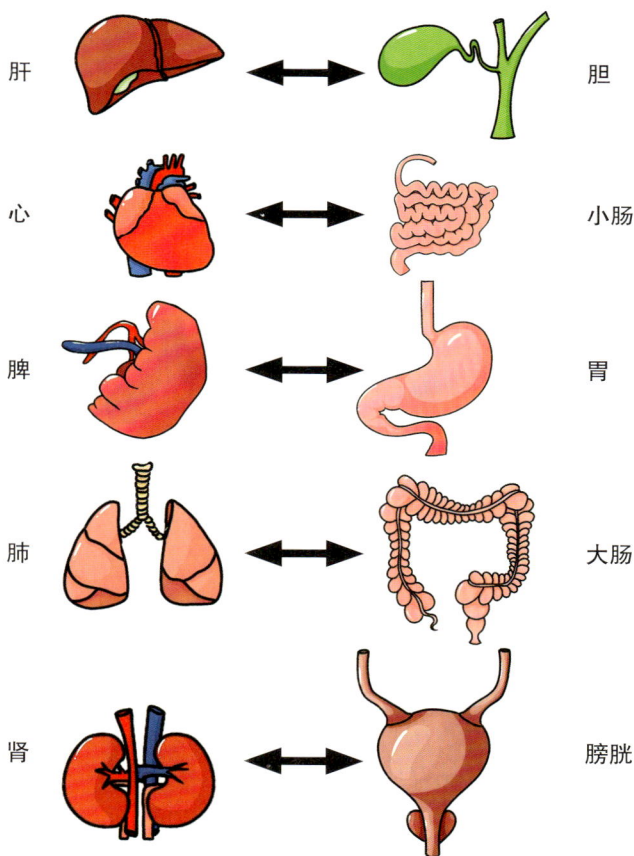

肝 ⟷ 胆

心 ⟷ 小肠

脾 ⟷ 胃

肺 ⟷ 大肠

肾 ⟷ 膀胱

图2-4-1　脏腑表里关系对应

一、五腑角色与功能

"中正之官"（胆）即为古代的判官，主管公平、正义，我们常说一个人的胆量如何，胆子非常大，所以"胆"就很符合古代判官威严、正义的形象。

---

① 田代华整理：《黄帝内经素问》，人民卫生出版社，2005年，第17页。

"传道之官"（大肠）是肩负传导、传递作用的职务。"受盛之官"（小肠）有接受和承纳之意。"州都之官"（膀胱）类似于现在的市长，古代都城多注重河流、湖泊的分布，常在水源丰富的地方建立，所以"州都之官"的职责可以理解为汇集、统管水液。"仓廪之官"（脾胃），此处主要指胃，胃的功能是在接受、容纳饮食物后进行初步消化，形成食糜。

所有五腑都有其共性，即帮助传导饮食物而不能积藏、堵塞，以通畅和顺为要。所以分析五腑的功能要从它们的共性着手，并配合与之对应的五脏进行整体把握。五腑发挥正常功能的过程主要就是饮食消化吸收的过程（如图2-4-2所示）。食物从食管进入胃之后，在胃里停留的同时，完成初步消化变成食糜，此时脾会从中吸收精微物质并布散到全身。在初步消化的过程中，少不了胆汁的加入与参与，所以作为贮藏胆汁的器官——胆也在其中起到了关键作用。食糜向下传递到小肠，小肠接受食糜后再进一步消化、吸收，把之前被脾忽略掉的精微再吸收一遍，剩下的食物残渣传递给大肠。大肠吸收食物残渣中的多余水分后，转化成粪便，通过连接大肠的肛门直接排出。喝进去的液体也同样会经过胃、小肠、大肠的吸收与传输，最终形成尿液流入膀胱，再排出体外。

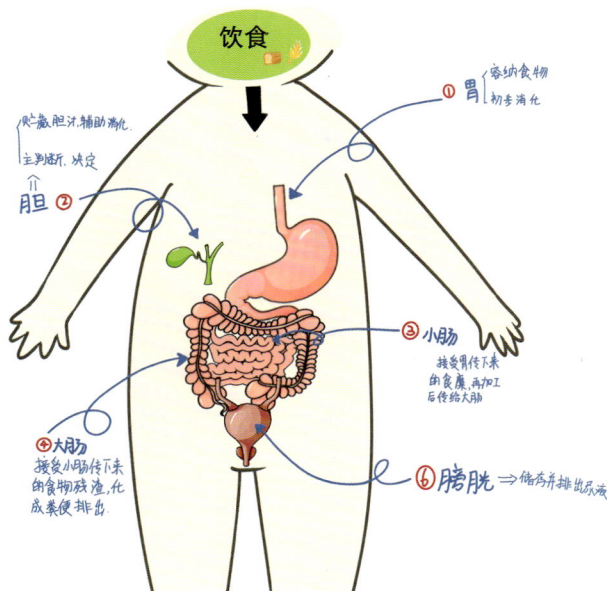

图2-4-2　五腑对饮食的消化吸收过程

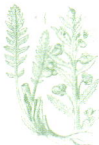

二、五腑病理表现

根据五腑传导的特性和通畅的要点，五腑出现病理变化主要表现在水液、食物传输路径上各个部分的异常。像是胃的异常经常表现为消化功能不佳，无法向下传递食糜，出现厌食、胃痛、胃胀等情况；胆出现异常多影响胆汁分泌，没办法促进消化，可能会出现厌油腻、恶心等症状；大肠、小肠的异常也通常体现在传导功能方面，会出现便秘、水肿等食物或水液积聚的情况；膀胱的病理表现常常在小便方面，例如小便频、小便多或小便闭塞等情况。

三、孤腑——三焦的特点与功能

我们常常说"五脏六腑"，其实除了上面的五个，还有一腑叫作"三焦"，这是中医藏象学说中特有的一个概念。"三焦"没有具体的形态，也不像其他五腑一样有对应的脏，所以被叫作"孤腑"。历来医家对三焦有不同的认识，一种观点认为可以把它看作一个具有综合功能的大器官；另一种观点认为它分别有上焦、中焦、下焦三个区域，上焦区域在膈以上，中焦区域处于膈到肚脐之间，下焦区域在肚脐以下（如图2-4-3所示）。

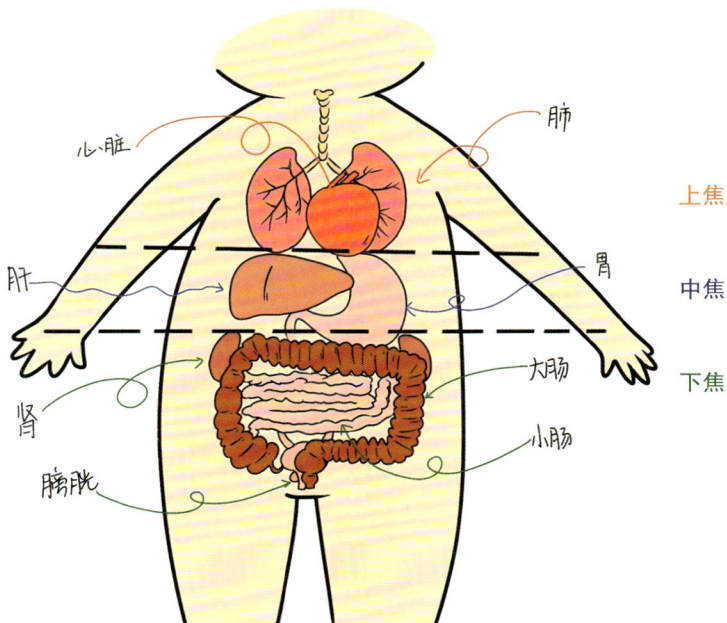

图2-4-3 三焦分区图

三焦作为六腑之一，也有它特别的生理功能，它主要是运行水液和通行人

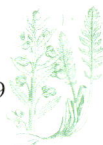

体诸气。我们可以把三焦看作家里的水管、燃气管道、电路等，它能满足人体日常生活正常的用水、用电、用气，它最重要的特点就是要通畅。如果水管堵塞了，可能会出现下水道返臭味的情况，或者无法正常用水；如果哪部分电路断了，就没办法正常用电。同样的道理，三焦如果失去了正常功能，人体的水液、脏腑之气、元气等均无法通行，会出现堵塞壅滞，也会产生气滞胀满、水肿、小便异常等情况。

第五节　气血津液

我们平时可能会注意到，有的人头发乌黑亮泽，但有的人却头发枯黄；有的人面色红润有光泽，而有的人则面色苍白无光，甚至有萎黄的情况。有人认为导致头发枯黄、面色苍白的原因通常是营养不良或身体内缺少维生素、微量元素等，人体所需的营养物质、微量元素在中医学里面也有自己的名称，被叫作"精""气""血""津液"。中医理论认为它们是构成人体和维持生命活动的基本物质。

一、精、气、血、津液的概念

人体内的"精"由先天之精和后天之精融合而成。先天之精是禀受于父母，在各项功能还未发育成熟的婴幼儿时期，先天之精给予我们能量与保护。而伴随人体脏腑功能的不断完善，脾胃运化的水谷精微又形成了后天之精。二者储藏在脏腑内，以供身体所需。

我们虽然看不到、摸不着"气"，但它在人体内有很强的活力，并且是运动不息的精微物质。我们吸入的自然界的空气、脾胃运化形成的水谷之气等，都属于"气"的范畴。

"血"是在脉中流动的红色液态物质，中医认为其很大一部分来自饮食水谷，脾胃接受饮食后，运化为水谷精微，在疏布全身的同时在心、肺等脏腑的作用下会变成红色血液。另外，肾中的"精"也可以转化为血液。

"津液"是人体内所有正常水液的总称，它包括了存在于脏腑组织内的体液及眼泪、唾液、鼻涕等分泌物。

二、精、气、血、津液的功能

精最重要的功能是促进人体的生长发育，同时也是人类生殖繁衍的重要物质。从胚胎形成到胎儿出生，人不断地壮实肌肉、强健筋骨，生长、发育、长高、长大，这些变化都离不开精的支持。"人始生，先成精，精成而脑髓生，骨

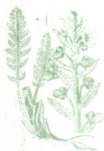

为干，脉为营，筋为刚，肉为墙，皮肤坚而毛发长。"[1]

气有无形、充满活力和运动不息的特点，因此按照阴阳属性划分，在精、气、血、津液四种精微物质中气是唯一主动运动的阳属性精微物质，所以气首要的功能就是推动与固摄。气有激发脏腑和经络的功能，既能推动精、血、津液这些阴属性精微物质的化生、布散和代谢，还可以对阴属性精微物质起到固摄作用，从而防止精微物质流失，供给身体所需营养。在病理方面，如果人没有食欲，脾胃消化动力差，一般会认为是脾胃气虚缺乏激发作用的表现；如果人出现汗多、遗尿、流口水等现象，那就是气的固摄作用出了问题。我们身体能够保持恒温，并且可以抵抗外邪侵扰而不生病也是由于气的作用，体内阳气的温煦作用可以温养机体，正是"正气存内，邪不可干"[2]，正气就如同守护城池的小士兵，在人体外部形成坚固的堡垒，使邪气不能够轻易侵犯（如图2-5-1所示）。同时气作为一种精微物质也具有营养作用，例如脾胃产生的水谷之气可以充实脏腑、支持生命活动。

通常贫血的人面色、嘴唇、指甲可能会比正常人更苍白一些，所以血作为精微物质之一，最重要的作用就是濡养人身。濡养既包含了营养功能，又有滋润功能，并且血濡养的部位既包括脏腑、组织、肌肉、关节等形体方面，也包括精神、思维活动等神志方面。人体内血液充足，则面色红润、皮肤光泽、肌肉壮

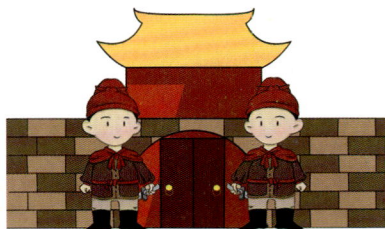

图2-5-1　正气的作用

实、思维敏捷、睡眠安稳，如果人体内血液不足或受到损耗，则可能出现面色苍白、毛发干枯、肢体麻木、头晕目眩、失眠健忘、精神恍惚等血虚失养的情况。

津液是体内的正常水液，广泛分布在各组织器官中，有滋润人身的作用，能使人肌肤丰润、关节滑利，能够正常汗出、跑跳等；同时津液也有一定的濡养作用，相较于血液来说，其营养力量较轻，但流注于脑髓、骨节的津液，同样可以滋养脑窍、骨骼、关节，它们有助于人们发挥正常的思维和运动功能。

三、精、气、血、津液的关系

精、血、津液三者作为阴属性的精微物质，均来源于脾胃等脏腑所化生的水谷精微，所以三者的源头是一致的，并且能够互相转化。水谷化生的后天之精、肾精都可以转化为血液，肝血可以滋养肾精；津液经脾胃作用后，可以转化

---

① 田代华、刘更生整理：《灵枢经》，人民卫生出版社，2005年，第31页。
② 田代华整理：《黄帝内经素问》，人民卫生出版社，2005年，第207页。

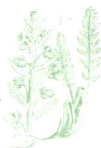

为更有营养的血液，同样脉内的血液释出后也可以与脉外的津液相融合，成为津液的构成部分。

而作为精微物质中阳属性的气，和其他精微物质间也有密不可分的关系。首先，如同阴阳可以互相依存、相互转化一样，气与精之间、气与津液之间可以互相转化，并且气能生血、血能养气。其次，气如同精、血、津液的"将帅"一样，带领它们在体内运行的同时，也时刻把握方向，稳固精、血、液的流失。最后，气是无形的、弥散的，所以需要阴属性精微物质把它稳固在体内不致于散失，所以血和津液对于气来说，又是其载体。

综上所述，临床上有任何一种精微物质的不足或损耗都有可能引起其他精微物质的异常。比如气虚可能无法生成充足的血液导致血虚，也可能无法发挥固摄作用导致大出血、出大汗等。再如精亏的情况可能会使血液、津液生成不足，导致皮肤干燥、面色苍白、口干咽燥等情况，也可能会减弱其化气功能，使脏腑之气、水谷之气的生成不足，出现乏力、精神不佳、不思饮食或消化差等气虚表现。

第六节　中医病因

对于一些问题，我们只要找到了问题的根源所在，也就有了相应的解决办法。中医也不例外，先说一说最近学校里的小伙伴们出现的小状况：小王因为踢球出汗，回家路上吹了风，今天起来出现鼻塞、流鼻涕、打喷嚏等情况；小李因为最近吃多了冰淇淋，出现了食欲不佳、腹泻、腹痛的情况；小周和最好的朋友闹别扭了，最近总是精神欠佳、郁郁寡欢；小白跑步的时候狠狠摔了一跤，现在膝盖又肿又痛（如图2-6-1所示）。

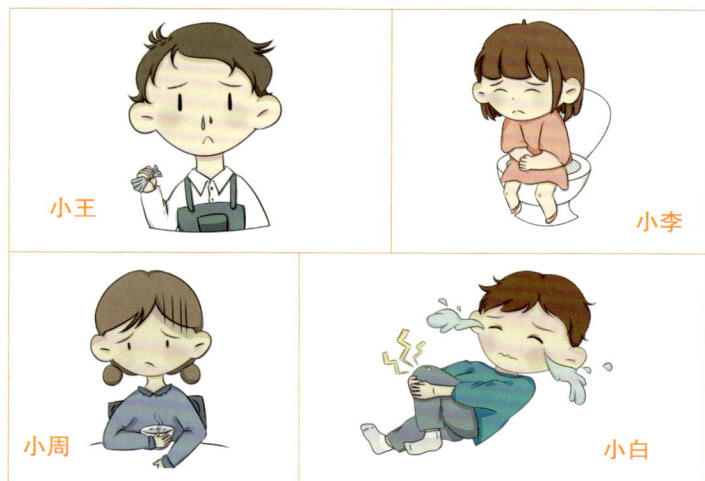

图2-6-1　不同的病因致病

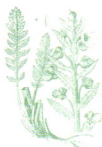

大家虽然都不太舒服，但是由于病因不同，所以症状也各有不同。在面对他们不同的临床表现时，我们需要挖掘、归纳各自的原因，才能够给出适当的治疗方法，缓解其痛苦。而导致人体出现疾病的原因，也被称为病因，也叫病邪、致病因素、病源等。中医关于病因的分类有很多种说法，目前最常用的是在宋代陈言的三因学说（如图2-6-2所示）的基础上发展而来的。陈言将中医病因分为外因、内因和不内外因三种①，我们现在主要认为有外感病因、内伤病因、继发病因和其他病因四类，其中继发和其他病因就属于陈言提出的不内外因范畴。

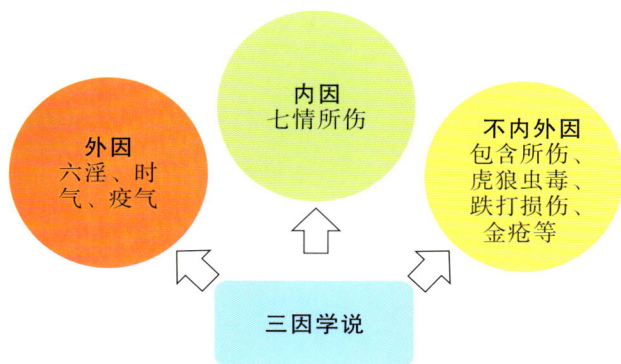

图2-6-2 三因学说

一、外感病因

外感病因是比较常见的致病因素，像是秋冬季节因感风寒而引起的感冒，夏季的中暑等，都是外感病因导致的疾病。所以，外感病因包含了所有从体表或者口、鼻等部位侵袭人体的外界邪气，包括风、寒、暑、湿、燥、热（火）和疫气。

其中，风、寒、暑、湿、燥、热（火）原本是自然界中存在的正常现象，但是一旦它们的力量超过人体的适应能力，或者人的抵抗力下降，正常现象就会变成致病因素。这六种邪气致病有以下特点：它们和季节、地域关系十分密切，比如暑邪更容易在夏天出现，而寒邪更容易在冬季出现，如我国东北地区更容易有风邪、寒邪；而四川地区尤其是盆地地势的成都，人们更容易受到湿邪侵害；西北地区则更多为燥邪致病。六种邪气之间还有相兼和转化的关系，比如常见的风热咳嗽、暑湿感冒、湿热泄泻等邪气相兼病证；邪气性质的转化，比如感受寒邪时间久了，身体一直不能够驱邪外出，也会寒凝日久生热生火，或者热邪侵袭

---

① 何建成主编：《中医学基础》，人民卫生出版社，2016年，第122页。

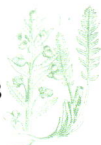

人体后服用大量寒凉的药物，也会转变成寒证。根据五行学说中五脏与五气的对应关系，也能推演出六种邪气对脏腑的损伤，如暑邪、热（火）邪易伤心神，所以中暑后容易出现心烦甚至昏厥的情况；湿邪易伤脾阳，所以四川人喜食辛辣，祛湿助阳以增强食欲；燥邪易伤肺阴，所以秋季燥邪旺盛的时候，咳嗽的病人就会增多。

除以上六种邪气外，还有一种外感病因是疫气，疫气引发的疾病大多是我们现在所说的传染病。所以疫气致病的特点是其传染性强，容易形成流行，患病症状相似，通常会出现发病急、病情重等情况，如现代医学的流行性感冒、腮腺炎等都属于因疫气而致疾病的范畴。

二、内伤病因

内伤与外感是相对而言的，内伤意为致病因素是由内而生的。一般包括情志内伤、饮食内伤及过度劳累或过度安逸导致的疾病。

情志是人对环境刺激产生的不同反应，一般包括怒、喜、忧、思、悲、恐、惊，又叫作"七情"。同样由五行学说可以进行推演，怒气伤肝，过喜伤心，忧思伤脾，过悲伤肺，惊恐伤肾，这些都是不良情绪对脏腑的直接损伤。另外，"怒则气上，喜则气缓，悲则气消，恐则气下……惊则气乱……思则气结"[①]，这很形象地描述了不良情绪对人体气的影响：平时生气或大怒人就会面红目赤、头胀头痛、呼吸急促，这都是气往上涌的表现（如图2-6-3所示）；我们通常认为笑口常开是好事，但是大笑久了人反而可能会出现心悸、精神涣散等"气缓"的症状，像是范进中举的例子就是因为太高兴而导致了精神失常；还有悲伤太过、大哭后会觉得气短、没力气，是气被消耗的表现；而太过于害怕或恐惧的时候有的人可能会出现小便失禁的现象，这是气往下泄的表现；"惊则气乱"是指受到惊吓后最常出现手足无措、心悸的情况，这是气行混乱的表现；思虑过多则脾胃之气壅结，常常会让不思饮食、消化不良（如图2-6-4所示）。

---

① 田代华整理：《黄帝内经素问》，人民卫生出版社，2005年，第78页。

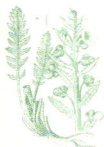

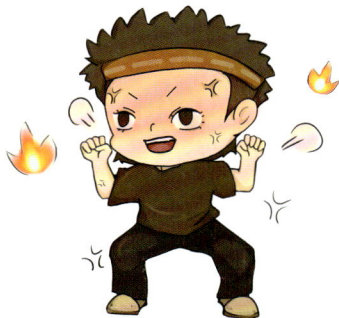

图2-6-3　发怒

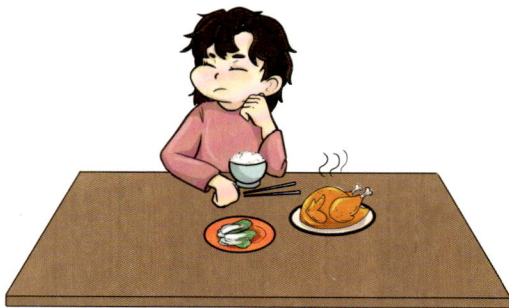

图2-6-4　不思饮食

　　饮食失常和劳逸失常同样也属于内伤病因。饮食失常通常包括饮食没有节制，比如过度饥饿、过度饱食或无规律饮食等都会损伤脾胃，人会出现营养不良或腹胀、肥胖等情况；再如饮食不干净，例如食用腐败变质的食物，人轻则腹痛、吐泻，重则会中毒、昏迷；又如偏食、挑食也是饮食失宜的表现，像是偏好冰淇淋、冰汽水等，人过食生冷寒凉食物，容易损伤脾胃的阳气，使得寒湿内生而发生腹痛、腹泻。

　　劳逸失常则大多为劳力过度或过于安闲，同样可能导致相应病证，比如长时间持续劳作可能会造成肌肉损伤、各种痛症，日久后还会消耗正气，出现精神疲惫、形体消瘦等情况；而长期安逸状态也会使脏腑功能、气血运行减弱，出现气血瘀滞、筋骨软弱、反应迟钝等表现。

三、继发病因与其他病因

　　继发病因通常是在人体发病过程中产生的病理产物，这些病理产物继而会影响疾病的下一步发展，常见的有痰饮、瘀血、结石三大类。人身体里的正常水液，在受到热、湿、情绪刺激、饮食失节等因素的影响下，则可能形成痰饮。痰饮作为病理产物，具有黏滞、堵塞的特性，痰饮导致人体的通道受阻，气血运行不通畅，所以可能会出现胸闷、咳喘、腹胀、恶心、咽部有异物感等表现，如果痰饮阻塞在经络、肌肉、筋骨部位，还有可能出现肢体麻木，甚至半身不遂等。瘀血的形成同样是在外伤、寒、热、情绪异常等因素的影响下，原本正常的血液变为病理性产物，瘀阻经脉，伤及脏腑，会出现肿块、皮肤青紫等情况，甚至在不同脏腑部位会有心绞痛、心梗、肺淤血、痛经、脑梗等不同疾病。结石的产生多与饮食不当、服药不当及个人体质和生活习惯差异相关，比如平时人喜欢吃辛辣油腻食物，长期过量服用磺胺类、钙、镁类药物，或者不爱喝水，或有先天遗传性因素等，都可能会形成体内结石。结石高发于肝胆、肾、胃、膀胱等脏腑，

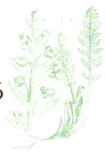

常常引起梗阻部位的气血不畅,出现局部疼痛等情况(如图2-6-5所示)。

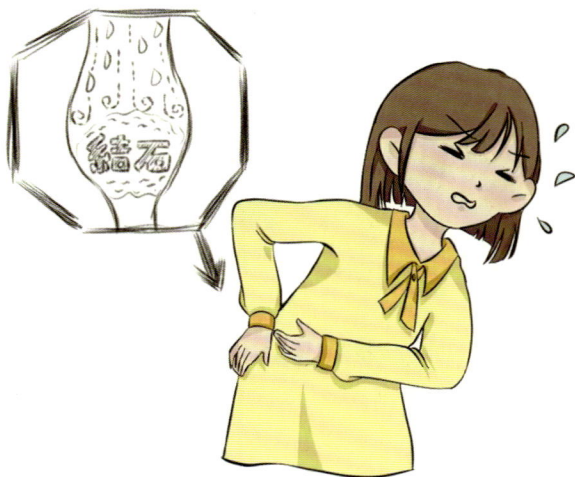

图2-6-5 胆结石

　　其他病因则是除上述外感病因、内伤病因、继发病因之外,常引起各种病证的因素,比如外伤、药物损伤、寄生虫感染、先天遗传等。外伤类像是烧烫伤、冻伤、跌打损伤等,会造成人体局部红肿、出血、疼痛,严重的甚至会损伤内脏,跌打损伤还会有筋肉撕裂、骨折、关节脱臼的风险。用药过量及本身药物的副作用也会引起一系列疾病表现,比如因过敏反应出现恶心呕吐、腹痛腹泻、荨麻疹等情况,重则导致人中毒甚至死亡。常见的寄生虫感染由蛔虫、蛲虫、绦虫、血吸虫等引起,往往还会导致人营养不良,影响儿童的生长发育,所以平时要多注意厨房卫生,生熟食菜刀、菜板要分开,不进食腐败变质的水和食物等,关注食物关注自身健康,在日常生活中养成良好的习惯。随着国家经济发展、卫生技术提高、人们的卫生意识增强,寄生虫感染的情况现在比较少见了。

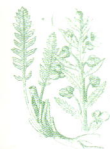

第三章

趣味中药

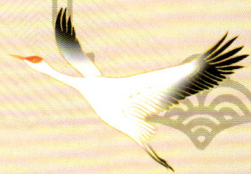

第一节　中药有故事

内服中药是中医常见的治疗手段。"药"的繁体字是"藥"，此字上面为草字头，下面是"乐"字，合在一起指可以解除病痛、令人愉悦的草木（如图3-1-1所示）。

中药在治病救人、护佑健康的同时也留下了不少趣闻轶事。

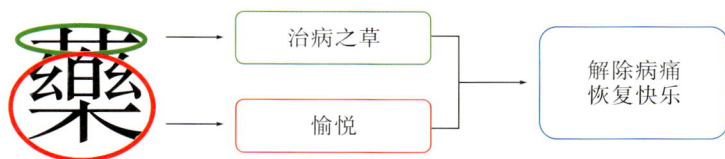

图3-1-1　药的解析

一、古代"红牛"

人参是大家耳熟能详的药材，历来为世人所推崇。宋代的《本草图经》记载了通过功效来鉴别上党人参真伪的方法。让两个人一起跑，一人口中含有人参，一人不含，跑上三五里后，不含人参的人气喘吁吁，而含参者气息自如。如果定喘的效果佳，就说明此参的确为上党人参。人参也是古代官员上朝时会准备的物品。以清朝为例，皇帝五更①时上朝，官员们往往凌晨时分就要起床，腹中空空地提前等在午门外，待到上了朝堂，为了保证举止得体、头脑清醒、体力充沛，他们往往口含人参片。因此，人参成了古人理想的能量补充剂，可以称得上是古代的"红牛"。

---

① 五更：对应现代时间为3—5点。

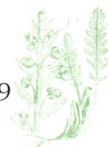

二、古代"口香糖"

历史上也有官员口含丁香上朝的趣事。东汉桓帝时期有一名叫刁存的年老臣子，奏事时常因口中异味让皇帝难以忍受。一日，桓帝赐刁存一物，令他含于口中。刁存以为是皇帝欲赐死他的毒药，惶惶然归家，与家人诀别。恰有好友来访，才认出了刁存口中的是鸡舌香，也就是丁香，这是一味温中降逆、补肾助阳的良药。丁香的香气浓烈，含之能避口臭，令气息芬芳，可谓古代的"口香糖"，"刁存含香"也成了历史典故。后来口含鸡舌香奏事逐渐演变成为一项宫廷礼仪，"口衔丁香"后来也衍生出了在朝为官的含义。

三、传说中的"蒙汉药"

《水浒传》中有多处关于"蒙汗药"的描写。晁盖和吴用借助蒙汉药麻倒送镖的青面兽杨志，劫走生辰纲；在十字坡，孙二娘用蒙汉药麻倒押送武松的两个公差，鲁智深路经此黑店时也中了招。蒙汗药并非小说家凭空杜撰的艺术创造，而确有其物。南宋桂林通判周去非所著《岭外代答》中描述了在广西有一种被称为曼陀罗的植物，遍生原野，大叶白花。盗贼采花后晒干磨为粉末，放于食物或饮品中，人服用后会昏过去，盗贼则趁机提着别人的财物跑路了。司马光在《涑水记闻》中也曾记述，湖南转运使杜杞平定五溪蛮时，诱降叛众后用曼陀罗酒将其迷倒，尽数杀之。曼陀罗的花就是中药中的洋金花，《本草纲目》中专门提到割疮灸火前，用热酒调服洋金花给病人喝，病人很快就会昏昏如醉，就不觉手术之痛了。

四、青出于蓝而胜于蓝

板蓝根颗粒是治疗风热感冒、咽喉肿痛的常用中成药，其主要原料为中药中的板蓝根。板蓝根的"蓝"字部首为草字头，这说明此药与植物有关。蓝在古代表示可以染色的草，《诗经》中就记载了采蓝草的情景。成语"青出于蓝"现在比喻学生的本领胜过老师，但此典故最早出自战国时期荀子所作的《劝学》，指青这种颜料是从蓝草植物中提炼出来的，其染出的色彩却比蓝草的本色更深。可以染蓝的蓝草有多种，如菘蓝、蓼蓝、马蓝等，至今白族、苗族、水族等少数民族的扎染、蜡染工艺依然沿用了用蓝草染色的传统。这些蓝草的根入药后被称为板蓝根，叶子入药被称为大青叶，它们的茎叶经过加工后则可以得到青黛，这些都是疗效显著的中药。

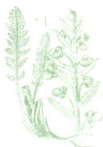

五、人言可畏

"人言可畏"这个成语现在用来比喻流言蜚语很可怕，但最早时此成语却是指中药砒石的毒性十分剧烈，令人生畏。《本草纲目》中指出砒石的大热、大毒像传说中的猛兽貔貅那么猛烈，所以用同音字"砒"来命名。砒石出自信州，故又称为信石，人们畏惧其毒，拆字后以"人言"隐晦代之。含有杂质、略显红色的信石被称为红信石，据说它就是传统武侠小说里令人闻风丧胆的毒物"鹤顶红"。信石升华精制而成的白色粉末即为砒霜，其毒性较信石更剧。砒霜这一在世人眼中的毒药在中药中却也可以发挥良药的作用，只要运用恰当，也可用于救人，如目前临床将砒霜及其制剂用于白血病的治疗等。

六、金疮要药

国家一级保护药品云南白药和片仔癀中均含有药材三七。三七被世人所知是因为《本草纲目》中的记载。李时珍说此药原本是南方军队使用的金疮要药，军人使用刀、枪、剑、戟等冷兵器近身作战，遭遇外伤的概率很高，而三七止血、活血、止痛的功效如神，李时珍称之为"金不换"。此药传入民间，一些受杖刑的犯人在挨板子前先服用一些三七，也能减轻伤势；受刑后瘀血出血，服三七，伤口也易于愈合。1937年，滇军将士开赴抗日前线时，云南白药创始人曲焕章捐赠了三万瓶含有三七的百宝丹，战士们外敷内服让伤口快速止血，滇军的战斗力由此大大提升。

第二节　中药的四气五味

中医学认为任何疾病的发生发展过程都是邪气作用于人体，引起正邪交争，从而导致阴阳气血偏盛偏衰，或脏腑经络功能活动失常的结果。中药的作用机制，就是利用药物的偏象来纠正人体机体的偏象，称为"以偏纠偏"（如图3-2-1所示）。中药的偏性主要体现为四气（四性）与五味。

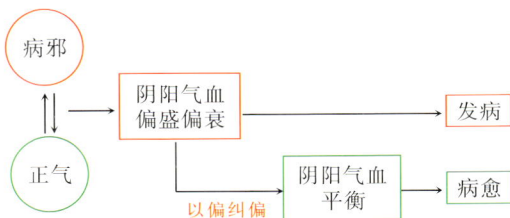

图3-2-1　中药作用机制

一、中药的四气

四气（如图3-2-2所示）是指寒、热、温、凉四种药性，模拟的是四时气候。病证有寒热之分，药性有温凉之异，根据"以偏纠偏"的原理，温热之药可以纠正寒证，而寒凉之药则可以纠正热证。四气主要有反映药物影响人体阴阳盛衰、寒热变化的作用，这是药物最主要的性能。

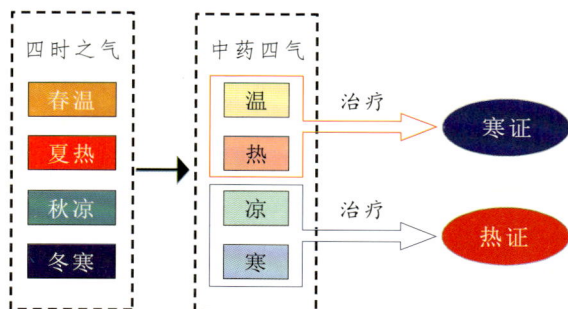

图3-2-2　中药的四气

二、中药的五味

五味是药物辛、甘、苦、酸、咸五种味道（如图3-2-3所示）。最初，五味的本义是指五种能口尝且能直接感知的真实滋味。通过长期的临床实践观察，众医家发现不同味道的药物作用于人体会产生不同的反应，会有不同的治疗效果，从而总结归纳了五味用药理论。"味"超出了味觉的范围，它不一定是表示药物的真实滋味，更主要的是会反映药物的作用特点。

中药"五味子"有五种味道，皮肉甘酸，核中辛苦，都有咸味。由此可知，每种中药不一定只有一种味，如荔枝有甘、酸两味，橄榄有甘、酸、涩三味。

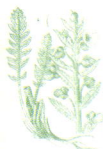

辛味	辣椒	洋葱	干姜
甘味	红薯	玉米	甘草
苦味	苦瓜	绿茶	龙胆草
酸味	西红柿	柠檬	焦山楂
咸味	紫菜	海带	海藻

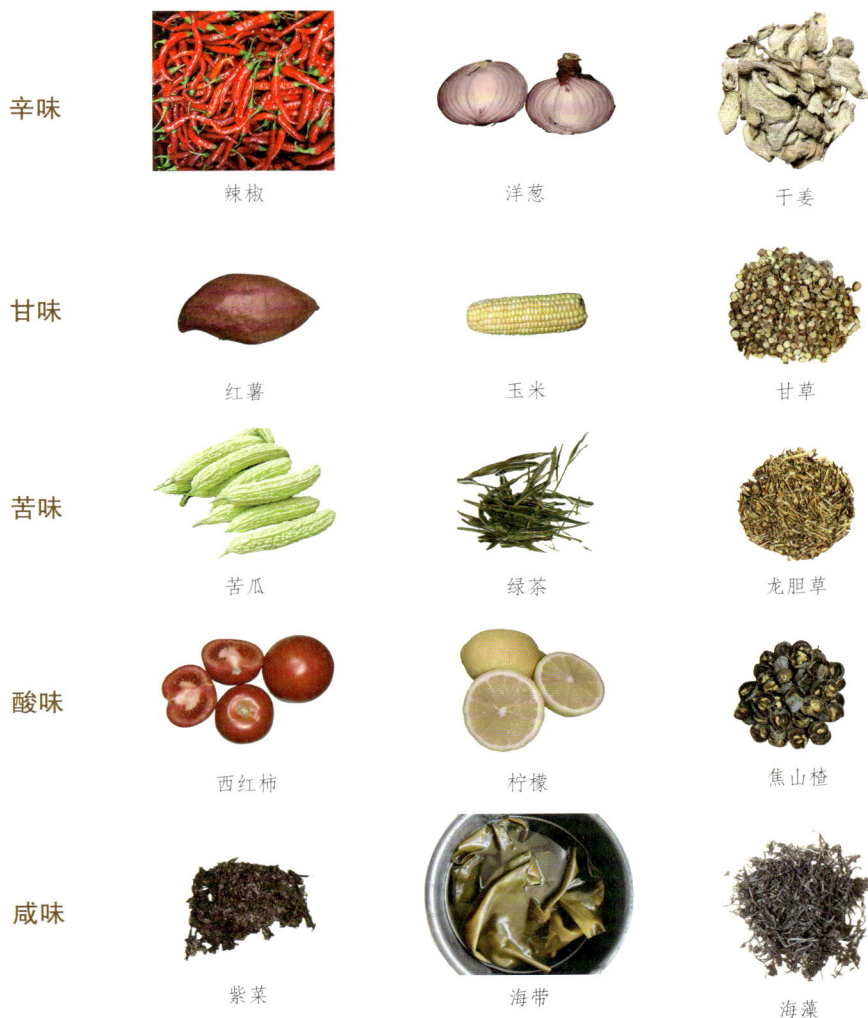

图3-2-3 五味举例

第三节 良药不苦口

俗话说"良药苦口利于病",人们对中药的第一印象几乎都是它苦涩难咽,其实厨房里、餐桌上、果盘中有不少食物都属于中药的范畴,它们既可口又治病。

一、性防积冷定须姜——生姜

川菜的烹饪离不开"三香",即姜、葱、蒜。生姜(如图3-3-1所示)的芳

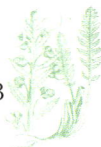

香辛辣能激活味蕾，去除腥膻，调和诸味，令人食欲大增。红烧肉、清蒸鱼、清蒸螃蟹等美食无不需要生姜去腥提味；生姜也常作为配料入菜，仔姜鸭、泡姜兔、仔姜肉丝、糖醋仔姜都是川菜中的姜之佳肴；姜还可作为主要调辅料烹制菜肴，产生"姜汁味"，如姜汁蹄花、姜汁肘子、姜汁蕹菜、姜汁豇豆等；最富川中特色的食用法是泡姜，日常百姓家的家常菜式都少不了泡姜，如鱼香味菜肴，没有泡姜，何来鱼香？

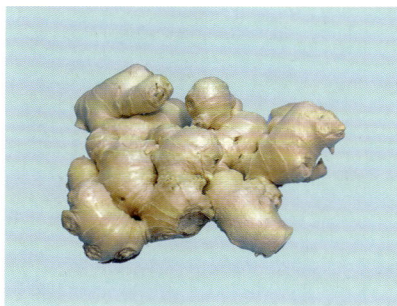

图3-3-1　生姜

（一）生姜的食疗与药用

《论语》里记载孔子每顿饭都要食用一些姜，他活到了古稀之年，七十多岁的年龄在春秋时期绝对算是高寿。无独有偶，千年以后的苏东坡任钱塘太守时，在净慈寺遇见一位八十余岁的老僧人，面色红润，目光炯然。苏东坡向他请教养生之道，僧人自言不老是因为服食生姜四十多年了。这个故事记载于《东坡杂记》中，说明长期适量服用生姜对延年益寿大有裨益。

解表散寒是生姜常用的功效，淋雨后喝一碗热姜汤可防治风寒。《徐霞客游记》一书中曾提及徐霞客在旅途中受寒发热，饮下一大碗姜汤后盖上厚厚的被子，出了一身大汗，身体便舒爽了。宋代，江浙地区有一种糕点，由薄姜片、细葱丝和面粉制成，食之能祛寒气，此饼也被称为"通神饼"。

生姜还能止呕，有"呕家圣药"之称。无论寒热虚实、内伤外感引起的腹痛呕吐，均可以用生姜缓解。生姜亦有解毒之效，是解鱼蟹中毒的常用品，也常与中药半夏配伍，以制约半夏之毒，并共同发挥降逆止呕、和胃化痰的作用。

张仲景《伤寒论》的一百一十二个处方中有五六十个用到了生姜。《本草纲目》一书中，李时珍评价"姜辛而不荤，去邪辟恶，生啖熟食，醋、酱、糟、盐、蜜煎调和，无不宜之。可蔬可和，可果可药，其利博矣"[1]，并列举了姜可以治疗的数十种疾病。无怪乎民间有"冬吃萝卜夏吃姜，不劳医生开药方""早上三片姜，赛过喝参汤""家有小姜，小病不慌"的说法。明末清初的思想家王夫之爱姜成癖，自号"卖姜翁"，所居的茅堂称"姜斋"，其所写《女冠子·卖姜词》中"最疗人间病"[2]一句精辟概括了生姜的价值。

---

① 李时珍：《本草纲目》，中国档案出版社，1999年，第1251～1252页。
② 朱丽霞：《清代辛稼轩接受史》，齐鲁书社，2005年，第55页。

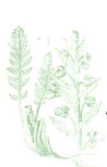

（二）经典方剂

方名：大青龙汤。

出处：《伤寒论》。

组成：麻黄，桂枝，甘草，苦杏仁，生姜，大枣，石膏。

功用：发汗解表，兼清郁热。

主治：外感风寒，兼有里热，恶寒发热，身疼痛，无汗烦躁，脉浮紧。亦治溢饮，见上述症状而兼喘咳面浮者。

二、葱暖丹田麦疗饥——葱

葱（如图3-3-2所示）是日常生活中人们频繁用到的调味品，民间有"无葱不炒菜"的说法。葱受热后会激发出鲜、香、辣等多重风味，又与诸物皆宜，可调和各种菜肴，故又叫"和事草"。葱是川菜重要的辛香类调味料，常被切成葱花，用于凉拌菜、汤菜、味碟的调味，如夫妻肺片、鲫鱼汤、豆花蘸碟等。全国其他地方以葱为重要配角的食物还有葱爆羊肉、烤鸭卷饼、京酱肉丝、葱花炒蛋、葱油饼、小葱拌豆腐、香葱花卷、煎饼卷大葱……看到这些美食的名字，令人口舌生涎。

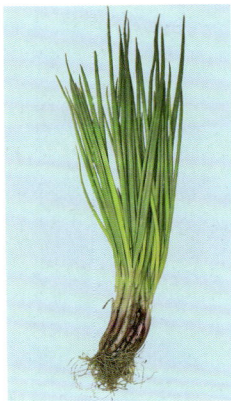

图3-3-2 葱

（一）葱的名称由来

葱的名字的由来有多种说法。宋代方壶解释，此物以气达为匆，所以叫"葱"；罗愿在《尔雅翼》一书中说此物茎部洁白叶色青青，而古时青谓之葱，故名"葱"，徐光启的《农政全书》也赞同此说；李时珍则认为此物形态外直中空，有囱通之象，故以"葱"名之，同"囱"。

（二）葱的食疗与药用

中国是葱的起源地之一，《山海经》里就有关于葱的记载。先秦时期我国已开始园圃植葱，葱既是《黄帝内经》中的"五菜"之一，又是《神农本草经》中的一种药物，是药食同源的典型代表。

发散解表是葱最常用的功效。李时珍评价葱"生辛散，熟甘温，外实中空，肺之菜也。肺病宜食之。肺主气，外应皮毛，其合阳明。故所治之症多属太阴、阳明，皆取其发散通气之功"[1]。《本草纲目》中收录了不少用葱发汗解表的方子。如风寒感冒初起时，用葱白一握、淡豆豉半合，泡汤服之取汗，可快速好转。遇头痛发热时，用连根的葱白二十根，与米一起煮粥，再加入少许醋，趁

[1] 李时珍：《本草纲目》，中国档案出版社，1999年，第1223页。

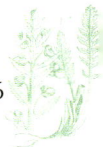

45

热食用，取汗即解。

葱还有理血止痛的作用。隋代僧医梅师在《梅师方》中描述，金疮出血不止时，取葱炙热，揉搓出黏液涂于伤口，或将葱煨熟后捣烂敷在患处，即能止血止痛。中唐名将李抱真有一次拇指及指甲受伤，用了金疮药后仍疼痛难忍，有军吏告知他此法，遂用热葱及其黏液缠裹其指，反复多次换药后即能谈笑风生了。葱不仅可治因外伤导致的出血，还能治疗因气血不调或外邪入侵而导致的吐血、鼻出血、大小便有血等症。

（三）葱的民俗

葱因气味辛烈，会影响心性，佛家与道家都将其归为"五荤"之一，不得食用，但民间对其却很喜爱。俗话说"常吃葱，人轻松"，古时逢元旦或立春，人们要将葱、蒜、韭等辛辣蔬菜置于盘中，杂和食之，谓之"五辛盘"，"辛"类"新"音，取除旧迎新之义。葱与"聪"谐音，有聪明的寓意，在某些地方传统的破学习俗中，孩子第一天入校时要胸前挂束葱，以祝愿其读书有成。

三、辛辣去秽任在肩——大蒜

大蒜（如图3-3-3所示）在川菜中使用广泛，是去腥、解腻、增香的基础性调味料。去皮后的瓣蒜和独蒜可制作大蒜烧肚条、大蒜烧肥肠、大蒜烧黄鳝等菜肴；蒜泥则是蒜泥白肉、蒜泥黄瓜的重要配料，还可作为火锅蘸料使用；蒜还能与姜、葱合用，制成姜蒜米、姜蒜丝，用于鱼香味、糖醋味等类菜肴。北方人

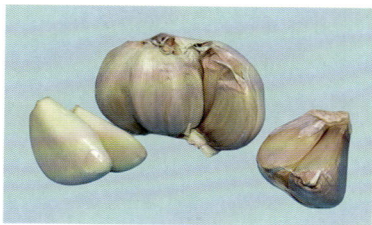

图3-3-3 大蒜

食蒜比四川人豪爽，常常直接生嚼，辛辣之味可从口腔一直暖到胃里。

（一）大蒜的名称

汉代张骞出使西域，带回了原产于中亚地区的蒜种，被称为胡蒜，又名"葫"。此后，为了与本土所出的蒜相区别，就将中国原有之蒜称为"小蒜"，域外传入之蒜称为"大蒜"。东汉时期，大蒜的传播已遍及全国，唐宋至明清时期，大江南北几乎无处不种大蒜，大蒜成为人们的日常食材与调料，其药用价值也逐渐被世人重视。

（二）大蒜的食疗与药用

大蒜解毒除瘴之功，书中早有记载。元代王祯的《农书》描述在旅途中携带大蒜，可以化解炎风瘴雨带来的危害，也能防止食物腐败变味，故古人远行时常随身携带大蒜。

"青娥丸"是宋代《太平惠民和剂局方》所载名方，系大蒜熬膏后配补骨

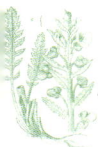

脂、杜仲、胡桃制成，蒜味冲鼻。大蒜的有趣之处在于浊气虽浓烈，但放于鱼、肉中反而能掩其腥味；性虽热，但其辛辣却有助于散热，所以李时珍说夏日里食蒜能解暑气。南宋叶梦得的《避暑录话》里记载了一个故事，有人盛夏之时骑马赶路，中暑倒地昏厥，当即有人用大蒜和着道上的热土研烂，用新取之水一盏和匀，取汁液，撬开患者牙齿灌下，患者没过多久就醒过来了。

大蒜还能温中健胃、消食理气、化肉消谷、杀虫除湿，治饮食积滞、脘腹冷痛、水肿胀满等症。无怪乎李时珍将大蒜称为食经之上品，并说天天食用，大有裨益。

大蒜不仅能内服，还能外用。有人鼻子出血，一昼夜不止，用了诸多方法均无效。有人患毒疮肿毒，疼痛难忍，号叫不已。取独头蒜两颗捣烂，和上麻油，厚厚一层敷于疮上，干了就换新的，此法屡屡救人，无不神效。《本草纲目》中还有隔蒜灸法的记载，可拔引郁毒，治一切疮毒。

四、欣忻笑口向西风——花椒

川菜善于调味，有着"好辛香""善用麻辣"的传统，辣是因为辣椒，麻则是缘于花椒（如图3-3-4所示）。麻婆豆腐、花椒鱼、水煮肉片、夫妻肺片、毛血旺等代表性菜品都离不开其灵魂调料——花椒，火锅、麻辣烫、串串香更是少不了花椒，连四川泡菜的泡菜水都需要用花椒。四川人民还常将花椒和食盐混合，制作椒盐味的花卷、烧饼；用花椒与葱混合调制，使椒麻鸡、椒麻竹笋等菜品别有风味。四川盆地日照少，湿气重，辛香温燥之物可除湿祛寒，食用后令人四体通泰，故花椒成为四川人民饮食中的主旋律。

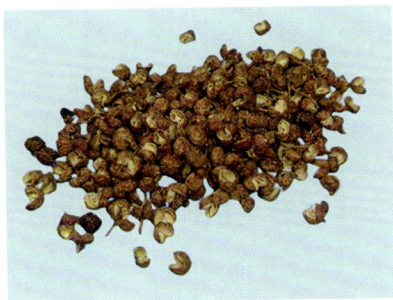

图3-3-4　花椒

（一）花椒的民俗与"椒房"的典故

花椒最早记载于春秋时期的《诗经》，因其香气远播，常被用作香料或用于祭祀。古人认为服用花椒能令人体健耐老，民俗中元日晚辈会将以花椒制成的椒酒敬其家长，称觞举寿。长沙马王堆汉墓中被发掘出的妆奁、香囊和药袋里均有花椒，足见当时此物是重要的香料。汉代的宫廷还用花椒和泥涂墙，用于皇后的住所，取花椒温暖、馨香、辟邪、多子之意，"椒房"的典故便由此而来。

（二）花椒的食疗与药用

花椒的药用价值早在《神农本草经》中就有记载，书有蜀椒与秦椒两个条目，蜀椒是蜀中特产，而秦椒出产于秦地，二者外观上有一定差异。蜀椒肉厚皮

皱、粒小子黑、外赤里白，入药较其他地区的花椒品质更佳。唐宋至明清，蜀中献与宫庭的贡品花椒皆出于汉源，此地所产花椒颗粒饱满、色泽红亮、油囊密实、香气浓郁持久，医家常以"正川椒"之名入药方。

李时珍说花椒是纯阳之物，味辛而麻，药性温热，入肺能散寒止咳，入脾能除湿痹水肿，入肾能补火止泻。有一年过七旬的老妇，病泻五年，百药不效。李时珍先用感应丸对病人进行治疗，病人止泻二日，再用平胃掺加上花椒等药物，制作为丸，患者服用后即病愈，这一治疗过程即采用了除湿消食、温脾补肾的治疗原则。《本草纲目》中还提到，如果吃饭过饱，觉得气上冲心，胸膈痞闷，可以借水吞服生花椒一二十粒，以通三焦引正气，下恶气消宿食。

花椒有良好的驱杀肠道寄生虫的作用，驱蛔功效尤好。张仲景温脏驱蛔的名方"乌梅丸"中就有花椒。花椒还能防虫防蛀，放于衣柜中能防衣物被虫蛀，放入米桶中能防生米虫，放于肉旁能防苍蝇。中药存放时易出现生虫、霉变等情况，若放一些花椒就能达到防虫的目的。花椒外用能治疗疮肿骚痒，咬放于患牙处能缓牙痛。

花椒的种子光亮漆黑，如人之眼瞳，被称为"椒目"，也是一味中药，能利水消肿、祛痰平喘。

（三）经典方剂

方名：大建中汤。

出处：《金匮要略》。

组成：蜀椒，干姜，人参，饴糖。

功用：温中补虚，降逆止痛。

主治：中阳衰弱，阴寒内盛之脘腹剧痛证——心胸中大寒痛，呕不能食，腹中寒，上冲皮起，出见有头足，上下痛而不可触近，手足厥冷，舌质淡，苔白滑，脉沉伏而迟。

五、笋美偏宜蜀豉香——豆豉

川菜的风味不仅有麻辣，还有咸香，这就少不了豆豉（如图3-3-5所示）。回锅肉、盐煎肉、咸烧白、红烧鱼、麻辣兔丁、川北凉粉等经典川菜都离不开豆豉来调味，普通的炒蔬菜、炒苦尖也多用蒜瓣、豆豉炝锅。豆豉是以大豆为原料，经浸泡、蒸煮、发酵、晒干后制成的调味品，能提鲜增香、除异解腻、配形赋色，是川菜常用的基础性咸味调味料。豆豉不但能在炒、

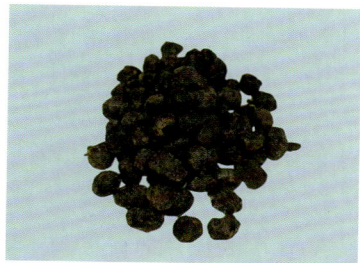

图3-3-5　豆豉

蒸、烧、拌等类别的菜肴中调味，也可以单独炒、蒸后作为小菜来佐餐食用。

（一）豆豉的名称由来

东汉刘熙在《释名》一书中说，五味调和离不开这种豆制品，其滋味人皆嗜食，而"豉"与"嗜"谐音，所以此物名"豉"。司马迁曾在《货殖列传》记载了樊少翁、王孙大卿两位商人，因售卖豆豉获得了不少资财。由此可知，豆豉在当时的需求量之大，它已是民众生活中不可或缺的调味品。

（二）豆豉的食疗与药用

蜀中制作和使用豆豉的历史十分悠久。唐代《云仙杂记》中就写到了黄牛肉配豆豉，同炒制成的"甲乙膏"；宋代《事林广记》中记载西川豆豉的制法；元代《居家必用事类全集》一书介绍了全国最好的豉汁中就包括"造成都府豉汁法"①；清代《清稗类钞》中指出以四川制的豆豉为最，而当今最著名的豆豉品种当属永川豆豉与潼川豆豉。

豆豉按风味有咸、淡之分。咸者多由黄豆制成，供佐餐食用；淡者系黑豆制成，是解表除烦的良药。李时珍对淡豆豉的功用进行了解释："其豉调中下气最妙。黑豆性平，作豉则温。既经蒸罯，故能升能散。得葱则发汗，得盐则能吐，得酒则治风，得薤则治痢，得蒜则止血，炒熟则又能止汗。"②书中有关豆豉的附方近五十个，为伤寒发汗推荐大家使用葱豉汤。此方出自东晋葛洪的《肘后备急方》，仅有葱白、淡豆豉两味药，用于外感热病初起的病人。葱能通阳，豉能升散，二者合用，味简力专，共奏表散透达之功。千年前的方子，用的仅是厨房里的常用食材，疗效却甚为卓著。淡豆豉还有除烦、宣发郁热之能，可用于烦躁胸闷、虚烦不眠等症。

六、仙人何处饭胡麻——芝麻

川菜素以味多、味广、味厚著称，味型丰富、变化精妙。麻酱凤尾是美味的下饭菜，莴笋尖清香脆嫩，酱香浓郁，这特有的香气离不开芝麻（如图3-3-6所示）。芝麻不仅能调制出风味独特的麻酱味，还可直接用于川菜的制作，棒棒鸡、麻辣兔丁、夫妻肺片、芝麻豆腐干等菜肴中皆少不了芝麻的身影。芝麻还能做成馅料，成都名小吃赖汤圆最经典的品类就是

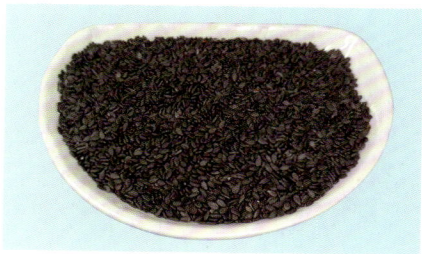

图3-3-6　芝麻

---

① 无名氏编：《居家必用事类全集》，邱庞同注释，中国商业出版社，1986年，第60页。
② 李时珍：《本草纲目》，中国档案出版社，1999年，第1187页。

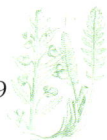

黑芝麻猪油洗沙馅，皮儿爽滑软糯，馅儿甜香油酥，若再蘸上些许芝麻酱，甜而不腻，满口留香。

（一）芝麻的名称由来

芝麻曾名"胡麻""巨胜"。沈括在《梦溪笔谈》中记述，汉使张骞从大宛国带回油麻的种子，为了与当时中原地区用于绩麻织布的大麻相区别，此物被称为胡麻。北宋高承在《事物纪原》中说，西晋灭亡后的十六国时期，后赵皇帝石勒本为胡人，却忌讳别人说"胡"，胡麻也就此更名成了芝麻。

（二）芝麻的食疗与药用

芝麻气香味美，是烟火生活中的常见之物，如自汉代起就深受喜爱的胡麻饼即是一种在面上遍撒芝麻的饼。白居易曾在巴蜀之地忠州任刺史，毗邻的万州由朋友杨归厚主政，两人常以诗赠答。在《寄胡饼与杨万州》一诗中，白居易模仿长安辅兴坊的胡麻饼做法制饼，送予杨刺史，请他品鉴面脆油香的味道能否与京都的饼相媲美。

魏晋时期，信奉道教之人将芝麻视为仙家食品。葛洪在《抱朴子内篇·仙药》中说长期服食芝麻能令人不老；在《神仙传》中，他记载了一人服食芝麻八十余年，能日行三百里。东晋时志怪小说集《拾遗记》里描写久服芝麻令人明目，可以夜行不持灯烛。《续齐谐记》也有刘晨、阮肇入天台山遇仙，食胡麻饭的故事。唐宋后芝麻的仙药色彩大大减弱，虽仍有服食芝麻的民俗，但多以养生为目的。苏东坡就曾将茯苓配伍芝麻，并在《服胡麻赋并序》一文中赞美其养生功效。

《名医别录》指出服食芝麻应选黑芝麻，且要九蒸九曝，进行充分炮制。芝麻有补中益气、润养五脏、益气力、长肌肉的功效，还可以乌须发。清代医家陈士铎曾亲身体会过芝麻的妙处，他在《本草新编》一书中说自己年龄四十时已现早衰之相，须髯半白，服食黑芝麻后须发居然重新变黑了。

《本草纲目》对芝麻油也有说明。遇蜘蛛咬伤、冬月唇裂、脱发不生等情况，都可用芝麻油涂抹治疗。芝麻榨油后剩余的渣滓则可以养鱼肥田，荒年还能食用救急。

七、绿珠汩汩沁心脾——绿豆

溽暑时节，潮湿闷热，一碗绿豆汤能让人神清气爽、烦热顿消。除了绿豆汤，以绿豆（如图3-3-7所示）为主角的食品有绿豆粥、绿豆粉丝、绿豆凉粉、绿豆凉皮、绿豆糕、绿豆果冻、绿豆冰沙等，都是人们的心头所爱。

（一）绿豆的种植历史

绿豆最早是作为绿肥作物，用以提高土壤肥力。北魏贾思勰在《齐民要

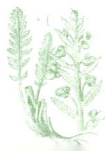

术》中称"凡美田之法，绿豆为上，小豆、胡麻次之……其美与蚕矢、熟粪同"①。大约到唐宋时，绿豆才较为广泛地被种植和食用。至元代，绿豆在北方地区已成为常见食材，王祯在《农桑通诀》一书中谈及人们将其作成豆粥、豆饭、豆饼，或磨成粉作成面材。在食用过程中，人们发现了绿豆的医疗保健作用，称其为"济世之良谷"。

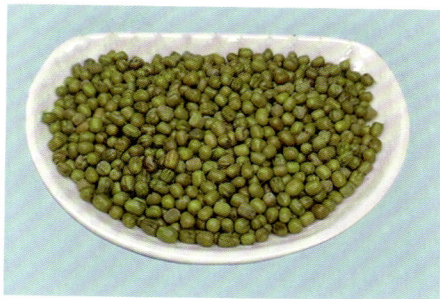

图3-3-7 绿豆

（二）绿豆的食疗与药用

绿豆入药最早记载于宋代的《开宝本草》，书中称煮食此物可消肿、下气、压热、解毒。绿豆的解毒作用向来为人所推崇，南宋记录奇闻轶事的《夷坚志》中有一个故事，一个人饮了不少附子酒而中毒，头肿如斗、唇裂血流，赶忙取来大量绿豆与黑豆，一边嚼食豆，一边用豆煮汤饮下，毒由此而解。实际上，绿豆并非诸毒皆能解，因其甘寒之性，解热毒最为适宜，所以盛夏里的绿豆汤是发挥了补充水分、舒解热毒两方面的作用，当真是一碗绿豆汤，清热解毒赛仙方。

绿豆也可外用。在《本草纲目》的附方中，若遇暑月痱疮，可将绿豆粉与滑石按二比一的比例和匀，扑于创面，类似于当今的爽身粉。若遇肿毒初起，则用绿豆粉炒至黄黑色，皂荚研为末，用米醋调为糊状，涂敷于肿毒之处。若是杖疮疼痛，就用绿豆粉炒研，鸡蛋清调和涂抹。

《红楼梦》第三十八回，众人咏菊，吃蟹。凤姐为贾母剥蟹肉后，命小丫头们去取菊花叶儿桂花蕊熏的绿豆面子来，预备洗手。这"绿豆面子"是把绿豆研成粉后与桂花蕊等密封在一起，让其染上花的香气，吃螃蟹之后用其洗手，可去除手上的腥味。

绿豆用水浸泡后会长出细嫩柔脆可口的绿豆芽。明代陈嶷在《豆芽菜赋》中称赞其不入淤泥，故而冰肌玉质，物美而价轻，无需椒桂等调味，还能涤清肠、涎清臆，是菜中佳品。李时珍也说其他豆类生芽皆有腥味，只有绿豆之芽白美独异。

八、莱菔根松镂冰玉——萝卜

萝卜（如图3-3-8所示）是大众蔬菜，物美价廉，清脆鲜灵。李时珍夸赞它

---

① 贾思勰：《齐民要术》，李立雄、蔡梦麒点校，团结出版社，1996年，第2页。

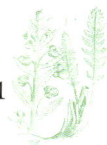

"根、叶皆可生可熟，可菹可酱，可豉可醋，可糖可腊可饭，乃蔬中之最有利益者"①。

图3-3-8 萝卜

（一）萝卜的名称由来与食用趣闻

萝卜是古老的栽培作物之一，在历史长河中拥有过不少名字，如菲、葵、芦菔、芦菔、莱菔等，大约到了唐代大家开始呼其为萝卜。

萝卜熟食清馥，生食甘脆，让人爱不忍释。南宋思想家叶适非常喜欢吃萝卜，称萝卜是辣味的白玉。南宋诗人叶绍翁每顿饭都少不了萝卜，而且要带皮吃才过瘾。明清时京津地区有个习俗，就是在立春之日生嚼萝卜，名曰"咬春"，意为除却春困。而立春前的寒冬时节萝卜也倍受北地民众喜爱。冬日北方地区家家户户关门闭窗，房中温暖却干燥且煤味儿重，此时若吃个爽口萝卜，嚼如冰雪，众热俱平。清嘉庆年间的状元吴其濬在著作《植物名实图考》中对争相买萝卜的情景有生动的描写，冬日里每当门外传来水萝卜的叫卖声时，无论贫富老幼都立即奔走购买，唯恐卖萝卜的人过街越巷去了。

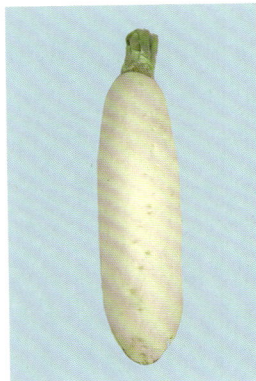

（二）萝卜的食疗与药用

"萝卜上市，医生没事"，"十月萝卜小人参"，萝卜具有消积滞、化痰清热、下气宽中、解毒等功效。萝卜有明显的消食作用，俗话说"穷不吃萝卜"，萝卜会加速食物消化，容易饥饿；"上床萝卜下床姜"，萝卜用以睡前消食，生姜用以起床后开胃。萝卜性凉，可清热止血。鼻子流血时可用萝卜捣汁，加入少许酒，热服，并以萝卜汁注鼻中，血即止。《本草纲目》中有一个用萝卜治疗偏头痛的简易方法。患者仰卧，用生萝卜汁注鼻中，效果立竿见影。

萝卜的种子也是一味中药，称"莱菔子"。元代著名医家朱震亨说莱菔子治痰，有推墙倒壁之效，当病人嗽喘、痰促、喘息时，医家往往用莱菔子疗之。近现代中医学泰斗张锡纯说莱菔子无论是生用还是炒后用，都能顺气开郁，消胀除满。莱菔子炒熟后粉碎为末，饭后服用少许能消食顺气，多进饮食。

（三）经典方剂

方名：保和丸。

出处：《丹溪心法》。

组成：山楂，神曲，半夏，茯苓，陈皮，连翘，莱菔子，麦芽。

功用：消食和胃。

---

① 李时珍：《本草纲目》，中国档案出版社，1999年，第1247页。

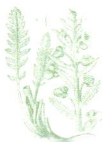

主治：食滞胃脘证——脘腹痞满胀痛，嗳腐吞酸，恶食呕逆，或大便泄泻，舌苔厚腻，脉滑。

九、晚菘早韭恰当时——白菜

白菜（如图3-3-9所示）可以做醋溜白菜、白菜炖豆腐、辣白菜、白菜猪肉炖粉条、蒜蓉虾球蒸白菜……白菜是餐桌上的常客，四川十大经典名菜之一的"开水白菜"是国宴菜品之一。白菜质地柔嫩，滋味鲜美，价格亲民，吃法多样，营养丰富，便于贮藏，一直深受百姓的喜爱。

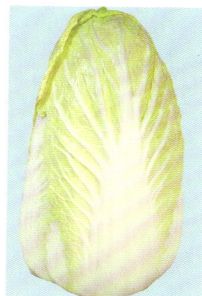

图3-3-9　白菜

（一）白菜的名称由来

白菜是我国的原生蔬菜，其栽培历史之久远甚至超过了粮食。西安半坡新石器时代遗址的一个陶罐中就有白菜籽，距今已有六千年历史。在蔬菜品种极其丰富的今天，滋养了我们千百年的大白菜却被人轻看了，有一句俗话叫"猪肉卖了白菜价"，意指贵重的东西以低贱价格卖了。与今人的态度不同，我们的祖先对白菜却情有独钟，并赋予了它一个高雅的名字——菘。白菜抗霜耐寒，凌冬不凋，四时常见，无论江南塞北均可茁壮生长，有松之情操，故名"菘"。

（二）"早韭晚菘"的典故

晋朝张勃的《吴录》中有关于陆逊督促人们种豆、种菘的记载，说明三国时期白菜在江南已普遍栽培。南北朝时期，菘是民间的大众菜，陶弘景就在《本草经集注》中提到最常食用的蔬菜是菘菜。南齐的武陵昭王萧晔清廉俭约，以饭食款待前来拜会的卫军将军王俭，盘中仅有菘菜，王俭敬重他以诚相待，饱食后尽欢而去。同时期南齐的文学家周颙隐居山中，清贫寡欲，终日蔬食。别人问他菜食里什么味道最可口，他说是春天的韭菜与秋天的菘菜。早春的韭菜鲜嫩，晚秋的菘菜肥美，"早韭晚菘"成为指代应时蔬菜的典故。经历霜雪后，白菜滋味更加清甜，所以苏东坡与范成大都在诗作中将白菜的味道与肉食相媲美。

（三）白菜的食疗

国画大师齐白石有一幅写意大白菜图，题字中将白菜称为"百菜之王"，白菜的确当得起这样的美誉。在食物匮乏的时代，每到冬天北方的蔬菜品种会急剧减少，物美价廉又耐储存的白菜就成了家家户户必备的"口粮菜"，一日三餐陪伴着人们，直到春天来临。所以，民间也有"百菜不如白菜"的说法。

白菜不仅美味，还有一定的药用价值，它可以消食下气，利尿通便，除烦解渴。

十、见说周颙夸早韭——韭菜

前已叙及，南北朝时期的周颙在评价美味的蔬菜时，提到了晚秋的白菜，还夸赞了早春的韭菜（如图3-3-10所示）。挟着春天气息的韭菜辛香脆嫩，可素炒，也可炒鸡蛋、炒肉丝、炒香干、炒豆皮、炒鲜贝，能拌粉条，做韭菜盒子，做饺子、锅贴之馅儿，是各式米线、汤面中的点缀，还是烤串的材料。

图3-3-10　韭菜

（一）韭菜的名称由来

《说文解字》里说韭是一种蔬菜，种下之后可长久食用，取久的谐音，故名"韭"。"韭"字下面一横象征地面，中间两竖正如细长的叶片，六小横表现了叶片舒展的姿态。韭菜的再生能力很旺盛，只要不伤及其根部，割后还能再长出新叶，一茬接一茬，可以长长久久地收取。元代的王祯就在《农书》里描述，只要是靠近城郭的有园圃的家庭，可以种植韭菜三十余畦，一个月采割两次，卖韭菜所得费用足以供给家用所需。累积起来算，一年可割韭菜约十次，秋后还可采收韭花作为蔬馔之用，所以韭菜又名长生韭。

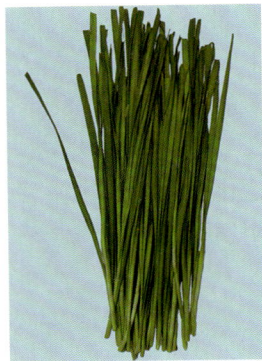

（二）"剪韭"的典故

东汉名士郭泰在自家后园辟了一块菜地，某日夜晚友人范逵来访，郭泰冒雨到菜地里割取嫩韭款待范逵。新韭可爱，情意殷殷，"冒雨剪韭"这个典故就成了朋友间真挚感情的指代。唐代大诗人杜甫于干戈乱离之时偶遇少年知交，写下了《赠卫八处士》一诗，"夜雨剪春韭，新炊间黄粱"[1]，老友重逢话旧，短聚又别，这一桌家常饭菜是生活中美好的瞬间。此后"剪韭"又衍生出新的意蕴，除表现朋友间的情意外，还可表达安贫乐道的生活态度。陆游归隐后基本杜绝了荤食，平日多吃自己亲植的蔬菜，"园畦剪韭胜肉美"[2]等是诗人闲适心境的描绘。

（三）韭菜的食疗与药用

韭菜模样纤细清秀，气味却很浓烈，是被佛道列为禁食的"五荤"之一，也是民间辞旧迎新的"五辛"之一，它还是医家眼中的良药。《本草纲目》将韭列为菜部之首，对它评价颇高："韭之为菜，可生可熟，可菹可久，乃菜中最有益者也。"[3]生韭菜味辛，可散瘀活血。生韭菜榨出的汁内服可缓气喘、解肉

① 蘅塘退士编：《唐诗三百首：评注版》，赵旭注，上海教育出版社，2021年，第13页。
② 陆游：《陆游诗词选注》，李森选注，吉林文史出版社，2002年，第65页。
③ 李时珍：《本草纲目》，中国档案出版社，1999年，第1218页。

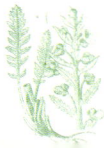

毒，外用能治疗跌打肿痛、虫蛇咬伤。熟韭菜味甘，能温补肾阳，暖腰膝。

李时珍记录了一则医案，一位老叟吞咽食物困难，食入即吐，还有胸中刺痛之感。李时珍取韭汁，再加入盐、梅、卤汁少许，让老人小口小口地缓缓服下，而后催吐出大量的黏稠痰涎，患者的症状立即就得到了缓解，这是利用了韭菜的辛温之性来驱散胃脘的痰涎。

鲜韭菜捣成菜泥后还可治疗老年性便秘。老年人便秘多为阳虚，大肠推动运化无力，而鲜韭菜富含纤维素，又有一定的温阳益气之效，故对治老年人阳虚型便秘效果不错。

十一、春圃紫芹长卓卓——芹菜

芹菜（如图3-3-11所示）是常见蔬菜，身形修长婀娜，头顶一簇翠冠，散发芬芳的气息，很是招人喜爱。芹菜的吃法也多样，可荤可素，皆怡人齿颊。

（一）芹菜的食用历史

芹菜在中国是一种食用历史久远的野蔬，还可用于祭祀。魏晋南北朝时期，芹菜开始在园圃田间种植，《齐民要术》中有水芹旱作的方法。到了隋唐之际，芹菜已成为常食蔬菜，出现在杜甫、白居易、韩愈等大家的诗篇中。此后，芹菜的食用方法开始多样

图3-3-11　芹菜

化，宋代林洪的《山家清供》、明代高濂的《遵生八笺》、清代朱彝尊的《食宪鸿秘》及袁枚的《随园食单》与童岳荐的《调鼎集》中均有对芹菜烹饪方法的细致描述，或腌制，或凉拌，或酱薰，或炒食，或焯作茶供，颇具趣味。

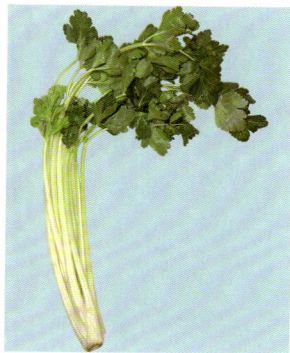

（二）"采芹"与"芹献"的典故

芹菜有水芹与旱芹之分。水芹长于水畔，古时的学校称为泮宫，旁有泮水，学生入学后就可采水畔之芹，所以古代入学也被称为"采芹""入泮"，后亦指考中秀才，而"芹宫"则指学校。水芹生于幽涧水滨，其色青翠，其气清香，文人常借芹来寄寓超尘脱俗、淡泊守身的高洁品格。曹公以芹为号，足见其对芹的喜爱。

《列子·杨朱》中有一则故事，有穷人认为水芹等野菜是天下美味，就向富豪夸赞推荐，富豪拿来品尝，却觉得蛰口难咽，腹痛不适。"献芹"的本意是讽刺乡野之人的孤陋寡闻和自以为是，后逐渐演变为对自己的礼物或意见的自谦之词。南宋辛弃疾一生力主抗金，上奏《美芹十论》，提出强兵复国的具体规划。这本军事著作以"美芹"为书名，正是引用"献芹"之典表达对国家的一腔

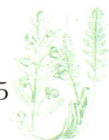

赤诚，个人虽卑微鄙陋，却愿为国家尽绵薄之力。

（三）芹菜的食疗

芹菜不但是蔬菜，也是药物。水芹始载于《神农本草经》，旱芹始载于《新修本草》，后世本草对二者多有记载。水芹能发汗，止烦渴，止血，养精，益气，使人身体健壮。旱芹能下气消食，调中暖脾，还能治头昏面赤。

十二、鲜鲜寒俎荐菠稜——菠菜

菠菜豆腐汤自古就是一道家常菜，明代王世懋在《学圃杂疏·蔬疏》里记载了菠菜（如图3-3-12所示）与豆腐并烹的记录。豆腐洁白似玉，菠菜厚软肥嫩，清代袁枚的《随园食单》和童岳荐的《调鼎集》都称这道菜为"金镶白玉板"。

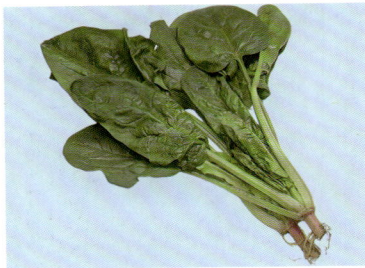

图3-3-12　菠菜

（一）菠菜的名称由来

细细究来，菠菜并不原产于中国本土，而是一个外来户。菠菜的故乡在波斯，即当今的伊朗。唐贞观年间，泥婆罗国（尼泊尔）遣使入唐，进献此菜。由于此菜原产于波斯国，所以又被称为波斯草、菠稜、菠菜。[①]菠菜的茎柔脆中空，叶绿腻柔厚，短根色红，所以又名赤根菜、红根菜。叶碧根赤，恰似红喙绿毛的鹦鹉，所以，民间又称菠菜为"红嘴绿鹦哥"或"鹦鹉菜"。

（二）菠菜的食疗与药用

菠菜进入我国后迅速传播，其药用价值很快就被发现。武则天时期的进士孟诜在《食疗本草》一书中就评价菠菜可以利五脏、通肠胃、解酒毒。至明代，《本草纲目》称其可以通血脉、开胸膈，调气止渴，菠菜的根可用于润燥，效果尤良。李时珍还转述了张从正《儒门事亲》里菠菜的用法：人久病后大便涩滞不通，应当常食用菠菜，借其柔滑之性以通便。

十三、采蕺采蕺蕺渐绿——鱼腥草

鱼腥草（如图3-3-13所示）是云贵川渝地区的常见蔬菜。人们对鱼腥草的态度是喜爱鱼腥草的人恨不能天天食之，比如在贵州，鱼腥草就类似于葱花、香菜，几乎能在任何菜肴中见到；厌恶鱼腥草的人，光听名字都会让人避之唯恐不及！

---

① 石润宏：《菠菜入华考》，《阅江学刊》，2014年第6卷第1期，第139～148页。

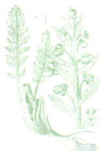

（一）鱼腥草的食用历史

鱼腥草学名"蕺菜"，俗名折耳根、猪鼻孔，它喜欢阴湿的生长环境，每每春回大地之时便能在长江以南的田埂、水边、坡地上见到其苗壮的身姿，这也是它成为西南餐桌上常客的原因。凉拌折耳根、蘸水折耳根、折耳根炒腊肉、折耳根炖鸡，特殊的辛香气味能让人食欲大增。川渝火锅的油碟底料里折耳根是必不可少的存

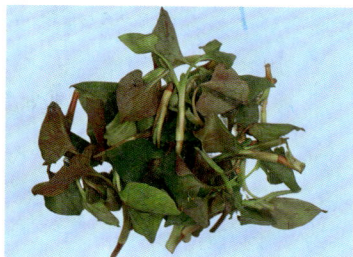

图3-3-13　鱼腥草

在，街头的狼牙土豆没有折耳根就如失去灵魂。但恰恰也是这特殊的气味吓退了不少北方朋友。

鱼腥草并非仅仅是西南人士的挚爱菜品，实际上文献中更多的是吴楚之地食蕺的记录。《吴越春秋》记载越王勾践嗜蕺，常采蕺菜于会稽城外的蕺山之上。先秦典籍《尔雅》里说江东民众将蕺菜作菹食，即酸菜或腌菜。南北朝时期贾思勰所著《齐名要术》里也记载了"蕺菹法"。南宋《会稽志》中还有将鱼腥草作为煮鱼佐料的描述，但也提到绍兴人难以忍受浓重的腥味，遂不将蕺作为日常蔬菜，仅作为救荒之物。

（二）鱼腥草的食疗与药用

鱼腥草虽味腥而被人嫌弃，但清热解毒的作用却很好。若有热毒痈肿，可煎汤内服，也可用鲜草捣烂后外敷。鱼腥草善清肺热，又消痈排脓，是治疗肺痈的要药，还可与百部、麦冬等药材配伍治疗百日咳。民间有"常吃鱼腥草，不会得感冒"的说法，鱼腥草能清除肺热，故可有效治疗感冒。《本草纲目》中多记载的是鱼腥草的外用功效，背疮热肿、痔疮肿痛、疔疮作痛、恶蛇虫伤时都可用鱼腥草捣烂涂之或煎汤熏洗，直接发挥散热毒、治痈肿的作用。

古人认为鱼腥草有一定毒性。《图经本草》等典籍中有多食蕺菜令人气喘、发虚、弱损阳气等说法。现代，鱼腥草针剂可用于治疗感染性疾病，但因部分患者会出现过敏性休克的情况，因此临床已不再使用。

十四、满架秋风扁豆花——扁豆

扁豆是全国各地均有栽培的常见蔬菜。其荚形扁，故名扁豆；因其豆脊微弯如眉一道，也称眉豆、蛾眉豆。扁豆是缠绕藤本植物，蔓生延缠，叶大如杯，花有白、紫两色，白花所结豆荚白中透绿，紫花结的扁豆呈青绿色或微紫色，令人生爱。

（一）扁豆的食用历史

扁豆原产于印度和印度尼西亚，约在汉晋时引入我国，其食用方法日渐丰

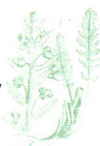

富，不仅用作蔬食，也当主食食用，由最初的蒸食今已发展为煮粥、磨粉、炒用、烩汤等。高濂的《遵生八笺》、朱彝尊的《食宪鸿秘》、袁枚的《随园食单》、黄云鹄的《粥谱》中都有扁豆食品制作方法的记载，其中最有名的当属"八珍糕"。八珍糕的创始人为明代御医陈实功，他一生注重脾胃的保养，常食八珍糕，深受其益，后来他将八珍糕的配方收入其《外科正宗》中。八珍糕的健脾养胃功效中就有白扁豆的一份功劳。

（二）扁豆的食疗与药用

白扁豆（如图3-3-14所示）是扁豆的成熟种子，白而微黄，其气腥香，其性温平，能开胃健脾，促进食欲，也能治疗泄泻。它可以炒后食用，也可与米同煮食用。夏天多吃些扁豆，有调和脏腑、益气健脾、消暑化湿之功。

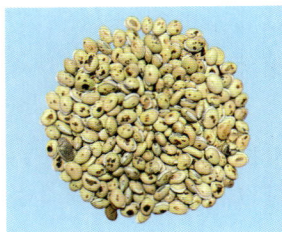

图3-3-14　白扁豆

扁豆花也有一定的药效，能解暑化湿，多用于夏天感冒，也可用于治疗暑湿发热、泄泻、下痢等证，夏季可以直接用扁豆花泡水饮服，其化湿作用较白扁豆更好。

（三）经典方剂

方名：香薷散。

出处：《太平惠民和剂局方》。

组成：香薷，白扁豆，厚朴。

功用：祛暑解表，化湿和中。

主治：阴暑——恶寒发热，头重身痛，无汗，腹痛吐泻，胸脘痞闷，舌苔白腻，脉浮。

十五、翠荚中排浅绿珠——豌豆

豌豆（如图3-3-15所示）是一种能带来春天气息与喜悦的蔬菜。它可炒、可煎、可蒸、可炸、可烩，有多种烹饪方法，既能荤配，也能素烹，着实讨人喜爱。四川人餐桌上常见的烂肉豌豆、豌豆渣肉、豌豆烧肥肠、耙豌豆酥肉汤、豌杂面、豌豆糯米饭、什锦炒饭都少不了豌豆的身影。豌豆的幼嫩茎叶俗称豌豆尖，它嫩脆鲜美，口感清爽，是云贵川地区特有的食材。

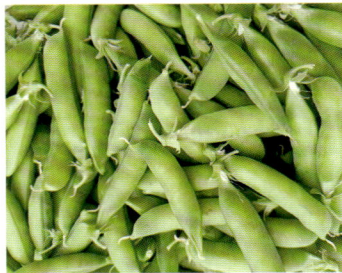

图3-3-15　豌豆

（一）豌豆的名称

豌豆起源于亚洲西部、地中海地区，汉代时在我国的北方地区开始栽培，

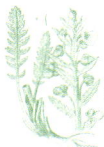

并逐渐普及至全国，宋代时豌豆已成为我国的主要农作物之一。豌豆是攀援草本，幼苗柔弱宛宛，弯曲盘旋，所以被称为"豌豆"。传说此豆来自西域的回鹘，故称为"回鹘豆"或"胡豆"（四川人习惯称蚕豆为胡豆）。新鲜的豌豆全身翠绿，又名"青小豆"。豌豆嫩时青绿饱满，老则出现麻斑，故有"青斑豆"之名。豌豆在春日采收，是所有豆类中最先成熟的，却又很耐久藏，有了"留豆"之称。

（二）豌豆的食疗与美白

作为蔬食的豌豆还有不错的食疗效果，可助消化、止呕吐、止泻泄，缓解腹部胀满等。

澡豆是古代的一种洗涤剂，以豆类的粉末与药物共同制成，用其洗手净脸可使皮肤光泽滋润，其中豆类的首选便是豌豆。豌豆磨粉，洁白细腻，作成澡豆可以淡化皮肤上的黑斑。

十六、霜皮露叶护长身——冬瓜

冬瓜（如图3-3-16所示）自古就是大众喜食的蔬菜，白白胖胖，憨态可掬。李时珍称其"霜后取之，其肉可煮为茹，可蜜为果。其子仁亦可食。盖兼蔬、果之用"[①]。冬瓜入口清爽、嫩柔无渣，清炒、煨烧、煲汤皆可，还能做成蜜饯冬瓜及冬瓜馅的各式糕点。浙江宁波有一种地方传统风味菜，名曰"臭冬瓜"，为冬瓜的腌制品，风味独特，是下饭的佳品。

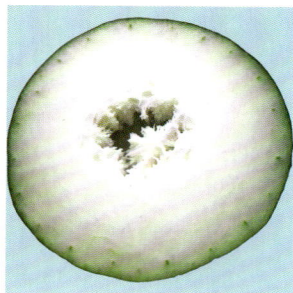

图3-3-16　冬瓜

（一）冬瓜的名称由来

明明是夏天的常见食材，偏偏叫冬瓜，是何缘故？其一，冬瓜老熟之后，身披一层白粉状蜡质层，恰如冬日里的白霜；其二，农历十月栽种，所得果实肥硕，胜于春种；其三，冬瓜耐贮，可至冬季食用。

（二）冬瓜的食疗与药用

冬瓜消热毒、止烦躁的药用价值向来为人称道。冬瓜尤其适合夏季暑湿燥热、气机不畅时食用。凉茶中有一款冬瓜茶，是炎夏时节的解暑饮料，口感微甜，韵致清爽。《食疗本草》中记载，想要体瘦轻健，应常食冬瓜。冬瓜清热利尿、化痰消肿，自古就是减肥妙药。痈肿初发者还可切冬瓜外敷，热即换，痈肿可除。

冬瓜是古人用以美容的材料。元代许国祯等撰写的《御药院方》中载有

---

① 李时珍：《本草纲目》，中国档案出版社，1999年，第1310～1311页。

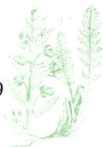

"冬瓜洗面药"一方，专门治疗颜面不洁，苍黑无色。其方法是将冬瓜去皮，与酒、水同煮，除泽，加蜜熬膏。李时珍也说用冬瓜瓤洗面洗澡，可以改善黑黄的肤色，使之白皙有光泽。

冬瓜子也可悦泽面容。《神农本草经》《名医别录》《日华子本草》都认为冬瓜子可润泽肌肤，《本草图经》中还有将冬瓜子作面脂的记载。冬瓜子还能祛瘀排脓，《金匮要略》的大黄牡丹汤是治疗肠痈的方剂，方中冬瓜子的剂量远超其他药味，其排脓消痈的效果为整个药方泻热破瘀、散结消肿的功用做出了贡献。治疗肺痈的千金苇茎汤也用到了冬瓜子。

我们通常弃去不用的冬瓜皮也是一味中药，《滇南本草》称其能止渴、消痰、利小便。冬瓜皮是比较平和的利尿药，主要用于皮肤水肿，还能通过利水消除面部的色素沉着。因为可以排除体内过多的水湿，冬瓜皮具有良好的减肥瘦身作用。在小暑、大暑节气，广东人多饮用冬瓜海带汤、冬瓜薏米汤，烹饪时冬瓜一般不会去皮。

十七、黄花褪束绿身长——丝瓜

丝瓜（如图3-3-17所示）是夏秋季节的家常菜蔬，做成的菜肴清甜滑爽。白油丝瓜、丝瓜炒肉片、蒜蓉蒸丝瓜、丝瓜炒鸡蛋、丝瓜香菇汤……，丝瓜的清新气息为人们带来了一份平静与舒适。

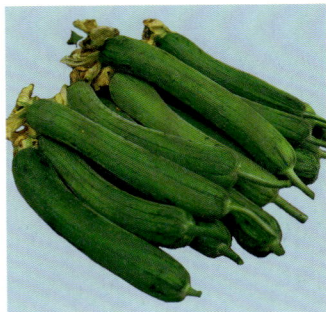

（一）丝瓜的栽种历史

丝瓜原产于亚州热带地区，丝瓜传入中国时因从南方而来，而中原以南古称南蛮，丝瓜有了"蛮瓜"之名。丝瓜的适应性和再生能力都很强，自传入我国后，很快由东南沿海向内陆传播种植。文献

图3-3-17 丝瓜

记载显示，丝瓜首先被人们认识并加以利用的是其药用价值，有学者认为丝瓜最初引种到中国就是作为药材使用的。之后丝瓜开始作为蔬菜食用。我国魏晋时期栽培的蔬菜有三十余种，但能在夏季供应的却不足十种，故每到夏季常出现蔬菜品种供应少的情形。而丝瓜从夏至前后开始采收，盛夏时恰是其丰收期，不但丰富了蔬菜种类，也调节了夏季蔬菜的供给。

（二）丝瓜的食疗与药用

丝瓜早期的药用多为治疗疮毒等症，取丝瓜汁做辅药调敷患处，或取老丝瓜烧灰研末后与其他药调和涂搽。丝瓜嫩果有清热化痰、凉血解毒的功效，服食可治疗热病烦渴、咳嗽痰喘等。丝瓜藤的汁液称为"天罗水"，也可清内热、消稠痰。

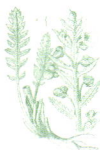

　　秋季，丝瓜果实枯老，内部筋络缠纽如织，称为"丝瓜络"，是古往今来的洗涤利器。宋代有人把它当作洗脸"毛巾"用；徐光启在《农政全书》里说可以用丝瓜络擦洗油腻的器物，擦后器皿还会留下微甜的味道。陆游在《老学庵笔记》中记录了一个叫谢沦的人洗涤砚台的方法，先用纸擦去砚中余墨，再慢慢用丝瓜络磨洗砚台，最终余渍皆尽，但砚台完好无损，这真是文人的雅趣。当下，仍有不少家庭用丝瓜络洗碗、洗锅、清洁灶台，清除油污作用好，耐用又环保。

　　丝瓜络更大的益处是用作药材医病疗伤。丝瓜络善通筋络，能用于风湿痹痛、筋脉拘挛、肢体麻痹；善通胁络，常用于气血瘀滞之胸胁胀痛；善通经络，用于跌打损伤；善通乳络，可用于乳汁不通、乳痈、产后乳少等情况。

十八、瓜苦空余绿蔓牵——苦瓜

　　在诸多菜蔬中，苦瓜（如图3-3-18所示）以其苦味而独具一格。四川人的饭桌上常见干煸苦瓜、苦瓜炒蛋、苦瓜烧肉、苦瓜排骨汤等以苦瓜为主角的菜肴。一般而言，苦味是很不讨喜的，苦瓜之苦却是例外，它的清苦滋味会衍生出一种淡淡的甘味，恰如美好的尾韵。

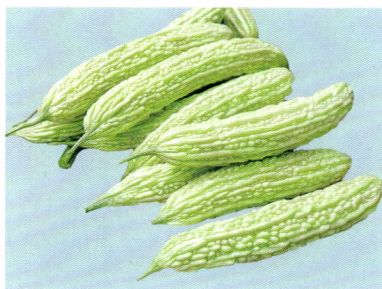

图3-3-18　苦瓜

（一）苦瓜的名称由来

　　苦瓜原产于亚洲热带地区，大约在宋元时期传入我国，丰富了夏季的蔬菜种类。明代《救荒本草》第一次详细记载了苦瓜的外观形态与食用方法。苦瓜味苦，但是与其他食材共同烹饪时却不会把苦味传给对方，反而有提味增鲜的作用。自苦而不苦人，有君子之德，所以苦瓜又被称为"君子菜"。苦瓜的茎叶卷须与野葡萄相似，被称为"癞葡萄"。苦瓜初熟时果皮色青，熟透则瓜瓤呈红色，南方方言中瓜瓤与姑娘读音近似，红瓜瓤成了"红姑娘"。苦瓜表面有瘤状突起，又称"癞瓜"。熟透的癞瓜表面红绿陆离，斑斑如锦，凹凸不平，状似荔枝壳，遂又称"锦荔枝"。苦瓜有清热消暑之功，故被称为"凉瓜"。

　　苦瓜因苦得名，明末清初的著名画家石涛深爱这苦味，自称"苦瓜和尚"。石涛一生坎坷，寄情苦瓜，房前屋后全种苦瓜，餐餐也不离苦瓜，并把苦瓜供奉案头。

（二）苦瓜的食疗与药用

　　苦瓜作为蔬菜还具有食疗作用。苦瓜初熟时性味苦寒，有清热之效。中国南方地区的夏季酷暑难当，解热降暑是饮食的主题。常言道"夏季吃苦，胜似进

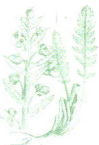

补"，苦瓜将味觉上的苦与功效上的除热解乏相结合，完美地解决了这一问题。无怪乎从古至今闽粤一带民众对苦瓜都情有独钟，创造出了苦瓜的多种吃法：煎、炒、煮、炸、烧、焖、酿或做汤，一应俱全。既可做主菜，也可当配料，或单独成菜；既能做成药膳，也可制成凉茶。

老熟的苦瓜性味甘平，对人体有滋养作用。清代王士雄的《随息居饮食谱》中称其能"养血滋肝，润脾补肾"[①]。

十九、一杯山药进琼糜——山药

山药（如图3-3-19所示）是生活中的常用食材，口感细腻，滋味香甜，可蒸可煮、可煎可炒、可炖可焖，还能制成糕点和饮品，如山药饼、桂花山药泥、山药紫薯糕、红枣山药糕、山药核桃露等，深受各地民众的喜爱。

（一）山药的名称由来

有关山药的记载最早见于《山海经》，原名"藷藇"，藷是薯的异体字，藷藇即薯蓣的异名。唐代宗名李豫，为避讳，"薯蓣"改为"薯药"，后又因避讳宋英宗赵曙的名字，改为"山药"，此名沿用至今。

（二）山药的食疗与药用

图3-3-19　山药

山药是中国最古老的作物之一，但早期的山药多是野生，直至南北朝时期《异苑》一书中才出现了人工栽培山药的记录，并描述其既能入药又可食用，可见当时的人们对山药的认识与利用已较为充分。山药的饱腹感强，在食物匮乏的古代尤其受人喜爱，故陶弘景在《本草经集注》中说不少地方的民众都挖掘山药充当粮食。

人们对山药的功效认识也很早，现存最早的中药学著作《神农本草经》将其列为上品，并称它主治湿痹，腰脊膝痛，可以益精气、强志，令人耳目聪明，久服轻身不饥。山药的食疗养生方也随之出现。敦煌莫高窟发掘的史料中就附有以山药为主要原料的"神仙粥"，并说此粥善补虚劳、益气强志。北宋名相王旦患病，皇帝心忧，赐给他薯蓣粥。苏东坡贬谪海南，儿子苏过把山药熬为素羹给父亲垫饥，东坡称其色香味皆奇绝，并名之曰"玉糁羹"。历史上赞美山药者颇多。《本心斋蔬食谱》的作者陈达叟说它色如玉、香如花；朱熹称它的滋味更胜羊羹和蜂蜜；陆游暮年生活清贫，食用山药所做的甜羹，安之若素；李渔在《闲情偶寄》中夸赞山药是蔬食中的通材，单用或与其他食材合用都不错，即使没有

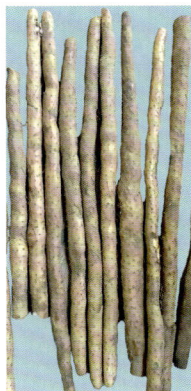

① 王士雄：《随息居饮食谱》，刘筑琴注译，三秦出版社，2005年，第156页。

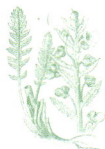

油盐酱醋也能自呈其美。

山药不但是寻常百姓家饭桌上的吃食，也为历代医家所看重。元朝饮膳太医忽思慧在《饮膳正要》中就介绍了山药汤、山药饦及山药面的制作方法和食疗功效。李时珍称山药能益肾气、健脾胃、止泄痢、化痰涎、润皮毛。清末民初名医张锡纯更是擅长使用山药，多种"山药粥"是他常用的简便方。他也善用山药起沉疴，治愈了多例危急重症病人。他还用山药治疗阴虚劳热、喘息症、吐血过多等杂病。

（三）经典方剂

方名：六味地黄丸。

出处：《小儿药证直诀》。

组成：熟地黄，山茱萸，山药，泽泻，牡丹皮，茯苓。

功用：滋补肝肾。

主治：肝肾阴虚证——腰膝酸软，头晕目眩，耳鸣耳聋，盗汗，遗精，消渴，骨蒸潮热，手足心热，口燥咽干，牙齿动摇，足跟作痛，小便淋沥，以及小儿囟门不合，舌红少苔，脉沉细数。

二十、紫带青条择海苔——海带

海带（如图3-3-20所示）属海产菜，叶片厚大，细腻柔韧，口感嫩滑，凉拌、荤炒、素烹、炖煮、煨汤，无所不可。

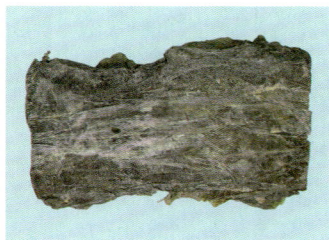

（一）海带的名称由来

海带也有"纶布""昆布"等名，"纶"指丝织的带状物，生动地表达了海带的形态。

（二）海带的食疗与药用

图3-3-20 海带

陶弘景在《本草经集注》称昆布出自高丽（朝鲜），黄黑色，柔韧可食。《名医别录》则描述了昆布的性味主治，指出其能治疗水肿、瘿瘤、瘘疮的作用。中医理论中的水肿是因营卫不调、脾肾气虚所致的；瘿瘤指颈下肿大生瘤，类似于今日之甲状腺肿大；瘘疮是破溃生脓的疮病，多发于颈部。

唐代之前，昆布主要来自朝鲜半岛、日本等地。随着大量昆布的输入，医家对它的重视与使用日渐增加。《千金要方》记载贞观九年（635）汉阳王患水肿病，医所不治，使用了含有昆布的药方，五六日即痊愈了。至宋代，唐慎微所撰的《证类本草》中记载东海产海带，山东登州一带的人采集后将其干燥，医家用之治疗水肿病。清代郝懿行的《记海错》中则专门指出海带可以供食馔，能消

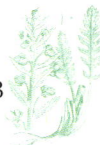

结核，能下水，即治疗体内的赘生物，消除水湿代谢失司所导致的水肿。

二十一、玄都观里桃千树——桃

夏秋时节，桃子们陆续上市。香软多汁的水蜜桃，清爽脆甜的油桃，肉质细腻的蟠桃……这些香甜可口的桃子在当代人看来都是寻常之物，但古代却被奉为珍果。

（一）桃的种植历史

先秦时期，桃多野生于山中。西汉《礼记·内则》记有"桃曰胆之"[1]，说明桃的毛多，需用"胆"（燀）的方法来处理。其后桃的栽种技术逐渐提高，南北朝时期，贾思勰在《齐民要术》中描述了种桃之法，以往不得已而食用的野生毛桃、山桃才逐渐远离了百姓生活。宋朝时出现了有关油桃、蟠桃的记载，桃的品种日渐丰富。

（二）桃与民俗

桃不仅是可口的水果，还是中华传统文化中的鲜明符号：作为福寿祥瑞的象征，被冠以"寿桃"的美称；"桃夭"指代婚嫁；驱鬼辟邪要用桃木；除旧布新要换"桃符"等。李代桃僵、夭桃秾李、投桃报李、桃之夭夭、桃蹊柳曲，含有桃的成语不胜枚举，与桃相关的诗词也是数不胜数。

（三）桃的食疗与药用

桃在日常生活中还有一项重要的职能，就是药用。孙思邈称桃是肺之果，肺病宜食之。李时珍说食桃可解劳热。但桃最重要的药用部位却是我们平时弃去的果核中的种仁，名曰"桃仁"（如图3-3-21所示）。《神农本草经》记载桃仁可治疗淤血、血闭癥瘕，还可祛邪气、杀小虫。汉末《名医别录》提到桃仁能止咳平喘的记载。至唐朝，有了桃仁治疗龋齿、美肤的记述。金元时期，明确提出桃仁具有润肠通便的功效。明清两代，出现了以桃仁治疗跌扑损伤的应用。

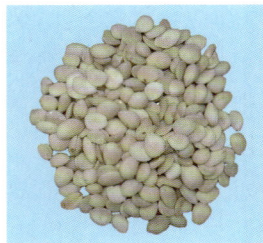

图3-3-21 桃仁

活血、化瘀、止痛是桃仁最重要的功效。《伤寒杂病论》载有多个包含有桃仁的方剂，以增逐瘀之效，兼具止痛之功。桃核承气汤、身痛逐瘀汤、桃红四物汤均以桃仁为主要原料，被纳入《古代经典名方目录（第一批）》之中。中医认为女子以血为本，因而桃仁入方在临床上常常应用于治疗妇科瘀血证。

---

[1] 孔丘等：《四书五经》，陈戍国点校，岳麓书社，2023年，第434页。

桃仁具有润肠通便的功效，多与郁李仁、麻仁等富含油脂的种子类药材配伍，如元代危亦林编撰《世医得效方》中的五仁圆。桃仁也能利肺气，治疗上气咳嗽、喘急等症。《圣济总录》记载的双仁丸仅含桃仁、苦杏仁两味药，但治上气喘急效果良好。《食疗本草》还曾提及用桃仁与蜜调和，涂手与面，只是桃仁的美容功效现代已鲜有提及了。

（四）经典方剂

方名：桃核承气汤。

出处：《伤寒论》。

组成：桃仁，大黄，桂枝，甘草，芒硝。

功用：逐瘀泻热。

主治：下焦蓄血证——少腹急结，小便自利，甚则谵语烦躁，神志如狂，至夜发热；以及血瘀经闭、痛经、脉沉实而涩者。

二十二、梅子留酸软齿牙——梅

炎炎夏日，当我们喝下一口冰镇饮料时，是否会遥想古人喝什么来解暑呢？中国古代没有"饮料"这个词，但早在《周礼·天官》中就记载了一种职业——"浆人"，专门负责掌管"水、浆、醴、凉、医、酏"六饮[1]，可见古人对"饮"的重视。不同时代的古人各出妙招，制作出种类繁多的"饮"，用以消暑。从隋唐开始，出现了由水果或草药熬制成的"饮子"，我们通过《清明上河图》就能一窥"香饮子"店的模样。宋代又出现了一种名为"熟水"的饮品，李清照自创"白豆蔻熟水"，用于炎夏时的暑湿脾虚。但要说消渴解暑、开胃益脾的第一饮品，非酸梅汤莫属！

（一）梅的酸味

酸梅汤酸甜适度，口感舒缓悠长，最宜抚平火烧火燎的心境。这酸酸甜甜中的酸味是由梅提供的。古人调鼎，并举盐梅，在醋出现之前，梅是中国古人必用的酸性调味品。李时珍说梅的花开放于冬季而果实成熟于夏季，得木之全气，所以其味最酸。说到梅，我们会不由地想到"青梅煮酒""望梅止渴""青梅竹马""黄梅时节"，梅的这些诗情画意背后，还有最实用的药效。

（二）梅的食疗与药用

酸梅汤的"梅"准确来说是乌梅（如图3-3-22所示），由半黄的梅子烟熏或低温烘干后闷至颜色变黑，味道酸涩。酸主收敛，涩能固涩，故乌梅入肺则收，入肠则涩。收敛肺气，上逆之气得以下降，故能止咳；固涩肠道，故能止

---

[1] 王安石撰：《王安石全集》，张鹤鸣整理，崇文书局，2020年，第57页。

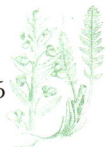

泻。《苏沈良方》中有"陈应之疗痢血方"，丞相曾鲁公痢血百余日，国医圣手无一人能治，陈应之取来用盐渍过的梅子，除核后研碎，和着腊茶与醋让患者服下效果显著。

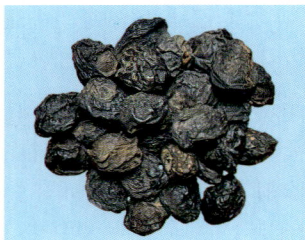

图3-3-22　乌梅

乌梅味酸，酸能生津养阴，阴液足则虚火被抑，烦渴顿消，心神自宁。乌梅制成的酸梅汤就是因此功效而广受欢迎。《红楼梦》中宝玉挨笞后，嚷着要酸梅汤，袭人却没同意，这是因为挨打之后应该先活血、行血，而乌梅具有收敛性，喝了不利于化瘀。

蛔虫得酸则安、得苦则下、得辛则伏。乌梅以其酸味，既可安蛔止痛，又可缓急利胆，故常配伍辛味的花椒杀灭蛔虫、苦味的黄连制约蛔虫。

（三）经典方剂

方名：乌梅丸。

出处：《伤寒论》。

组成：乌梅，细辛，干姜，黄连，当归，附子，蜀椒，桂枝，人参，黄柏。

功用：温脏安蛔。

主治：脏寒蛔厥证——脘腹阵痛，烦闷呕吐，时发时止，得食则吐，甚则吐蛔，手足厥冷。或久泻久痢。

二十三、杏子压枝黄半熟——杏仁

《红楼梦》中有贾母欲吃宵夜的情境描写，她先后拒绝了鸭子肉粥、粳米粥，独独选了杏仁茶，可知贾母是懂养生之道的。杏仁茶香甜清淡，润肺生津，解饿却不油腻，一盏醇厚热乎的杏仁茶能让整个身子都舒展开来，的确是上佳的宵夜选择。

（一）杏的食用方法

杏仁茶是京津地区的风味小吃。据清初朱彝尊《食宪鸿秘》的记载，杏仁茶也名"杏酪"，是取甜杏仁水浸去皮后磨碎，榨汁去渣，将汁水煮熟即可。清末薛宝辰《素食说略》的描写中，杏仁茶中要加入糯米面与白糖。杏仁（如图3-3-23所示）入馔在我国有着悠久的历史，班固把民间制作"杏酪"之事载入《汉书》，南北朝时贾思勰将"煮杏酪粥"的方法写进了《齐民要术》，隋唐时期寒食节要食"杏仁粥"，五味杏酪羊是南宋临安民间食店的名菜，元朝饮膳太医忽思慧的《饮膳正要》中记载了"杏霜汤"，清廷的膳食中可见"杏仁酥饼"。

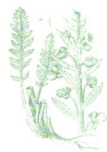

（二）杏的食疗与药用

杏仁有"甜""苦"之分。上述饮食中的杏仁皆是甜杏仁，我们常吃的"五仁月饼"、杏仁坚果等无一例外用的是甜杏仁，其滋味可口，营养丰富，还能润肺补虚、润肠通便。宋代成都人景焕就曾在《野人闲话》中讲述过杏仁保健的轶事。翰林学士辛士逊住在青城山道院中，夜里梦见有人对他说吃杏仁可使人聪明，老而健壮，心力不倦。具体方法是每日含七枚

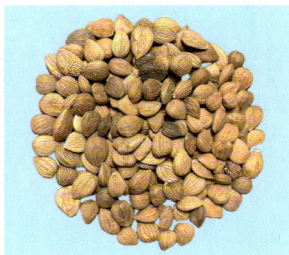

图3-3-23 杏仁

杏仁于口中，脱去外皮后细嚼慢咽，日日食之，一年后即能令人轻健。

与甜杏仁可久服、多服不同，苦杏仁一旦过食可能会中毒，但其药用价值却极高。苦杏仁始载于《神农本草经》，历代本草对其均有记述，从不同时期的文献记载可知，其主要功效可归为止咳平喘、降气化痰、润肠通便等。苦杏仁善止咳平喘，古今医家均将其作为肺系要药使用，无论内伤外感、新病痼疾，凡涉肺脏，多用之。《伤寒论》中的麻黄汤、大青龙汤、麻杏石甘汤等均是运用了苦杏仁降肺气定喘之功。苦杏仁上肃肺气，下润大肠，可润肠通便，张仲景的麻子仁丸就有取苦杏仁的润导之功。苦杏仁有小毒，不可多服，常用燀法、炒法以减其毒性。

杏仁古时还可用于洁净水质。陆游在《入蜀记》中说，他乘船经过江西九江的大孤山附近，江水浑浊，取水后都要用杏仁来沉淀杂质，过一晚才可饮用。

（三）经典方剂

方名：麻黄杏仁甘草石膏汤（麻杏石甘汤）。

出处：《伤寒论》。

组成：麻黄，苦杏仁，甘草，石膏。

功用：辛凉宣泄，清肺平喘。

主治：外感风邪，邪热壅肺证——身热不解，咳逆气急，鼻煽，口渴，有汗或无汗，舌苔薄白或黄，脉滑而数者。

二十四、摘尽枇杷一树金——枇杷

春末夏初，枇杷（如图3-3-24所示）上市，肉厚多汁，清冽甘甜，咬下一口便是心满意足。枇杷除了鲜食，还可加工制作成果酱、果酒、罐头等。

（一）枇杷的名称由来

明末大藏书家徐渤在《笔精》中讲了一件趣事，有人把"枇杷"写作"琵琶"，于是书画家莫是龙就

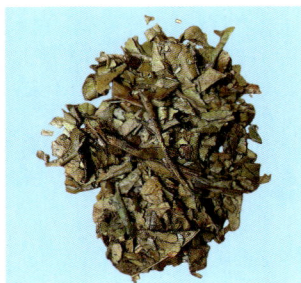

图3-3-24 枇杷叶

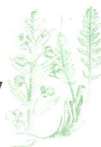

作了一首打油诗："枇杷不是这琵琶，只为当年识字差。若使琵琶能结果，蒲城箫管尽开花。"[1]无独有偶，明代张丑的《真迹日录》中也有类似的故事，中国画史上的"明四家"之一沈周收到友人送来的枇杷，随物带来的便笺上写的是"琵琶"，沈周就回信说收到琵琶了，但是听着无音，食之有味，可见"枇杷"常与"琵琶"混淆。"枇杷"是一个联绵词，构成词的两个字如同双胞胎，形影不离，而另一个联绵词"琵琶"恰恰与之同音。琵琶是弹拨乐器，依据弹奏的指法，最早称为"批把"，批是向前弹，把是向后挑。弹拨琴弦发出的乐声悦耳动听，如二玉相碰，所以"批把"成了"琵琶"。宋代本草学家寇宗奭在《本草衍义》里说枇杷的叶形与琵琶相似，故名之。但也有学者对此说法提出质疑，因为西汉时司马相如在《上林赋》里就记录了"枇杷"，而"琵琶"之名首次出现却是在东汉刘熙的《释名》中。如此看来，"枇杷"与"琵琶"孰先孰后，尚有待进一步考证。

枇杷成熟时果实金黄，被冠以"金丸"的美名。枇杷还有一个别名"腊兄"，是指枇杷果皮和果肉色泽都偏白的品种。

枇杷秋季枝叶蓊郁，冬季着花，春天结果，初夏果熟，饮四节之气，浴四季雨露，才成就了它"果中之皇"的美誉。枇杷花开时节正值寒冬，花朵雪白，暗香徐来，人称"冬花"。

（二）枇杷的食疗与药用

枇杷果肉甘酸，药性凉，有润肺、止渴、止咳、止呕的作用。为了在枇杷下市后还能享用枇杷，可以自制枇杷果冻，将枇杷去皮去核，切成薄片，加水煎煮，沥取其汁，加糖再煮，封入瓶盎，冷冻即成。

枇杷果纵然好，但医家更看重的是枇杷叶。枇杷叶味苦，药性微寒，有清肺止咳、降逆止呕之效，对于肺热咳嗽作用尤佳。市面上耳熟能详的川贝枇杷膏等止咳中成药中均含有枇杷叶。枇杷叶的背面满是锈色的毛，如果直接入药，细毛刺激喉咙，不但不止咳，反而会加重咳嗽。因此枇杷叶入药前需要炮制，或者刷去毛，或用蜜炙的方法把毛粘住，使其不易脱落。

（三）经典方剂

方名：清燥救肺汤。

出处：《医门法律》。

组成：桑叶，石膏，甘草，胡麻仁，阿胶，枇杷叶，人参，麦冬，苦杏仁。

功用：清燥润肺，养阴益气。

主治：温燥伤肺，气阴两伤证——身热头痛，干咳无痰，气逆而喘，咽喉

---

[1] 徐勃撰，沈文倬校注，陈心榕标点：《笔精》，福建人民出版社，1997年，第206页。

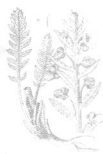

干燥，鼻燥，心烦口渴，胸满胁痛，舌干少苔，脉虚大而数。

二十五、味甘骨冷体有香——梨

白露之后，气爽风凉，秋意渐浓，秋燥也步步逼近。此时来上一盅冰糖炖雪梨，顿时觉得五脏六腑都舒服了。冰糖炖雪梨是一道常见的甜品，以雪梨（如图3-3-25所示）、冰糖一起慢火炖制而成，清甜滋润，是防秋燥的美味。

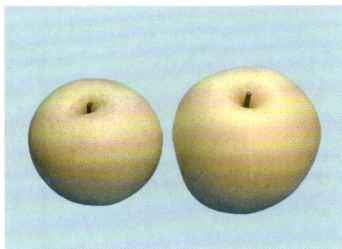

图3-3-25　梨

（一）梨的食疗

俗语说"一梨润三秋""秋吃梨胜中医"。梨果汁多津甜，气味芳香，多生食。梨的其他加工方式也不少。《红楼梦》中有情节写道：宝玉到天齐庙烧香还愿，庙中卖膏药的王道士胡诌了一个"疗妒汤"，就是用秋梨加陈皮及冰糖煎煮，又止咳嗽又好吃。蒸梨是一种传统食法，《酉阳杂俎》记载唐玄宗赐给安禄山的食物中就有"蒸梨"。烧梨也是古代的食法，《食疗本草》上介绍的方法是梨去核，纳入酥、蜜，面裹着烧熟即可。古人还饮用梨汁。《图经本草》记载，唐武宗患疾失音，无法说话，百医不效，青城山邢道人以梨汁进献，治好了皇帝。宋代周密的《癸辛杂识》中有一个梨酒的故事。李仲宾家的梨园某年增产数倍，价贱仍售卖不出，于是用大瓮密闭储存，半年后忽然嗅到园中酒气醉人，启封观之，瓮内梨已成佳酿，湛然甘美，饮之辄醉。传统名小吃"秋梨膏"也是以秋梨为原料，配以白砂糖、茯苓等辅料，微火熬制而成。金黄色的膏液光亮透明，味甜芳香，能养肺润喉、化痰止咳、强身健脾，虽有药物成分但药味却极微。梨的食用方法还有很多，清代《调鼎集》中就记载了煨梨片、梨煨羊肉、整烧梨、拌梨丝、梨糕、煎梨膏、风梨等各色菜肴。

（二）梨的药用

百姓食梨，医家则用梨治病。梨有"百果之宗"之称，能润肺清胃，凉心涤热，化痰止咳，养阴濡燥。清代温病学大家王士雄将其称为"天生甘露饮"，并主张对伤津劫液的患者使用梨、甘蔗等食物，以其凉甘救阴养阴。王士雄曾诊治过一位温病患者，此患者之前在别处误用了药，病情日益沉重。王士雄接诊后，除用清热化痰药外，还让患者每天吃梨数十枚，十来天后患者胸腹顿舒，热症尽退。此患者先后吃梨三百余斤，闻者莫不诧异。另有一个医案，患者为年逾花甲的老人，也是因错用温补之药，咳嗽加剧，开口即喘。除药物外，王士雄用梨汁同服，以缓其上僭之火，用梨百斤后患者的喘息方止，最终痊愈时共用梨二百余斤。

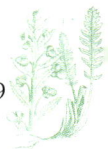

69

（三）经典方剂

方名：雪梨浆。

出处：《景岳全书》。

组成：清香甘美大梨一枚，切片浸入甘泉水中，频饮其水。

功用：滋阴润肺。

主治：温热伤肺证——干咳、口渴。

二十六、正是橙黄橘绿时——橘

"橘待秋霜颗颗肥"[1]，秋日的水果里怎么能少得了橘子（如图3-3-26所示）。橘子圆润饱满，皮色鲜艳，香气纷郁，酸甜可口，给人带来视觉、嗅觉、味觉的多重享受。

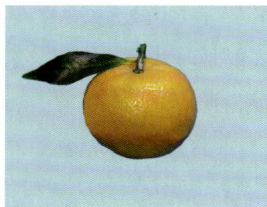

图3-3-26　橘

（一）"橘化为枳""千头橘"与"怀橘"的典故

柑橘在中国有约四千年的栽培历史。两千多年前，屈原作《橘颂》，赞美其"独立不迁""深固难徙"[2]的忠诚与坚贞。橘生于南方，一旦离开适宜的环境就会水土不服，所以"《考工记》：'橘逾淮而化为枳'"[3]，这就是成语"橘化为枳"的由来。我们更熟悉的说法是"橘生淮南则为橘，生于淮北则为枳"[4]。

由于北地不产橘，橘就成了稀罕物。"果擘洞庭橘，脍切天池鳞"[5]，诗人们慨叹饕餮盛宴的骄奢时，也会用橘来形容其奢华。橘因其珍贵，自古即为贡品，从西汉起政府在产橘地区就设置了专职的橘官，主管上贡御橘。不难想象，栽种橘树可以带来非常可观的利益。司马迁在《史记·货殖列传》中说，四川等地的人家，种橘千株则富庶程度可比肩千户侯，《农政全书》也说种植橘的获利是种田的数倍。大规模种植橘树的人家称为"橙橘户"，还有专门的橘籍。三国时孙吴大臣阚泽就出身橘籍，他的同僚丹阳太守李衡于武陵龙阳洲上种橘千株，留给后人补贴家用。"千头橘"便成了维持生计的典故，辛弃疾就有"岁晚问无

---

① 虞集：《虞集全集　上》，王颋点校，天津古籍出版社，2007年，第160页。

② 刘强、李群编著：《楚辞选》，同济大学出版社，2017年，第104页。

③ 刘强、李群编著：《楚辞选》，同济大学出版社，2017年，第105页。

④ 刘强、李群编著：《楚辞选》，同济大学出版社，2017年，第105页。

⑤ 马玮主编：《白居易诗歌赏析》，商务印书馆国际有限公司，2017年，第153页。

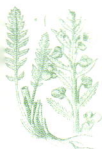

恙，归计橘千头"①"倦游欲去江上，手种橘千头"②等诗句。三国时期与橘有关的另一个典故是"怀橘"。陆绩六岁时见到袁术，袁术以橘宴宾客，陆绩暗藏三枚，打算带回家给母亲吃。骆宾王想孝亲而不得时，写下了"茹荼空有叹，怀橘独伤心"③。由此可知，"怀橘"也有孝敬父母之意。

（二）橘的药用

橘被视为珍果，还因其有良好的药效。葛洪撰写的《神仙传》中，苏仙公得道仙去之前告诉其母来年天下将大疫，可用井水橘叶疗疾。"橘井"成为良药的代称。橘最为医家看重的药用部位其实是果皮。南宋韩彦直的《永嘉橘录》是世界上最早的柑橘专著，文中称橘皮最有益于药。金元四大家之一的李杲也称调气健脾，橘皮之功居首位。自南北朝起便公认久放的橘皮辛燥之气较缓，入药更佳，陈久者良，这就是"陈皮"名称的来历。

李时珍总结其功用为"苦能泄能燥，辛能散，温能和。其治百病，总是取其理气燥湿之功。同补药则补，同泻药则泻，同升药则升，同降药则降"④。因其有这样宽厚包容的特点，所以陈皮在临床上应用非常广泛。陈皮长于行脾胃之气，作用温和，又兼能降逆止呕、燥湿健脾，故治脾胃气滞而呕恶者，及湿阻气滞者尤宜；既能燥湿化痰，又能宣降肺气，适用于湿痰、寒痰咳嗽之证；可治大肠气闭，有通滞之功。

橘子尚未成熟时的青色果皮在医书中另立名目，被称为"青皮"，气味芳烈。虽与陈皮均来源于橘的果皮，药效上却大有区别。陈皮浮而升，入脾、肺气分，有理气健脾，燥湿化痰之能；青皮沉而降，入肝、胆气分，有疏肝破气，消积化滞之能。

（三）经典方剂

方名：橘皮竹茹汤。

出处：《金匮要略》。

组成：橘皮，竹茹，大枣，生姜，甘草，人参。

功用：降逆止呕，益气清热。

主治：胃虚有热呃逆或干呕，虚烦少气，口干，舌红嫩，脉虚数。

二十七、入齿便作冰雪声——西瓜

三伏天烈阳高照，炎暑熏灼，让人烦热不已，此时最受欢迎的水果非西瓜

---

① 朱德才主编：《增订注释辛弃疾词》，文化艺术出版社，1999年，第347页。
② 朱德才主编：《增订注释辛弃疾词》，文化艺术出版社，1999年，第25页。
③ 骆祥发：《初唐四杰研究》，东方出版社，1993年，第26页。
④ 李时珍：《本草纲目》，中国档案出版社，1999年，第1380页。

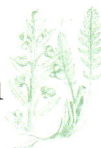

（如图3-3-27所示）莫属。西瓜外皮青翠可人，瓜瓤清凉甘冽，咬上一口，岂不乐哉！

（一）西瓜的食疗与药用

西瓜滋味甘冷，食之如醍醐灌顶、甘露洒心，可以消暑，还能解酒，深受百姓欢迎。士大夫、文人尤爱冰盆浸果，以示风雅，故有"浮瓜沉李"之说。而民间则多将西瓜浸于深井之中，捞起剖而食之，甜而冰凉，沙而清爽。

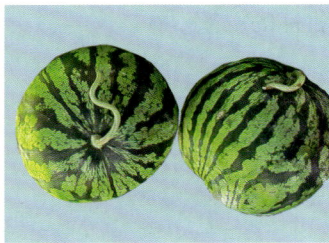

图3-3-27　西瓜

西瓜清热生津，若温热病人啖之，则清热之功"如汤沃雪"。温病大家王士雄深知顾护津液的重要性，主张阴气枯竭时要以甘凉之物濡润。他善用汁液充盈的水果辅助治疗，西瓜就是其一。他说西瓜能清肺胃、解暑热、除烦止渴，将之称为"天生白虎汤"。王士雄的医案中还多次出现西瓜翠衣，即西瓜最外层的青皮，它能治暑热烦渴、小便短少、口舌生疮。西瓜翠衣还可以煮到米粥里，清香爽口。

更为人所熟知的是喉科良药"西瓜霜"，此药最早记录在清代医家顾世澄《疡医大全》一书中。具体制法是将西瓜顶部切盖，挖去部分瓜瓤，装入皮硝，用竹签固定瓜盖，放于阴凉通风处，过数日，瓜皮表面即会析出白霜，用鹅毛扫下，再析再扫，直到不再有霜。扫下的白霜就是西瓜霜，西瓜清热解暑，皮硝清火消肿，两药合制，清热之功更强，用于防治咽喉肿痛、喉痹、口疮等。

西瓜虽好，但不宜多食，否则会助湿伤脾。元代李鹏飞的《三元延寿参赞书》中说防州太守陈逢原，为了避暑吃了不少西瓜，到秋天时忽觉腰腿疼痛，无法活动，经过治疗方才缓解。这就是食瓜过多的害处。

二十八、葡萄美酒夜光杯——葡萄

夏秋季节，鲜果品类甚繁，葡萄（如图3-3-28所示）是其中的佼佼者。葡萄鲜食，饱满多汁，酸甜可口；酿造为葡萄酒，口感醇厚，回味悠长；晾晒制作成葡萄干，柔糯清香，甜而不腻。

（一）葡萄的引入与种植

早在六千余年前，西亚两河流域就已开始人工种植葡萄了。《史记》《汉书》《后汉书》及后世文献中，多数记载了中原地区的葡萄为西汉时的汉使从大宛引进。大宛是古代中亚的一个国家，位于今乌兹别克斯坦境内。

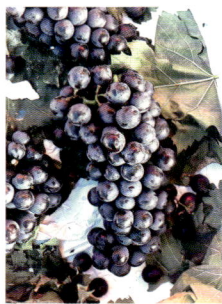

图3-3-28　葡萄

葡萄在古籍中有多个名称，如蒲桃、蒲陶、浮桃等。葡萄属于外来物种，名称的汉字不同，但读音相似，均指同一物。

（二）葡萄的药用

关于葡萄的功效，汉代及其后的文献屡有述及。东汉《神农本草经》称葡萄味甘性平，可治疗筋骨湿痹，令人身躯强健。《名医别录》则说葡萄可以利小便，而明代《滇南本草》说葡萄不但能补气血、舒筋活络，其汁还能治疗咳嗽。

（三）葡萄酒的食疗

司马迁在《史记》里说大宛国以葡萄来制酒，有钱人家的藏酒可多至万余石，存放数十年也不变质。《册府元龟》里记载唐太宗李世民攻破高昌时，得到了马乳葡萄与酿酒之法，酿出的酒呈绿色，芳香酷烈，味若醍醐。此酒原本只供宫中御用，后用来赏赐臣子，并逐渐流入民间。李时珍认为葡萄酒有暖腰肾、驻颜色、使人耐寒的功效。

二十九、烹煮梨栗羞殽蔬——板栗

晚秋时节，每当街头巷尾传来哗啦哗啦的翻炒声，伴着阵阵袭来的甜丝丝香喷喷的气息，你便知道糖炒栗子又上市了。糖炒栗子甘甜绵软，糯香适口，很少有人能拒绝它的魅力。

（一）板栗的名称

板栗（如图3-3-29所示），又名栗、栗子，是中国最古老的栽培树种之一。板栗有很强的生长力与适应性，我国的大部分地区均有栽培。一般而言，板栗树种下后六七年就开始结果，其结果时间可长达百余年，且单株产量多时可达上百公斤，故是古代重要的农作物，有"铁杆庄稼"之称，可弥补民间谷类粮食的不足，还能在大饥之年帮助度荒。板栗也可充作军粮。《东观汉记》中记载，东汉时邓禹征伐冯愔，冯愔部队粮食已尽，军士饥饿时皆食枣栗。北宋陶穀在《清异录》中记录，唐朝末年，河东节度使李克用率部追击朱温带领的汴军，粮草得不到及时补充，就取板栗蒸熟后代替军粮，于是军中就称板栗为"河东饭"。

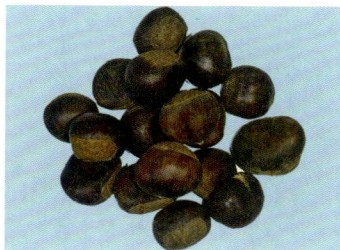

图3-3-29　板栗

（二）板栗的食用方法

食栗能解饥，吃法多样。陆游在《夜食炒栗有感》中就描写了自己晚上烤栗子充饥的情景。林洪的《山家清供》里有"梅花脯"，将板栗与橄榄切成薄片，放在一起同吃，口感有梅花风韵，故名梅花脯；还有"金玉羹"，将山药与板栗切成片，加入羊肉汤炖煮，板栗色黄如金，山药色白如玉，这便是金玉所

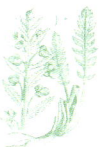

在。明代高濂的《遵生八笺》里记载了"栗糕",用板栗阴干去壳捣为粉,加糯米粉拌匀,蜜水拌润,蒸熟即可。清代袁枚的《随园食单》中栗糕的做法又有不同,是将栗煮得极烂,加入糯米粉与糖做成糕,加入瓜仁、松子,蒸熟。

在所有板栗的食用方法中,最受欢迎的莫过于糖炒栗子,千百年来,糖炒栗子都是十分亲民的小吃。

(三)板栗的食疗与药用

李时珍说,对于腰脚无力的患者,用袋子装生板栗,悬挂阴干,每天早上吃十余颗,时间长了身体就会逐渐强健。风干的栗子质量胜于日光曝干的,而火煨油炒的栗子胜于煮蒸的,吃栗子时要细嚼,连液吞咽最有益。

板栗除了果肉有保健功效外,栗壳、栗树皮也可治病。唐代《食疗本草》说将栗壳煮汁饮服,可医治反胃、消渴;栗树皮煎汤,外洗可治疗漆过敏。宋代《太平圣惠方》记载把栗壳烧后研成末,以粥汤饮服,可医治鼻出血。

三十、秋来红枣压枝繁——大枣

《红楼梦》一书中,大枣(如图3-3-30所示)是作为食馔或药材出现的。《红楼梦》中有情节写道:秦可卿卧病在床,日渐羸弱,凤姐问其饮食情况时,秦氏说贾母赏的"枣泥馅山药糕"能克化得动;还写道晴雯患了伤寒,发烧头疼,鼻塞声重,服用的是"建莲红枣汤"。在各种干果之中,就其用途广和益处多而言,红枣可以排在前列。

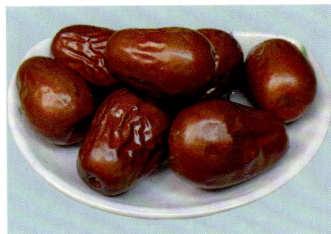

图3-3-30 大枣

(一)大枣的种植

中国人种枣与食枣的历史十分久远。《诗经》就中有八月摘枣的记录,表明至少在三千年前人们就有与枣相关的农事活动了。与栗相似,枣也是救荒之物,其重要性几乎和粮食齐平,历朝政府都很重视枣树的种植。北魏均田令规定农家在田中至少要种枣五株,多者不限,种不足者则收回其土地。《宋史·食货志》记载,五代十国时期,后周显德年间,政府督课百姓种树,把民籍定为五等,第一等是种各类树木百株者,每等减二十为差,而种桑枣树木的则可减半。宋太祖曾下诏,广植桑枣者可以免税,而砍伐桑枣当柴薪者则要治罪。在官方的引导下,民间枣树的种植规模日渐壮大。枣的成品为干果,易于加工、储存和运输,成为长途贩运和出售的重要商品,也常用作军需用品。《宋史》记载,军需调拨从绛州(今山西临汾)运枣千石到麟府(今陕西神木、府谷),每石只花费四百钱,足见其供应充足且价格低廉。

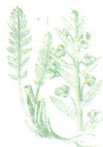

（二）大枣的食疗与药用

民间有"日吃几个枣，医生不用找""五谷加大枣，胜过灵芝妙"的说法。《伤寒论》中记载的方剂共一百一十二首，采用红枣配伍者多达三十六首，其重要性可见一斑。

大枣补气健脾，对脾虚而营养不良者颇为适宜。大枣还能养血安神，对心血不足、心神失养的患者，大枣可以通过养血而充养心神，又可直接安神。《本草纲目》上就记录了一则医案。一位怀胎四五个月的妇人，无故悲戚流泪，后服用甘麦大枣汤，很快就痊愈了。另外，大枣有甘缓之性，能缓和某些峻烈药物的毒性。《伤寒论》中的方剂"十枣汤"由芫花、甘遂、大戟三味有毒药物组成，为缓解其毒性，须先煮肥硕的大枣十枚，再用煎汤送服三味药制成的散剂。

（三）经典方剂

方名：桂枝汤。

出处：《伤寒论》。

组成：桂枝，芍药，甘草，生姜，大枣。

功用：解肌发表，调和营卫。

主治：外感风寒表虚证——头痛发热，汗出恶风，鼻鸣干呕，苔白不渴，脉浮缓或浮弱者。

三十一、胡桃壳坚乳肉肥——核桃

尽管剥核桃（如图3-3-31）不是件轻松的事儿，但也挡不住人们对这种坚果的喜爱。核桃芝麻糊、核桃泥、核桃饼、核桃粥，核桃味道鲜美，营养丰富，位居干果之首，既是美食，又是食疗的佳品，有"延年果""长寿果"之称。

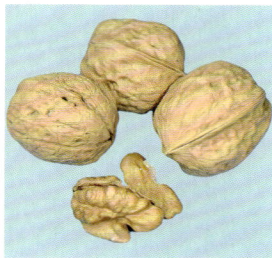

图3-3-31 核桃

（一）核桃的名称由来

核桃原名胡桃，其得名有不同的说法。西晋的张华在《博物志》中提到，此物是张骞从西域带回中原地区的，故名"胡桃"或"羌桃"。在汉代，刚被引入的胡桃被视为珍果异树，仅种植在上林苑这样的皇家园林中供观赏。东汉末年，孔融收到朋友赠送的胡桃时，专门写信感谢，说明来自异域的胡桃在当时是比较稀罕的。

十六国时期后，"核桃"与"胡桃"之名并存。若干年后，李时珍在《本草纲目》中对"胡桃"这个名称进行了解释。他认为此物的外面包着肉质的青皮，看上去其形状如桃子一般，食用部分其实是青皮里的核，而北方地区"核"与"胡"读音相类，所以被称为胡桃。

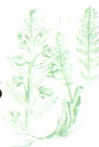

（二）核桃的食用

核桃生吃，新鲜的核桃仁清香爽脆，老核桃仁则油香悠长。梅子味酸，食用过多时牙齿有酸痛感，可通过细嚼核桃仁解之。

核桃也可熟食，常做成各类粥、菜肴、糕点。南宋时期寺院及百姓家中常用核桃煮腊八粥吃，医家亦在腊冬时节制作含有核桃的滋补药膳，谓之"腊药"。清代袁枚在《随园食单》中记载了核桃八宝肉、胡桃烧饼等的详细做法。

（三）核桃的民俗

"核"与"合""和"谐音，有合顺、和睦之意；"桃"与"逃"谐音，有趋吉避凶之意。故核桃有了顺心如意、多福少灾的吉祥寓意，民间常在婚床四角放一些核桃，意指未来的生活和和美美。

核桃的内果皮为坚硬的壳，如一身铁甲，壳内包裹着香甜的种仁。古人赞其外刚朴、内柔甘，正如古时的圣贤之士。核桃硬壳上的纹理凹凸不平，明朝时宫廷琴师将两颗核桃放于手心内旋转摩挲，以保持手指灵活性，一段时间后核桃硬壳变得圆润细腻，文玩核桃随后传至民间。至清代，把玩核桃之风达到鼎盛。宫廷之内每当庆典祝寿，王公贵族的礼品中往往会有一对精美的搓手核桃；宫廷之外，把玩核桃也是身份地位的象征。

（四）核桃的药用

核桃被称为"延年果"，有补气养血的功效，常食会令人身体强健、肌肤润泽、须发乌黑。民间某些地区将核桃作为冬令进补的佳品，从冬至日开始吃，至立春方止。

核桃仁能敛肺止咳。南宋洪迈在《夷坚志》中说自己患了痰疾，睡觉前嚼服核桃仁三粒与生姜三片，喝两三小口水，又再嚼，随后静卧，到天明之时已痰消嗽止。

剥取核桃果实最外层的青皮时，手总会被染黑且难以洗净。由此，古人即用核桃青皮染头发、胡须及布帛，使之乌黑。

（五）经典方剂

方名：青娥丸。

出处：《太平惠民和剂局方》。

组成：核桃、大蒜、补骨脂、杜仲。

功用：补肾、强腰、散寒。

主治：肾虚腰痛证——起坐艰难，俯仰不利，转侧不能。

三十二、烹羊宰牛且为乐——羊

每当寒冬来临，气温骤降，人们就会不约而同地盼望一碗充满暖意的羊肉

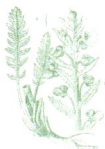

汤。羊（如图3-3-32所示）是中国古代的"六畜"之一，食用历史悠久，不论蒸、焖、煮、烤都别有一番风味。北京涮羊肉细腻滑嫩，西安羊肉泡馍料重味醇，新疆羊肉串肥美热辣，内蒙手把羊口感醇厚。

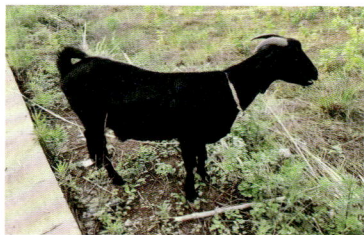

图3-3-32　羊

（一）羊的名称与"跪乳"的典故

"羊"为象形字，上面的两点表示两只角，下部字形象征羊脸与胡须。羊生性温驯，喜群居而不好斗，故古人将其视为吉祥之物。东汉许慎在《说文解字》解释说羊即是祥，"羊"参与组成的美、善、养、羡等字都有美好、善良、养育之意。

羊羔吸吮母羊的乳汁时，呈屈曲双膝跪拜之态，被称为"孝兽"，由此也有了"跪乳"一词，并引申为孝义。

（二）羊的食用

羊是古人最早驯化的动物之一，周朝时牧羊业已见雏形，《诗经》里就描述过三百只羊为一群，可见养殖规模不小。至秦汉，养羊业已较为发达。西汉卜式以田畜为业，养羊至上千头，逢国库空虚时主动捐赠钱粮，汉武帝破格提拔其为中郎，后卜式位列九卿。

魏晋南北朝时期战乱频繁，人口剧减，农田抛荒，为放牧羊群创造了条件，加之大量北方游牧民族南下，他们更爱吃牛羊肉，故羊肉的普及程度得到大大提高。这个时期的《齐民要术》对养羊法就有了详细记述，羊肉的美味也被世人称道。

隋唐时期，羊肉已占据餐桌的主导地位。《太平广记》中提及唐朝人吃肉的内容有一百多处，其中近半数是吃羊肉，足见其流行程度。唐代文史资料集《唐语林》中就记载了当时饮宴时能吃到一种胡饼夹羊肉馅的食品，用花椒、豆豉调味，入火烘烤，颇似当今的肉夹馍。

宋人喜食羊，做法也多样。《清明上河图》上可见羊肉店招牌，《东京梦华录》《梦粱录》等文献也记载了当时开封、杭州的街市上都有羊肉店，用羊肉做的美食有排炽羊、入炉羊、炖羊、羊杂碎、生软羊面等四十余种。南宋《山家清供》里有几道羊肉菜的做法。"金玉羹"是用山药与板栗切成片，再用羊肉汤加料煮；"山煮羊"是羊肉切块，置砂锅内，加入葱与花椒，再加杏仁数枚，煮至骨软肉烂。

清代羊肉有了更粗犷的吃法。《随园食单·烧羊肉》篇记载，把羊肉切成大块，每块重5~7斤，用铁叉叉上，在火上烧烤后食用。明末清初的美食家李渔在《闲情偶寄》中评价羊肉，称其最有饱食感，故行远路之人或忙于事务不能按

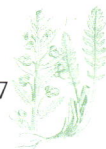

时进餐者，最宜吃羊肉。

（三）羊的药用

在食用羊肉的过程中，人们发现它能调治人体虚冷、劳损、羸弱等症。东汉名医张仲景创用的温中补虚名方"当归生姜羊肉汤"至今仍为人们常用。北宋药物学家唐慎微认为羊肉味甘，可补中益气。文人黄庭坚说，羊肉软烂且肥美干净，老人适宜食用。

除羊肉外，羊的其他组织器官也可供药用。羊脂可治腹泻、体虚；羊血能止血祛淤；羊肝益气、补血、明目；羊肾补肾助阳；羊胆祛热清火、明目解毒；羊角镇静、退热、安神。明代王肯堂《证治准绳》记载的"牙粉"中包含了羊胫骨粉，有洁牙固齿的功用。

（四）经典方剂

方名：当归生姜羊肉汤。

出处：《金匮要略》。

组成：当归，生姜，羊肉。

功用：温中补血，调经散寒。

主治：寒疝腹中痛及胁痛里急者；产后腹中痛，腹中寒疝，虚劳不足。

三十三、喜动邻里烹猪羊——猪

回锅肉是川菜中的经典代表，色泽红亮，肥而不腻，干而不柴，色香味俱全，滋味令人欲罢不能。制作回锅肉需要选择肥瘦各半的猪肉，在高温吐油环节，肥肉收缩打卷，才能形成回锅肉的特色——"灯盏窝"。除了回锅肉，川菜中以猪肉为主料的菜品还有盐煎肉、粉蒸肉、鱼香肉丝、水煮肉片、蒜泥白肉……无愧川菜"一菜一格，百菜百味"的特色。目前中国是全世界最大的猪肉消费国，而四川的生猪年出栏量长期位居全国第一。

（一）猪的驯养与食用

猪（如图3-3-33所示）的驯养和原始农业有着密不可分的关系。一些新石器时期的遗址，如黄河流域的河北磁山遗址、河南仰韶村遗址、山东龙山遗址、南方的浙江河姆渡遗址、广西甑皮岩遗址，都发掘出了猪的骸骨。河姆渡出土的稻穗纹陶盆残片上还刻着猪的图形。

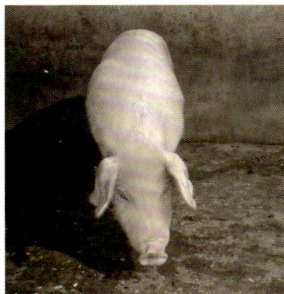

图3-3-33　猪

汉族人的农耕文化始于新石器时代，农耕需要充分利用土地，猪不与农业争地且产肉率高，所以成为重要的驯养动物。"家"字是宝盖头下一个"豕"，豕就是猪，屋顶下有猪才是家，说明猪是家居必养之物。而猪每胎能产下多只猪仔，"家"字也表达了对人丁兴旺的希冀。

按周朝礼制，只有权贵阶层才能吃上猪肉。春秋时期，猪肉也是平民难以获得的食物。鲁国当权者季氏的家臣阳货想见孔子，孔子拒绝，阳货就送了一只小猪给孔子，逼迫孔子来拜谢，可见当时猪是贵重的礼物。

秦汉时期，猪肉仍然价高而不易得。《东观汉记》中记载了东汉的高洁之士闵贡老病贫寒，无钱买肉，只能每日买一片猪肝食用。此时猪的饲养已较为普遍，有放养和圈养两种方式。《史记·货殖列传》中说沼泽里养着千足彘，即二百五十头猪，属于放养。汉武帝时期的丞相公孙弘年轻时就以牧豕为生，以举案齐眉著称的东汉隐士梁鸿、东汉末年的经学大家孙期都曾因家贫而牧猪。圈养的猪则是养在厕所里，以便积肥。当时地方政府多倡导百姓养猪，西汉时期的政论性著作《盐铁论》中就说卖一头猪的所获相当于中等年景一年的收入。

魏晋南北朝时期，气候变得干燥寒冷，猪的放养逐渐转为圈养，但圈养需要大量的食物，故养猪业以小规模为主。因猪粪为肥料，因此小规模的家庭养猪业较为兴旺。唐代《朝野佥载》中记载，洪州（今江西南昌）有人因养猪而致富，当时的猪皆为黑猪，故称其为"乌金"。尽管这段历史时期整个社会以食羊肉为主，但猪肉仍有一席之地。南北朝时期的《木兰辞》中就有"磨刀霍霍向猪羊"①的句子，《齐民要术》中也记载了猪肉鲊、猪肉脯、猪蹄酸羹、蒸猪头、烤乳猪、焦猪肉等多种猪肉的做法。唐朝时朝廷给予官员的待遇是亲王以下至二品官，每月发二十只羊，猪肉六十斤。三品官至五品官，只供羊肉而没有猪肉。

至北宋，尽管受皇家的影响，羊肉的食用占据了上风，但养猪业仍旧发达。《东京梦华录》就记载了北宋末年开封的南熏门每天赶猪进城的盛况，城中有专门的杀猪巷，街上有卖猪肉的肉铺。《水浒传》中鲁智深拳打的就是渭州（今甘肃平凉）卖猪肉的"镇关西"。苏轼因"乌台诗案"被贬黄州时，生活窘迫，只能食用价格低廉的猪肉。他研究了猪肉的做法，成为后世流传的"东坡肉"，还写下了著名的《猪肉颂》："净洗锅，少著水，柴头罨烟焰不起。待他自熟莫催他，火候足时他自美。黄州好猪肉，价贱如泥土。贵者不肯吃，贫者不解煮，早晨起来打两碗，饱得自家君莫管。"②

待北宋灭亡、宋室南迁后，猪肉的食用风潮卷土重来。此时逃亡的北地居民大量涌入南方，人口激增，可以农耕的土地都变成了农田，加之南方的气候环境，只有养猪才是合适的选择，而猪肉也得到了大家的认可。陆游就曾在诗中评

① 许渊冲译：《汉魏六朝诗选：汉英对照》，五洲传播出版社，2018年，第325页。
② 苏轼：《苏东坡全集 4》，北京燕山出版社，2009年，第1767页。

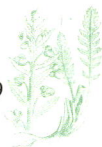

价猪肉的肥美不次于羊肉，还称道猪蹄味美。猪蹄滑嫩软糯，滋味绵长，梅尧臣、黄庭坚都留下了夸赞猪蹄的诗作。

明清时期人口进一步增多，人均土地占有量减少，养猪业凭借猪的杂食性、可圈养、能积肥等特点逐渐发展起来。明代宫廷中猪肉的用量超过了羊肉，宦官刘若愚的《酌中志》中记载的猪肉菜品有烧猪肉、猪灌肠、猪膂肉、猪肉包、猪蹄筋、白煮猪肉、糟腌猪蹄尾、卤猪头等。现在北京的珠市口，明代时原称为猪市口，直到清代都是猪肉交易的场所。

满族人入关之前半牧半耕，其肉食来源主要是猪。满清贵族设宴时，常将猪肉用清水煮熟，将白肉、血肠、猪头、心、肝、肺等分别装盘，不配蔬菜，仅蘸作料吃。袁枚在《随园食单》中所列猪肉的烹饪方法不胜枚举，包括红煨肉、白煨肉、油灼肉、干锅蒸肉、盖碗装肉、磁坛装肉、脱沙肉、火腿煨肉、台鲞煨肉、粉蒸肉、熏煨肉、芙蓉肉、荔枝肉、八宝肉、锅烧肉、酱肉、糟肉、笋煨火肉、烧小猪、煨火腿等，远远多于牛羊肉类的菜品。

（二）猪的药用

猪肉有滋阴润燥、养血益气的功效，可用于热病伤津、消渴羸瘦、燥咳、便秘等症。《本草备要》称猪肉可以润肠胃、生精液、丰肌体、泽肌肤。王士雄在《随息居饮食谱》一书中指出猪肉可以补肾液、充胃汁、滋肝阴、润肌肤、利二便，但也提醒食客饮用猪肉汤前需撇去肥油，否则肥甘厚腻之品会碍脾。

猪的皮肤也可入药，猪皮清热养阴、利咽、止血，医圣张仲景曾创立猪肤汤以利咽润燥，清初医学家张璐也曾用此方治愈病人。一人阴虚多火、发热咽痛，在其他医生处使用了不少药物反而会导致病情加重，患者喘息不止，无法平卧，几乎不能说话。张璐以猪皮、白蜜与米粉制作了猪肤汤，让其时时饮服，三日后患者的声音清亮，一剂药服完疼痛全失。猪皮还能滋润皮肤，使皮肤丰满细嫩。猪皮熬出的胶被称为"新阿胶"，有养血止血、养阴润肺之功。

猪肝有补肝明目、养血安神之功，可治疗血虚萎黄、目昏夜盲、脾胃虚弱等症。猪肺能补肺止咳、止血，适用于肺虚咳嗽与咯血。猪肾补肾益阳、行气利水，适用于肾虚腰痛、身面水肿、产后虚羸等。猪肚是猪的胃，可以补虚损、健脾胃。《本草经疏》称猪肚为补脾胃的要品。猪胆能清热、润燥、解毒，治疗热病燥渴、大便秘结。此外，猪脑、猪心、猪胆、猪胰、猪肠、猪蹄、猪脂等均有药用价值。

三十四、丰年留客足鸡豚——鸡

俗语说"无鸡不成席"，几乎所有的宴席中都会有一道用鸡（如图3-3-34所示）做的菜。川菜中就有辣子鸡、棒棒鸡、口水鸡、尖椒鸡、香酥鸡、白果炖

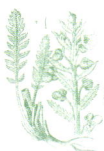

鸡等，各有风味。鸡是"六畜"中唯一的禽类，也是世界上饲养数量最多的动物之一。

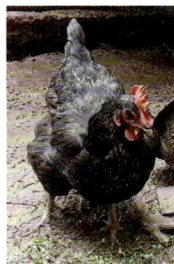

（一）鸡的名称由来

距今三千多年的殷墟出土的甲骨文中，有鸡的象形文字。甲骨文和金文中的"鸡"的字形恰如一只头、冠、嘴、眼、身、翅、尾、足俱全的公鸡。有一个时期"鸡"字很像用手牵着的系有绳子的"鸟"，由此推测殷商时期人们已经用系绳的方法来驯养鸡了。不过，经过数千年的驯化饲养，现在的鸡已失去了飞翔能力，无须再系绳索。

图3-3-34　鸡

东汉许慎在《说文解字》里说，鸡是知晓时间的动物，每晨报晓，能稽时辰，故以与"稽"同音的"鸡"为名，而"司晨""稽晨""长鸣都尉"则是其雅号。鸡是古代的活时钟，人们闻鸡鸣而起，鸡又被称为"报时神"。古人将鸡的报时技能视作通天的本领，认为其是玉衡星下凡所化。

西汉韩婴在《韩诗外传》中称赞鸡有五德。头上有红冠，象征着文雅；足上有爪，能在搏斗时作为武器，象征着武力；面对敌人敢于搏斗，体现了勇敢；找到食物后会呼朋唤友，展现出仁爱；每天按时报晓，体现了守信。文武勇仁信，鸡五德俱全，因此，鸡又被称为"五德之禽"或"德禽"。

（二）鸡的典故

历史上关于鸡的典故不少。周宣王喜爱斗鸡，请纪渻子帮他训鸡，斗鸡之日所训之鸡呆若木鸡，把对手的鸡吓得转身就逃。汉朝刘安虔心修炼，终于成仙，洒落的丹药被禽畜所吃，鸡犬升天。西晋名臣嵇绍体态魁伟，气宇轩昂，在人群中如鹤立鸡群。东晋时战乱频繁，祖逖立志报国，闻鸡鸣则起床舞剑。南北朝时期《异苑》一书中记载了山鸡特别喜欢自己的美丽羽毛，对镜起舞而不知疲倦。

（三）鸡的民俗

鸡鸣后即天明，古人认为鸡有"引阳""驱邪"的特性，常将其用于祭祀与迎新。四川广汉三星堆遗址的祭祀坑中就出土过一件青铜鸡，昂首挺胸、身形壮硕。晋朝董勋在《答问礼俗》中说，正月初一为"鸡日"，要把鸡的画像贴在门上或画在门上，以辟邪祛鬼。

"鸡"与"吉"同音，隐喻"大吉大利"。从西晋至初唐，流行一种名为"鸡首壶"的瓷壶，壶嘴为鸡首状，反映在战乱频繁的岁月里人们对吉祥安宁生活的祈望。

雄鸡好斗，斗鸡也成为古人娱乐的方式之一。春秋时期，这一娱乐项目就在贵族阶层开始普及，至唐朝时达到鼎盛。唐玄宗也酷爱斗鸡，在皇宫中专门设

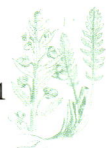

立了斗鸡坊，择专人养鸡斗鸡，于是民间有了"斗鸡走马胜读书"之语，李白也曾写下《古风》诗文嘲讽斗鸡得宠的现象。

（四）鸡的食用

商周时期，鸡是珍贵的祭品，普通人也难以吃到。到了春秋战国，鸡开始走上餐桌。当时的官员由公家供应伙食，也称"公膳"。《左传·襄公廿八年》中就介绍，齐国官员每日的就餐标准是两只鸡。这段时期，家鸡养殖业开始兴起，农家养鸡较为普遍，老子在《道德经》中用"鸡犬之声相闻"来表达他理想中的生活状态。越王勾践也曾建立大型养鸡场，越国攻打吴国前他下令宰杀群鸡，为出征的将士们壮行。

汉代以前的养鸡方式多为放养，即在土墙上凿洞为鸡作巢（鸡栖于埘）或鸡飞到树上过夜（暮栖于树），任鸡自由采食，听之去来。这种养鸡法管理简便，但鸡的生长速度较慢，拣蛋也极其不易。后来人们逐渐采用了圈养法，减少鸡的消耗，加速育肥，由此鸡的产量增加，鸡渐渐成为人们的生活日常菜品。

有客人拜访时，古人多用鸡来款待。元代王祯《农书》中就说古人常把鸡和黍作为饭菜，这是因为它们的色味俱美。唐代孟浩然脍炙人口的诗句"故人具鸡黍，邀我至田家"[①]就描绘出轻松快意的农家待客之道。

鸡肉细嫩鲜香，被开发出不少菜品。以清代袁枚的《随园食单》为例，书中就记载了烹饪省便的白片鸡，以小雏鸡为原料的生炮鸡，用鸡脯肉做的炒鸡片、鸡粥与鸡圆，用清酱浸渍后又风干的酱鸡，此外还有鸡松、焦鸡、捶鸡、蒸小鸡、鸡丁、蘑菇煨鸡、梨炒鸡、假野鸡卷、黄芽菜炒鸡、栗子炒鸡、灼八块、珍珠团、黄芪蒸鸡……

（五）鸡的药用

鸡不仅是营养丰富的佳肴，也具有药用价值，鸡全身的多处组织器官都可入药。

鸡肉温中益气，补精填髓，适用于虚劳羸瘦、病后体虚之人。公鸡属阳，母鸡属阴，母鸡更益于老年人、妇女、产妇和体弱者。其中小母鸡柔嫩，多补青、老年人之虚，而老母鸡则多用于产妇。民间常将当归、黄芪、白果等药材与鸡同炖，喝鸡汤、食鸡肉。

鸡内金是鸡的沙囊内壁，色黄，薄而半透明，有明显的条状皱纹。鸡内金消积滞作用较强，还能健胃。张锡纯在《医学衷中参西录》中提及，因虚劳日久而导致的络脉多瘀，也常用鸡内金医治。

鸡蛋滋阴润燥，养心安神；蛋壳内膜称为凤凰衣，养阴清肺，可治久咳、

---

① 蘅塘退士编：《唐诗三百首：评注版》，赵旭注，上海教育出版社，2021年，第255页。

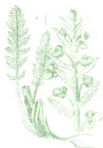

咽痛失音；鸡胆清热解毒，祛痰止咳，可治百日咳、慢性支气管炎等症。

三十五、一勺清汤胜万钱——鲫鱼

春风吹，鲫鱼（如图3-3-35所示）肥。鲫鱼汤浓白如奶，呡上一口，妙不可言。再吃上一口鲫鱼肉，细嫩鲜甜，即使刺多也挡不住它的味美。

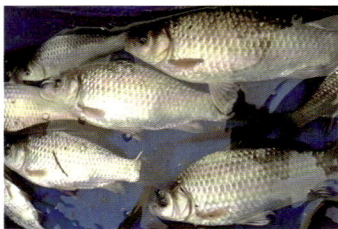

图3-3-35　鲫鱼

（一）鲫鱼的名称由来

鲫鱼是重要的食用鱼类，色黑、腹大、脊隆，《说文解字》里说它原名鰿鱼，其异体字即为"鲫"。《吕氏春秋》称鲫鱼也叫鲋鱼，"涸辙之鲋""井谷射鲋"等成语均与它有关。西汉《淮南子》一书中说此鱼群集而行，相即谓之鲫，相附谓之鲋，"即""附"均表示相依相随。古时婚宴上须食鲫鱼，寓意夫妇互相依附。西晋亡国后，北方地区陷入混乱，大量北方世族纷纷衣冠南渡，有人讽刺过江名士多于鲫，这就是成语"过江之鲫"的由来。

（二）鲫鱼的食用

鲫鱼肉嫩味鲜，从古至今都被赞为佳品。汉代东方朔在《神异经》一书说南方湖中多鲫鱼，长数尺，食之宜于生热而辟除风寒。北魏郦道元在《水经注》中描写蕲州广济青林湖中的鲫鱼味道肥美。明代李时珍称鲫鱼不食杂物，冬月时节肉厚子多，其味尤美。清代郑板桥品尝了鲫鱼汤后咏赞称"一勺清汤胜万钱"[①]。

鲫鱼的菜品颇多。杜甫笔下有"鲜鲫银丝脍"[②]，推测是拌有葱丝或者萝卜丝的生鱼片。苏东坡被贬黄州时，在文赋中将清炖鲫鱼之法描写得十分详尽。元末明初韩奕的《易牙遗意》中有"酥骨鱼"，是用酱水、酒、紫苏叶和甘草来同煮。明代《宋氏养生部》中记载了"法制鲫鱼"，鱼需要用胡椒、川椒、莳萝等香料腌制。清朝袁枚在《随园食单》里详细说明了选择鲫鱼的标准，并称蒸法最佳，煎吃亦妙。清代中期的烹饪书籍《调鼎集》中记载的鲫鱼菜品有十六种，当下《中华饮食文库》里收存的鲫鱼菜品多达八十余种。

（三）鲫鱼的药用

金元四大家之一的朱震亨说，从药性上看其他鱼都属火，只有鲫鱼属土。故鲫鱼有调节胃肠、健脾利湿的功用，对脾胃虚弱、纳少无力的人群尤为适合。

---

① 丁家桐：《扬州八怪全传》，上海人民出版社，1998年，第251页。
② 杜甫：《杜甫集》，珍尔解评，三晋出版社，2008年，第26页。

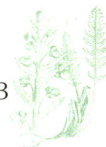

鲫鱼对产妇还有良好的催乳功效，早在唐代孙思邈的《备急千金要方》中就有记载。

第四节　中药亦悦目

说到中药，许多人脑海中浮现的往往是古色古香的中药铺，或是那深色调、散发着特殊气味的药材。然而，在五彩斑斓的大自然中，中药同样以它独特的方式展现着令人惊叹的美。一年四季，时光流转，它们不仅用五颜六色装点着大自然，更承载着丰富的故事和深厚的文化内涵。

一、君子之花——玉兰

初春季节，不等绿叶长出，玉兰（如图3-4-1所示）便早早地迎着蓝天绽放出娇嫩的花朵，溢出醉人的清香，向人们报告"春天来了"。因其花"色白微碧，香味似兰"，故称玉兰。又因为玉兰在正二月开花，所以常被称为望春花。

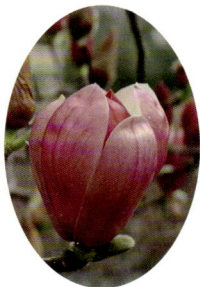

图3-4-1　玉兰花

（一）玉兰的典故

我国关于玉兰最早的文字记载见于先秦诗人屈原的《离骚》，以"朝饮木兰之坠露兮，夕餐秋菊之落英"[1]的佳句，突出诗人高洁的人格。

若说白玉兰有雅正君子之风，那紫玉兰就多了一丝娇俏的柔美之意。唐宋时期，人们也习惯将白色的玉兰称为木兰，将紫色的玉兰称为辛夷。《楚辞·九歌·山鬼》中，也有"辛夷车兮结桂旗"[2]的名句。辛夷花还被称为木笔花，因为辛夷花未开之时缀于枝头的花蕾外有一层细绒毛，远远望去很像毛笔头。唐代诗人卢肇就写过《木笔花》，"软如新竹管初齐，粉腻红轻样可携"[3]一句生动形象地描摹出辛夷花苞似笔的特点。

（二）玉兰的药用价值

在中医药中，辛夷是一味治疗鼻病的中药。它是木兰科木兰属植物，以干燥的花蕾药用，性辛、温，入肺、胃经，具有温肺通窍、祛风散寒等功效，常用于治疗风寒头痛、鼻塞、流鼻涕等情况。辛夷的化学成分主要是挥发油，挥发油

---

[1]　《古诗词名句鉴赏辞典》，内蒙古大学出版社，2004年，第820页。

[2]　邵世民、杨谷怀、李超华编：《含咏小集》，北京产权出版社，2020年，第28页。

[3]　蓝紫青灰：《花月令》，山东文艺出版社，2021年，第50页。

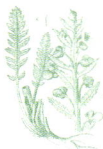

中的有效成分不但对多种致病性真菌有抑制作用，还有抗病毒、局部麻醉、扩张血管和阻断神经节的作用，因此辛夷是治疗鼻炎的要药。

（三）玉兰的食疗

玉兰绽开的花朵也有消痰益肺的功效。民间常用玉兰花泡茶，也可用玉兰花瓣制成玉兰饼、用油煎食，还可用白糖腌制后成玉兰糖，或者做甜食馅或蒸糕的配料。明清文人喜欢制作玉兰花馔。人们在制作玉兰花馔的时候会选择花瓣厚实的玉兰花，择洗清洁、麻油煎食或者腌渍后食用。明清时代，炸花片是风行度颇高的清口小吃。

平日里，我们还可以将其制作成紫玉兰沙拉、凉拌紫玉兰、紫玉兰粥、紫玉兰红茶，希望大家可以把春天的味道吃进嘴里，藏到肚子里。

二、染尽胭脂——贴梗海棠

每逢春暖花开之时，贴梗海棠（如图3-4-2所示）便在枝头绽放，它的花朵小巧玲珑、色彩鲜艳，犹如大自然精心调配的一幅水彩画。贴梗海棠不仅以其美丽的外观装点着大地，更因其独特的药用价值而备受瞩目。

贴梗海棠并不是海棠家族的成员，它真正的亲族是蔷薇科木瓜属，其干燥的果实入药，被称为"皱皮木瓜"。因为贴梗海棠的花型、花姿和神韵都像海棠花，故名"贴梗海棠"。其名字中的"贴梗"二字，形象地描述了它的生长习性——花梗短，花开放时紧紧贴着枝条生长，仿佛是自然界的顽童，喜欢与枝干嬉戏。

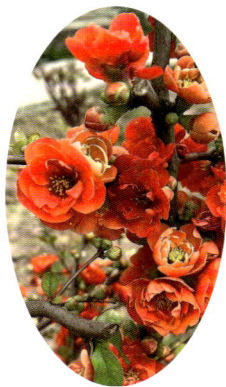

图3-4-2 帖梗海棠

（一）贴梗海棠的药用价值

古时候，贴梗海棠并非一开始就受到人们的重视。在中医理论中，贴梗海棠具有活血化瘀、舒筋止痛的功效，常用于治疗跌打损伤、风湿痹痛等病症，对腰膝酸软等症状也有显著疗效。

贴梗海棠的果实、叶片和根部均可入药。其中，果实具有平肝舒筋、和胃化湿的功效，主治转筋挛急、暑湿吐泻、脚气水肿等症。而贴梗海棠的叶子，则可以用于治疗霍乱、吐泻、转筋等。其根部则有利尿、消肿、驱虫的功效。这些神奇的疗效，让贴梗海棠在中医药领域占据了不可替代的地位。

随着现代医学的发展，贴梗海棠的药用价值得到了更加深入的研究和发掘。除了传统的中药配方外，贴梗海棠的提取物还被广泛应用于现代医药领域。例如，某些药物中就含有贴梗海棠的成分，用于治疗风湿性关节炎、腰椎间盘突出等疾病。

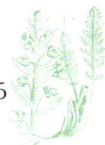

此外，贴梗海棠的美容价值也逐渐被人们发掘出来。其果实中富含的维生素C和多种抗氧化物质，对于保护皮肤、延缓衰老有着显著的效果。因此，一些化妆品品牌也开始将贴梗海棠用于制作护肤品和美容产品。

（二）贴梗海棠的文学价值

贴梗海棠不仅是一味重要的中药材，更因其美丽的花姿，成为了众多文人墨客的灵感之源。春天来临，贴梗海棠被春风唤醒后绽放出满树繁花。那粉红的花瓣，在微风中轻轻摇曳，仿佛在诉说着古老而美好的故事。许多诗人墨客为之倾倒，纷纷挥毫泼墨，留下了无数脍炙人口的诗篇。

唐郑谷在《海棠》诗中写道："秾丽最宜新著雨，娇娆全在欲开时。"[1]宋光宗也在《观海棠有感》中写道："东风用意施颜色，艳丽偏宜著雨时。朝咏暮吟看不足，羡他逸蝶宿深枝。"[2]他们用诗意的语言描绘了海棠花在雨后更加艳丽的景象，表达了对海棠的热爱之情。"投我以木瓜，报之以琼琚。匪报也，永以为好也"[3]，读之朗朗上口，其中的木瓜即指贴梗海棠的果实，指宣木瓜。这些诗篇，不仅仅是赞美贴梗海棠的美丽，更是通过它传达了人们对纯真感情的向往和追求。

贴梗海棠这一古老而神奇的植物，以其独特的药用价值和美丽的外表，成为了中医药宝库中的一颗璀璨明珠。从古到今，随着研究的深入，贴梗海棠的传奇故事一直在延续。自然界中还隐藏着无数的宝藏，只要我们用心去探索，就一定能发现它们的价值。

三、国色天香——牡丹

在中国，牡丹雍容华贵的形象深入人心。它的花大、形美、色艳、香浓，为历代人们所称颂，故牡丹又有"国色天香"之称。《神农本草经百种录》中是这样记载的："牡丹为花中之王，乃木气之最荣泽者"[4]。明代李时珍在《本草纲目》里说："牡丹虽结籽而根上生苗，故谓'牡'，其花红故谓'丹'。"[5]

（一）牡丹的典故

唐朝时，社会稳定，经济繁荣。洛阳曾是唐朝的东京，交通方便，贸易兴

---

① 黄偲奇：《花文化》，过常宝主编，中国经济出版社，2013年，第149页。

② 许建平主编：《杭州文献集成·第15册 武林往哲遗著（二）》，王国平主编，杭州出版社，2014年，第204页。

③ 陈洪、乔以钢主编：《中华好诗词900句》，南开大学出版社，2018年，第243页。

④ 徐灵胎撰：《神农本草经百种录》，中国医药科技出版社，2022年，第83页。

⑤ 胡成刚、江维克、魏志丹主编：《贵州省中药资源普查标本图集 卷1》，贵州科技出版社，2020年，第84页。

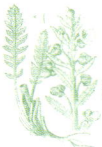

隆，城内园圃林立，几乎家家种植牡丹，赏花之风盛极一时，被誉为"牡丹王国"。欧阳修曾遍访民间，将洛阳牡丹的历史、栽培、品种以及风俗民情做了详尽的考察，写成了中国第一部牡丹专著《洛阳牡丹记》。刘禹锡曾作诗《赏牡丹》："庭前芍药妖无格，池上芙蕖净少情。唯有牡丹真国色，花开时节动京城。"①

（二）牡丹的药用价值

牡丹不仅是大自然中的一道美丽的风景，更是中医药学中的一颗璀璨明珠。自古以来，牡丹就被中医药学视为一种重要的药材，其根皮入药，称作"牡丹皮"（如图3-4-3所示）。牡丹皮性微寒，味苦、辛，具有清热凉血、活血化瘀的功效。在中医临床中，它常被用于治疗温热病、血热发斑、吐血、衄血、夜热早凉、无汗骨蒸、经闭痛经、痈肿疮毒、跌扑伤痛等多种病证。

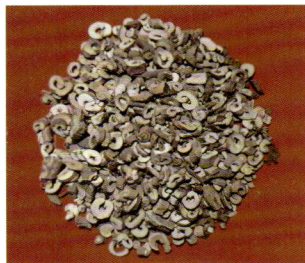

图3-4-3　牡丹皮

牡丹皮通常在秋季时采集，此时牡丹的根部养分最为丰富，药效亦最佳。采集后，需将牡丹根洗净，刮去外皮，晒干后切片入药。在炮制过程中，还需注意火候和时间以确保药效的充分发挥。经过精心炮制的牡丹皮，质地坚韧，气味芳香，具有独特的药用价值。

牡丹花也供食用，中国不少地方有用牡丹鲜花瓣做牡丹羹或将牡丹作配菜。牡丹的花瓣还可以用来蒸酒，制成的牡丹露酒口味香醇。

（三）经典方剂

方名：桂枝茯苓丸。

出处：《金匮要略》。

组成：桂枝，茯苓，牡丹皮，桃仁，芍药。

功用：活血化瘀。

主治：瘀血阻滞证——妇人闭经、痛经，或素有癥块（现在常为子宫肌瘤、输卵管炎等）。

四、花中之相——芍药

芍药的花瓣如丝绸般柔滑，层层叠叠，呈现出淡雅的粉色和柔和的白色。随着微风的吹拂，芍药花轻轻摇曳，也会散发出淡淡的香气，那香气既清新又迷人，芍药花如同春天的使者，宣告着万物复苏的春天已经到来了。

---

① 黄勇：《唐诗宋词全集》，北京燕山出版社，2007年，第1163页。

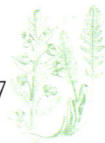

趣 "图" 中医

（一）芍药的文学价值

李时珍曾说："群花品中以牡丹第一，芍药第二，故世谓牡丹为花王，芍药为花相。"①芍药不仅是园艺景观中的重要元素，在诗词歌赋中亦频频出现，成了文人墨客争相吟咏的对象。从《诗经》中的"维士与女，伊其相谑，赠之以勺药"②到唐代柳宗元的《戏题阶前芍药》中"欹红醉浓露，窈窕留馀（余）香"③，芍药一直是中国文学中的重要意象，寓意美丽、纯洁和坚贞。

在传统文化中，芍药还与爱情、友谊等情感紧密相连。许多古代爱情故事中，芍药都被用作表达爱意的信物，寄托着人们对美好生活的向往和追求。同时，芍药也是友谊的象征，表达着人们对友情长存、不变不渝的美好愿望。

（二）芍药的药用价值

芍药（如图3-4-4所示）以其根入药，在中医理论中，芍药被归为"凉血药"一类，它具有化瘀、活血、止痛等功效，常用于治疗痛经、跌打损伤、瘀血肿痛等病症。

在中医临床应用中，又有白芍与赤芍的不同。白芍更侧重于滋阴、养血、柔肝；赤芍更偏向于凉血、活血、化瘀。

图3-4-4　芍药［白芍（左）赤芍（右）］

因此二者在临床组方与治疗病证方面也会略有差异，例如祛风、解肌、发汗的桂枝汤中，用的芍药一般为白芍，使得发汗不至于伤津液；再如具有疏肝解郁作用的中药方剂逍遥散，所用芍药就是可以起到柔肝阴、养肝血作用的白芍。而赤芍用在中医活血的处方中较多，例如祛胸中瘀血的血府逐瘀汤，祛膈下瘀血的膈下逐瘀汤，祛女性腹部瘀血的少腹逐瘀汤，通络活血的补阳还五汤，等等，里面用到的芍药都是赤芍，发挥其活血化瘀的功效。

而白芍与赤芍都是毛茛科植物芍药的干燥根，白芍主产于安徽、四川和浙江等地，适宜夏秋季节采挖，经过洗净、去皮、水煮流程后晒干使用；赤芍主产于东北、内蒙古等地，适宜春秋季节采挖，除去泥沙和杂质后直接晒干使用。其中，安徽亳州白芍品质最佳，是安徽四大名药之一。安徽也成了"芍药之乡"。小黄为亳州别名，古称谯，故有诗云："小黄城外芍药花，十里五里生朝霞。花前花后皆人家，家家种花如桑麻。"④

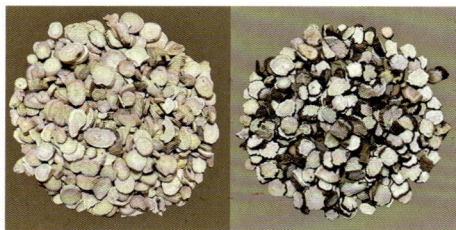

---

① 郭继明编著：《中国牡丹大观牡丹品种部卷2》，新华出版社，2005年，第336页。
② 叶春林校译：《诗经》，崇文书局，2020年，第86页。
③ 柳宗元：《中国古代名家诗文集　柳宗元集》，黑龙江人民出版社，2005年，第420页。
④ 李锦标：《耕读拾遗》，东方出版社，2021年，第64页。

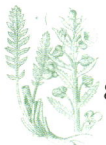

88

（三）经典方剂

方名：当归芍药散。

出处：《金匮要略》。

组成：当归，芍药，茯苓，白术，泽泻，川芎。

功用：养血调经，健脾利湿。

主治：妇人肝脾两虚证——经期腹中拘急，绵绵作痛，不思饮食。

五、少女新裙——石榴花

在盛夏的热烈阳光下，石榴花（如图3-4-5所示）如火如荼地绽放了。它们的花瓣如同烈火般鲜艳，红得热烈而奔放，仿佛要将整个夏天的热情都倾注其中。每一朵石榴花都像是精致的艺术品，它们娇小而艳丽，宛如镶嵌在翠绿枝叶间的一颗颗红宝石。石榴花的香气清幽而醉人，那香气带着甜蜜和果香，仿佛在向人们述说着夏日的丰饶和欢乐。每当微风吹过，石榴花便在枝头轻轻摇曳，仿佛在跳动着一曲欢快的舞蹈，为这个夏天增添了一抹别样的色彩和生机。

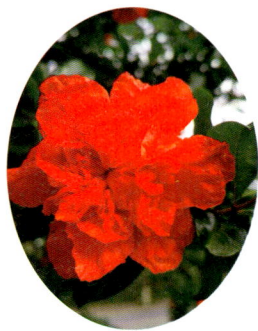

图3-4-5　石榴花

（一）石榴的文化寓意

"汉张骞出使西域，得涂林安石国榴种以归，故名安石榴。"[1] "陶隐居云：榴以花赤可爱，故人多植之……"[2]正是由于石榴花的颜色艳丽，而古代女子爱穿红色衣裙，所以在南北朝时期古人就有用石榴大红色的花汁浸染衣裙的习俗。

石榴的果实呈圆形，圆形象征着团圆和美满，而其内部的多汁多籽，意寓多子多福，象征生命的旺盛和繁衍。石榴皮的朱砂色有驱邪纳祥之意，故民间有"榴花瘟剪五毒"之说，因此，石榴也是辟邪趋吉的象征。

（二）石榴的药用价值

石榴的果实，不仅味美可口，还是中医药宝库中的一颗璀璨明珠。自古以来，石榴在中药学中便占有一席之地，其丰富的药用价值和独特的疗效为无数患者带来了希望。"《图经》云：子味甘、酸，其酸者尤能止痢。"[3]

在古人眼中，石榴是上天赐予的神奇果实，它的药用价值是大自然对人类

① 常学辉编著：《〈本草纲目〉全解》，天津科学技术出版社，2018年，第402页。
② 陈企望撰集：《神农本草经注（下）》，中医古籍出版社，2018年，第1567页。
③ 唐慎微：《证类本草》，中国医药科技出版社，2011年，第655页。

的馈赠。因此，人们在采摘石榴时总是心怀敬畏，将其视为一种神圣的存在。因为在中医里，石榴全身都是宝。例如，石榴果味甘酸涩，具有生津止渴、收敛固涩、止泻止血等功效；石榴皮具有收敛止泻、杀虫止痒的功效，常用于治疗腹泻、痢疾等疾病；石榴叶则具有清热解毒、凉血止血的作用，可用于治疗疮疡肿毒、崩漏带下等病症；石榴花，味苦，收敛止血，涩肠止痢，可用于治鼻衄，中耳炎，创伤出血。

石榴在中药中的应用广泛而深入。在古代，石榴汁因其具有润肺养颜的功效而备受青睐。如今，随着现代医学的不断发展，石榴的药用价值得到了更加深入的研究和挖掘。现代医学研究也证实，石榴中含有丰富的维生素C、多酚类物质等营养成分，具有抗氧化、抗炎、抗癌等多种药理作用。石榴制剂、石榴精华液等新型中药产品不断涌现，为人们的健康生活提供了更多选择。同时，石榴的种植和加工技术也在不断创新，使得这一古老的药用果实焕发出新的生机与活力。

六、纤尘不染——莲花

夏日午后，阳光透过轻盈的云层，洒在静谧的湖面上。微风轻拂，湖面泛起层层细波，湖中的莲花（如图3-4-6所示）在阳光的照耀下优雅地绽放。一朵朵莲花亭亭玉立，花瓣洁白如雪，边缘透着淡淡的粉色，仿佛羞涩的少女。她们的花瓣轻盈地摇曳着，散发出淡淡的清香，沁人心脾。莲花的茎部翠绿欲滴，与花瓣的洁白形成鲜明的对比，更显其高雅之姿。阳光、微风、湖水、莲花构成了一幅美丽的夏日画卷。

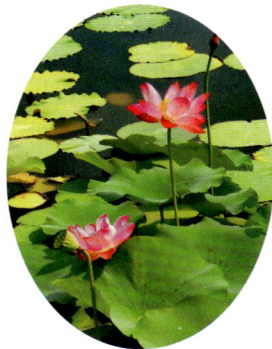

图3-4-6　莲花

（一）莲花的名字由来

莲花的起源可以追溯到远古时代。据考古学家的推测，莲和水杉、银杏、中国鹅掌楸、北美红杉等属于未被冰川吞噬而幸存的孑遗植物。在1973年发掘的"河姆渡文化"遗址中，就发现有莲花等的花粉化石，距今已有七千年的历史，这说明人类在新石器时期就开始种植莲等水生植物。关于莲花名字的由来，《说文解字》中有记载："莲，芙蕖之实也。"[①]清人徐灏说之所以叫莲，是因为莲蓬形状像蜂巢一样相连。"《尔雅》云：荷芙蕖，其茎茄，其叶蕸，其本蔤，其华菡萏，其实莲，其根藕，其中菂，菂中薏。"[②]可见，

① 许慎：《说文解字》，浙江古籍出版社，2016年，第149页。
② 赵南星撰：《上医本草》，虞舜等校注，中国中医药出版社，2016年，第99页。

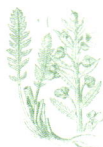

"莲"的本义是莲子，后来用来称莲花。

（二）莲花的文学价值

春天，莲芽初露，寓意新生；夏天，莲叶田田，莲花盛开，犹如夏日繁星；秋天，莲蓬成熟，莲子饱满，富含营养；冬天，莲藕深藏，静待来年。四季轮回，莲花之美，令人心醉。在中华文化中，莲有着深厚的文化内涵，从《诗经》中的"山有扶苏，隰有荷华？"[①]到唐代诗人李白的"清水出芙蓉，天然去雕饰"[②]，再到周敦颐的"予独爱莲之出淤泥而不染，濯清涟而不妖"[③]，莲花以其独特的魅力，成了文学作品中的高洁形象。这些诗歌不仅描绘了莲花的美丽形象，更寄寓了诗人对纯洁、高雅品格的向往和追求。

（三）莲花的药用价值

中医文化强调"天人合一"，追求人与自然的和谐共生。而莲花的生长环境——清澈的湖水、淤泥中的自立，正是这种文化理念的生动体现。同时，莲的纯洁与高雅，也符合中医文化中对于内在修养的追求。

在医学上，最早记录于《神农本草经》中，"主补中，养神，益气力，除百疾。久服轻身耐老，不饥延年。一名水芝丹（生汝南池泽，八月采）"[④]。莲的药用价值极高，不仅具有清热解暑、利尿通便、养心安神等功效，还能改善睡眠、增强免疫力、抗氧化、抗衰老等。莲，从叶到花到果，都有其独特的药用价值。莲叶宽大而碧绿，能清热解毒，利尿消肿；莲花洁白如雪，性凉味苦，可治热病烦渴、咯血；而莲心、莲须、莲房、莲子、莲衣、莲梗、藕节等更是中药的常用原料，具有养心安神、补脾止泻、益肾固精等功效。因此，莲在中药中被誉为"水中灵芝"，深受人们的喜爱。

莲在中药方中的应用十分广泛。例如，在治疗热病烦渴时，可以用莲叶、莲花、莲子等一起煮水饮用；在治疗失眠多梦时，可以用莲心泡茶饮用；在治疗脾虚泄泻时，可以用莲子、山药、芡实等一起煮粥食用。此外，莲还在许多著名的中药方剂中发挥着重要作用，如"六味地黄丸"中的莲须，"天王补心丹"中的莲心等。

莲的采集与炮制都有一定的讲究。一般来说，莲叶的采集以夏季为佳，此时莲叶茂盛，药效最佳；莲花的采集以清晨为佳，此时莲花含苞待放，香气浓郁；莲子的采集以秋季为佳，此时莲子饱满，营养丰富。在炮制方面，不同的莲

① 罗宗涛：《唐宋诗探索拾遗》，天津教育出版社，2012年，第195页。
② 游光中编著：《历代诗词名句》，四川辞书出版社，2023年，第139页。
③ 张梦新主编：《咏荷诗词一百首》，西泠印社出版社，2021年，第143页。
④ 刘民叔：《刘民叔医书合集》，陈广涛、徐宗佩、程相波等点校，天津科学技术出版社，2011年，第656页。

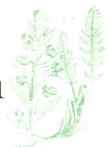

有不同的炮制方法，如炒制、蒸煮、晒干等，以充分发挥其药效。

如今，莲花不仅仍然是人们喜爱的观赏植物和药用植物，更是许多国家和地区的文化象征。它不仅是一种美丽的自然景观和珍贵的药用资源，而且也是寄托着人们美好愿望和精神追求的文化象征。相信在未来的岁月里，莲花将继续以其独特的魅力和深远的文化内涵，为人类文明的发展贡献自己的力量。

七、吉祥之花——百合

百合的花瓣洁白如雪，层层叠叠，宛如穿着优雅的裙摆。花蕊中透露着一丝淡淡的金黄，像是藏着小小的秘密。百合，这一美丽的花卉，以其洁白的花瓣和芬芳的香气赢得了人们的喜爱，陆游曾作诗《北窗偶题》："西丛香百合，一架粉长春。堪笑龟堂老，欢然不记贫。"[1]

（一）百合的药用价值

《本草纲目》中记载："百合之根，以众瓣合成也。或云专治百合病故名，亦通。其根如大蒜，其味如山薯，故俗称蒜脑薯。"[2]

百合（如图3-4-7所示），作为一种中药材，其历史可以追溯到古代的医药文献。早在《神农本草经》中，百合就被列为上品药物，具有润肺止咳、清心安神的功效。百合花，味甘，性微寒平，主治邪气腹胀，心痛，利大小便，补中益气。百合根，养阴润肺，清心安神，主治阴虚久嗽，失眠多梦、精神恍惚。百合还可以与其他药材配伍使用，以增强疗效。

图3-4-7 百合

例如，百合与川贝、款冬花等药材配伍，可用于治疗肺燥咳嗽；与酸枣仁、远志等药材配伍，可用于治疗心神不宁、失眠多梦等症状。

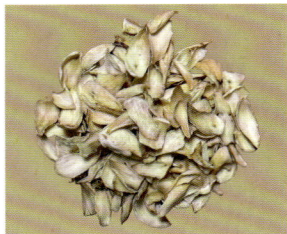

（二）百合的食疗

百合不仅是一味药材，还是一种食材。例如，百合炖雪梨、百合银耳羹等药膳食品，既具有润肺养阴、清热止咳的功效，又美味可口，深受人们喜爱。不管是食用百合还是药用百合，都有很好的养阴效果。但新鲜食用百合较甘甜，药性较弱；而药用百合则口感稍苦，但药性强一些。虽然，百合具有广泛的应用价值，但在使用时也需要注意配伍禁忌。一般来说，百合不宜与羊肉、鲫鱼等食物

---

① 钱忠联、马亚中主编：《陆游全集校注 5 剑南诗稿校注 5》，浙江教育出版社，2011年，第90页。

② 王绪前编著：《〈本草纲目〉精粹赏析》，湖北科学技术出版社，2012年，第290页。

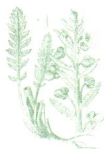

同用，因为这些食物可能会降低百合的药效。此外，百合的性质偏寒，脾胃虚寒者应慎用，以免影响消化功能。

（三）百合的文化寓意

百合花洁白无瑕的花瓣给人一种纯净的感觉，因此，它常常用来象征纯洁的爱情、纯真的友谊和纯粹的心灵。百合花高挺的花姿、高雅的色彩也给人一种高尚的感觉，因此，它也常常被用来象征高尚的品格、崇高的理想和追求卓越的精神。在中国文化中，百合寓意着纯洁、高雅和幸福，人们常说"百年好合"，代表着中国人民对美好的情感和生活的向往。

（四）经典方剂

方名：百合地黄汤。

出处：《金匮要略》。

组成：百合，生地黄。

功用：养阴清热，补益心肺。

主治：心肺阴虚内热证——神志恍惚，想饮食但有时能吃，有时不能吃，想卧不能卧，想动不能动，如寒无寒，如热无热。

八、琼色幽香——栀子

在初夏的微风中，栀子悄然绽放，洁白的花瓣如凝脂美玉一般，散发着淡淡的清香。那花香，清新又不失雅致，仿佛在诉说着栀子花的独特魅力。在绿叶的映衬下，栀子花显得更加娇艳欲滴，它的美丽不仅仅在于外表，更在于那份静谧和雅致。每一朵栀子花都是大自然的馈赠，它们在微风中轻轻摇曳，仿佛在向人们展示着初夏的美好和生机。

（一）栀子的文学价值

栀子因其美丽的花朵和芳香的气息成了诗人所喜爱的题材。唐代诗人杜甫的《江头五咏·栀子》中赞美栀子"栀子比众木，人间诚未多"[①]，表达了栀子独特的魅力和生命力。刘禹锡的《和令狐相公咏栀子花》则以栀子花为媒介，抒发了对友人的深情厚意。宋代诗人杨万里、释居简，明代诗人丰坊、李东阳等人也都有以栀子为题的诗作，这些诗作不仅描绘了栀子的美丽形象，还借栀子寄托了诗人们的情感和理想。

（二）栀子的药用价值

栀子（如图3-4-8所示）作为中药，始载于《神农本草经》，原名"卮子"，药用部分为其干燥成熟果实。《本草洞诠》中记载"卮，酒器也，栀子

---

① 杜甫：《中国古代名家诗文集 杜甫集》，黑龙江人民出版社，2005年，第247页。

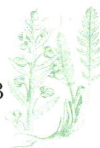

象之，故名。"[1]"《图经本草》：栀子，南方及西蜀州郡皆有之，木高七八尺，二三月生白花。花皆六出，甚芬香……夏秋结子，如诃子状，生青熟黄，中仁深红"[2]。在中医药理论中，栀子被认为具有清热泻火、解毒凉血、利胆退黄、安神镇静等多种功效。这些特性使栀子能够治疗多种因内热、热毒、湿热等引起的疾病，如口舌生疮、咽喉肿痛、黄疸型肝炎、皮肤病和出血性疾病等。

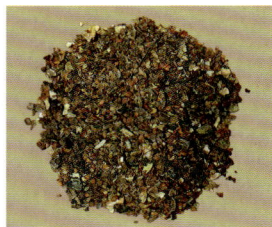

图3-4-8 栀子

栀子是著名的清热利火的中药，后世医家应用十分广泛，不仅在临床上是多种经典清热配方药之一，也是生产安宫牛黄丸、龙胆泻肝丸、清热解毒颗粒等几十种中成药的重要原料药。另外，栀子还是中华人民共和国卫生部颁布的首批药食两用资源之一。例如，在炎炎夏日，人们常用栀子泡茶饮用。栀子茶不仅口感清香，还具有消暑解渴、提神醒脑的功效。此外，栀子还可以用来炖汤、煮粥等，不仅增添了食物的风味，还具有一定的药用价值。

（三）经典方剂

方名：栀子豉汤。

出处：《伤寒论》。

组成：栀子，淡豆豉。

功用：清热除烦，宣散郁热。

主治：热郁胸膈证——虚烦失眠，心中烦闷，胸脘痞闷，饥不能食。

九、如玉如霞——芙蓉

芙蓉（如图3-4-9所示）是一种优雅而独特的花卉，它的花瓣薄而柔软，花瓣呈椭圆形或倒卵形，边缘微微翻卷，宛如少女的裙摆。芙蓉花的花蕊呈金黄色，由许多细丝组成，散发出淡淡的香气。整朵花看起来既清新又婉约，仿佛是大自然精心雕琢的艺术品。当芙蓉花盛开时，它的美丽和香气能够吸引许多蜜蜂和蝴蝶前来采蜜、翩翩起舞。秋风吹过，花瓣随风飘落，仿佛在空中跳起了一场华丽的舞

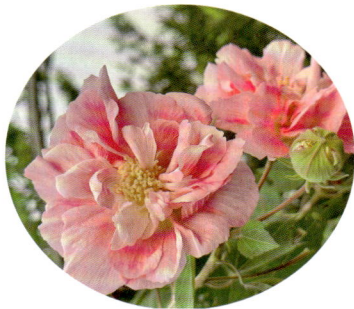

图3-4-9 芙蓉

① 沈穆：《本草洞诠》，张成博等校注，中国中医药出版社，2016年，第247页。

② 王士菁：《杜诗今注》，巴蜀书社，1999年，第395页。

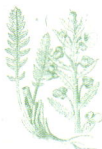

蹈，又为这个季节增添了一抹别样的浪漫。

（一）芙蓉的名称

芙蓉又被称为木芙蓉、拒霜花，是一种属于锦葵科的落叶灌木或小乔木。它的花朵通常较大，直径可达10厘米至15厘米，呈粉白色或淡红色。木芙蓉也是"变脸"的高手，它花瓣内的花青素随着温度、光照强度和细胞液酸碱度的变化而改变，所以花朵的颜色在清晨初开时是洁白（淡红）的，午后转为粉红色，下午又逐渐呈红色，到傍晚花朵快闭合或凋谢时，颜色呈深红色，所以它又有醉芙蓉、三醉花的称呼。芙蓉在中国的历史可以追溯到古代，《离骚》中有这样的描述："制芰荷以为衣兮，集芙蓉以为裳。"①《本草纲目》中曾记载："此花艳如荷花，故有芙蓉，木莲之名。八九月始开，故名拒霜……"②现在则多称木芙蓉为芙蓉。

（二）芙蓉的文学价值

随着时间的推移，芙蓉逐渐成为文人墨客笔下的常客，其美丽和坚韧的品质被赋予了丰富的文化内涵。葛洪在《西京杂记》中描述了一位美丽的女子，称其"文君姣好，眉色如望远山，脸际常若芙蓉"③。这里用"芙蓉"来比喻女子的美貌，展现了芙蓉的美丽和娇艳。后汉杨修的《神女赋》中，用"华面玉粲，晔若芙蓉"④来形容神女的美丽面容。这里将芙蓉与神女的美丽相提并论，进一步突出了芙蓉的美丽和独特。此外，在其他的典籍中，芙蓉也常被用来形容女子的美貌和气质，将芙蓉的美丽、纯洁、高雅等品质与女子的形象相结合，使女子的情志神貌得到了更佳的展现。

芙蓉和成都也有一段历史渊源。五代后蜀皇帝孟昶，有妃子名"花蕊夫人"，她不但妩媚娇艳，还非常喜爱花。有一年她去逛花市，在百花中她看到一树树的芙蓉花如天上彩云滚滚而来，尤其喜欢。孟昶为讨爱妃欢心，颁发诏令：在成都尽种芙蓉，所以成都别名为"蓉城"。张立的《又咏》中也说"去年今日到城都，城上芙蓉锦绣舒"⑤。才女薛涛更是自己跑到造纸作坊，亲自设计并督导，用浣花溪的水、木芙蓉的皮、芙蓉花的汁，制成了色彩绚丽又精致的薛涛

① 金启华主编：《全宋词典故考释辞典》，吉林文史出版社，1991年，第400页。
② 湖北中医药研究院医史文献研究室：《〈本草纲目〉精要》，广东科技出版社，1988年，第401页。
③ 陈建根主编：《中国文言小说精典》，刘文忠等选注，山东大学出版社，2008年，第33页。
④ 费振刚、仇仲谦、刘南平校释：《文白对照全汉赋》，广东教育出版社，2006年，第780页。
⑤ 黄勇主编：《唐诗宋词全集》，北京燕山出版社，2007年，第2407页。

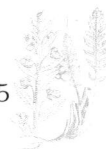

笺，专门用来写她的诗句。

（三）芙蓉的药用价值

芙蓉，这一在中国传统文化中常常被提及的花卉，不仅是文人墨客笔下的佳丽象征，更是中医药学中的宝贵药材。其味微辛，清肺凉血，散热解毒，可用于赤眼肿痛、痈疽肿毒、头上癞疮、汤火灼疮等。芙蓉始载于《图经本草》，药用部位主要是其叶和花，具有清热解毒、凉血止血、消肿止痛的功效，文中写道："有地芙蓉，云出鼎州，九月采叶，治疮肿。"[1] 在中医临床中，芙蓉常用于治疗热病、疮疡肿毒、崩漏带下等病症。

总之，芙蓉作为中医药文化中的一颗璀璨明珠，不仅具有丰富的历史文化底蕴和神奇的药用价值，还承载着人们对美丽和健康的追求。它的故事和传说更是成为中医药文化中的一部分，传承至今。我们应让更多的人了解并受益于芙蓉的神奇魅力。

十、静看时光——银杏

在许多古老的村庄和寺庙及街道中，都能找到银杏的身影。它们屹立在风雨中，见证了历史的变迁和文明的演进。银杏树，宛如历史的守护者，就这样矗立在岁月的长河中。它们挺拔的身姿，诉说着千年的故事，每一片扇形的叶片都仿佛是时间的印记，一丝一缕。银杏的树冠宽广而茂盛，金黄的叶片在秋风中摇曳生姿，如同金色的瀑布倾泻而下，为大地披上一层绚烂的华裳。每当秋风拂过，银杏叶便纷纷扬扬地飘落，宛如金色的蝴蝶翩翩起舞。这不仅是一种壮美的自然景观，更是一种生命的坚韧与美丽的象征。

银杏树又名白果树，其生长速度较慢，寿命极长，在自然条件下从栽种到结银杏果要二十多年，四十年后才能大量结果，因此银杏树又别名"公孙树"，有"公种而孙得食"的含义，是树中的老寿星。银杏树是第四纪冰川运动后遗留下来的最古老的裸子植物，是世界上十分珍贵的树种之一，它也被当作植物界中的"活化石"。银杏的寿命极长，有些银杏树的树龄甚至超过了千年。

（一）银杏的文学价值

在古代文学作品中，银杏也经常被提及。例如，唐代诗人王维曾作诗《文杏馆》："文杏裁为梁。香茅结为宇。不知栋里云。去做人间雨。"[2] 宋代大诗词家苏东坡有诗赞曰："四壁峰山，满目清秀如画。一树擎天，圈圈点点文章。"[3]

---

① 世界书局编：《中国药学大辞典》，人民卫生出版社，1956年，第736页，标点符号为笔者所加。
② 抱犊山人纂：《唐诗一万首（上册）》，花山文艺出版社，1991年，第86页。
③ 李湘豫编著：《河南佛教塔寺文化漫谈》，河南大学出版社，2010年，第104页。

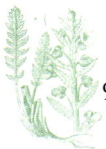

这些诗句不仅描绘了银杏的美丽形象，还赋予了它丰富的文化内涵。

银杏在中国古代典籍中也有着丰富的记载。"原生江南，叶似鸭掌，因名鸭脚。宋初始入贡，改呼银杏，因其形似小杏而核色白也。今名白果……银杏生江南，以宣城者为胜……"①这些书籍对银杏的来历进行了介绍。此外，《群芳谱》《树艺篇》等典籍也对银杏的种植、养护等方面进行了详细的记载。

（二）银杏的药用价值

在中医理论中，银杏多以其干燥成熟的种子入药，又称"白果"（如图3-4-10所示）。白果性平，味甘苦涩，有小毒，入肺、肾经。《本草纲目》中记载，其"熟食温肺益气，定喘嗽，缩小便，止白浊；生食降痰消毒、杀虫"②。这说明白果在治疗咳嗽、哮喘、遗精遗尿、白带等方面具有独特的效果。白果具有敛肺气、定喘咳的功效，对于肺病咳嗽、老年虚弱体质的哮喘及各种哮喘痰多的情况，都有良好的作用。现代医学

图3-4-10 白果

研究也证实，银杏叶子中的有效成分能够扩张血管、改善血液循环，对治疗心脑血管疾病也有一定的辅助作用。

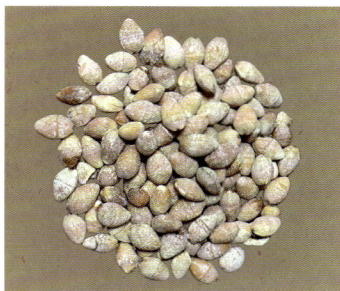

在中药处方中，银杏作为中药常常与其他中药材配伍使用，以期实现更好的治疗效果。例如，在治疗咳嗽、气喘等呼吸系统疾病时，白果可以与麻黄、杏仁等药材同用，像是治疗风寒外感、痰热内蕴哮喘的定喘汤，就含有白果，能起到敛肺平喘的作用；在治疗心脑血管疾病时，则可以与丹参、红花等药材配伍。此外，银杏还可以制成药膳等，方便人们的日常食用和保健，如银杏豆腐炒虾仁。这道菜以银杏、虾仁、豆腐等为主要食材，具有营养丰富、口感鲜美的特点。通过烹饪方式，人们可以将银杏的药用价值与食材的美味进行结合，达到食疗的目的。

在现代社会中，银杏依然受到人们的喜爱和推崇。许多城市都将银杏作为市树或市花，以展示城市的特色和魅力。同时，银杏也成为了推广旅游时的一大亮点，能吸引无数游客前来观赏和拍照。

银杏，这个古老而神秘的树种，伴随着中华文明走过了漫长岁月。它不仅是大自然的恩赐，更是文化的载体和历史的见证。在未来的日子里，我们应继续传承和弘扬银杏文化。

---

① 李春深编著：《本草纲目》，天津科学技术出版社，2018年，第170页。
② 李春深编著：《本草纲目》，天津科学技术出版社，2018年，第170页。

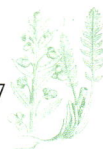

十一、月中芬芳——桂花

在金秋的阳光下，桂花树犹如一位身披金色礼服的优雅舞者，静静地在角落中展现着它的风采。它身姿挺拔，宛如一把巨大的绿伞，向四周张开，满树的桂花（如图3-4-11所示）盛开，金黄色的小花密密麻麻，如同点点繁星点缀在枝头，闪烁着迷人的光芒。每当微风拂过，那馥郁的香气便会扑鼻而来，仿佛置身于一个充满甜蜜与幸福的世界。

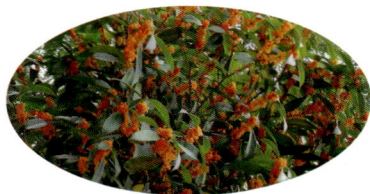

图3-4-11 桂花

（一）桂花的名称

桂花按花色可分为金桂、银桂、丹桂，按叶形又有柳叶桂、金扇桂、滴水黄、葵花叶、柴柄黄之分。桂花有很多别称，比如因为其叶子像"圭"而称"桂"，又因为其清雅高洁，香飘四溢，被称为"仙友"，还因为开花时浓香致远而有"九里香"的美称，又因桂花开于秋，所以也被人称为"秋香"。

（二）桂花的典故

自古以来，桂花在中国文化中一直被视为美的化身，并受到人们的赞美。许多古代典籍都提及了桂花，将其视作美的象征。例如，《山海经》提到的"招摇之山多桂"①，"桂林八树在贲隅东"②描述了桂花生长繁茂的情境。"援北斗兮酌桂浆""辛夷车兮结桂旗"③中展示了桂花在古代文学中的独特地位。《酉阳杂俎》中描述了月中有桂树的传说，汉朝河西人吴刚，因学仙时不遵道规，被罚至月中伐桂，那棵桂树高五百丈，随砍随合，总不能伐倒。毛泽东的诗词"问讯吴刚何所有，吴刚捧出桂花酒"④，就源出于这一典故。白居易在《东城桂三首（并序）》写道："遥知天上桂花孤，试问嫦娥更要无。月宫幸有闲田地，何不中央种两株。"⑤中国国家博物馆的唐代月宫铜镜更是将这一画面生动地展示给后人，镜面中有一株枝繁叶茂的桂树，仪容美丽的嫦娥飞升向上，振袖曼舞，衬托着飘荡的彩带和流云，还有白兔握杵捣药及一只跳跃的蟾蜍，画面非常生动。因此，古人对月亮的昵称也有了"桂月""桂宫""桂魄""桂轮"

---

① 吴普等述：《神农本草经》，孙星衍、孙冯翼撰，广西科学技术出版社，2016年，第45页。

② 郑慧生注说：《山海经》，河南大学出版社，2008年，第182页。

③ 陈明林编著：《花香四野，诗竞芳华：诗歌植物图鉴》，安徽师范大学出版社，2021年，第154页。

④ 朱向前：《歌未竟，东方白：毛泽东诗词25首精赏》，东方出版社，2021年，第42页。

⑤ 周振甫主编：《唐诗宋词元曲全集》，黄山书社，1998年，第3271页。

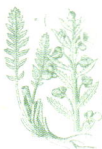

等。

（三）桂花的药用价值

桂花在古代医药领域也有自己独特的应用价值，以花、果实及根入药。花味辛，性温，能散寒破结、化痰止咳，用于牙痛、咳喘痰多、经闭腹痛。果味辛甘，性温，能暖胃、平肝、散寒，用于虚寒胃痛。根味甘微涩，性平，能祛风湿、散寒，用于风湿筋骨疼痛、腰痛、肾虚牙痛。《本草纲目》详细描述了它的药性、功效和用法。《纲目拾遗》中说它可以明目疏肝，止口臭，《太平惠民和剂局》中也说桂花汤治一切冷气，心腹针刺样疼痛，胸膈胀、满、闷，胁肋胀痛，呕逆恶心，饮食无味。其味辛，性温，能散寒破结、化痰止咳，用于牙痛、咳喘痰多、经闭腹痛。

古人认为桂为百药之长，所以用桂花酿制的酒能达到延年益寿的功效。汉代时，桂花酒是人们用来敬神祭祖的佳品，祭祀完毕，晚辈向长辈敬用桂花酒，长辈们喝下之后则象征了会延年益寿。据说桂花酒香甜醇厚，有开胃醒神、健脾补虚的功效。除药用价值外，桂花还可加工为桂花糕食用，又被称为重阳糕，诗句"中秋才过又重阳，又见花糕各处忙"[1]中的"花糕"指的就是桂花糕。

桂花在古代也与吉祥、友好等意象有联系。而在盛产桂花的少数民族地区，青年男女也常以赠送桂花来表达爱慕之情。这些传统习俗和象征意义进一步丰富了桂花在文化中的内涵，传承了中华民族的文化精髓。

十二、寒蕊冷香——菊

菊（如图3-4-12所示），这朵秋天的精灵，以其独特的姿态和韵味，为大地增添了一抹浓烈的色彩。它的花瓣纤细而紧凑，花瓣纹理在阳光下清晰可见。花的香气清新而淡雅，它不像玫瑰那样浓烈，也不像茉莉那样甜腻，却有一种令人心旷神怡的舒适感。这种香气仿佛能够穿透人的心灵，让人忘却尘世的烦恼，沉浸在这份宁静与美好之中。

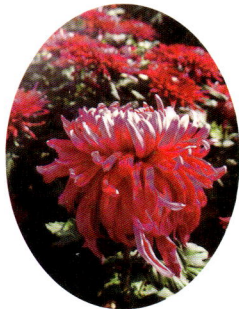

图3-4-12 菊

（一）菊的文学价值

菊花还有许多雅称，如"延寿客""花中隐士"等。同时，菊花也被誉为"花中君子"，与幽兰、翠竹、红梅并列为四君子，这体现了菊花在人格修养和精神追求方面的象征意义。菊花是秋月开花，花色是黄色的。因为菊为秋的象征，人们甚至把九月称为"菊月"。此外，菊花还是花中

---

[1] 杨子才编：《万首清人绝句 3》，昆仑出版社，2011年，第203页。

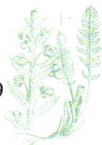

四雅（兰花、水仙、菖蒲、菊花）之一，这表明了它在花卉文化中的重要地位。

在中国文化中，菊花被视为高洁、坚韧和清雅的象征。它不畏严寒，傲然挺立在秋风中，展现出一种不屈不挠的精神风貌。这种精神品质使得菊花成为文人墨客们喜爱的题材之一，他们用诗词赞美菊花的美丽和品格，将菊花的精神内涵融入自己的创作中。例如，"朝饮木兰之坠露兮，夕餐秋菊之落英"[1]的佳句就展现了菊花的高洁与美丽，陶渊明更是通过"采菊东篱下，悠然见南山"[2]来表达自己的情感和理想。

（二）菊的药用价值

在中药文化中，菊花的药用部位主要是菊科植物的干燥头状花序。根据产地和加工方法的不同，菊花可以分为多种类型，如亳菊、滁菊、贡菊、杭菊、怀菊等。这些不同类型的菊花在性状鉴别和功效主治上各有偏重。例如，黄菊花（杭菊、贡菊、滁菊）主要用于治疗中风头晕、目眩等症状，而白菊花（亳菊或怀菊）则更多用于治疗感冒头痛等病症。

作为常用中药，"本品始载于《神农本草经》，列为上品。记有：'久服利气血，轻身，耐老，延年'"[3]，这说明菊花在古代就被认为具有养生保健的功效。在中药理论中，菊花味兼甘苦，性察平和，备受四气，饱经霜露，得金水之精，益肺肾二脏，能清热解毒、平肝明目，可用于风热头痛、膝风痛、病后生翳、眼目昏花。大体上，白菊更偏向于养肝，而黄菊则更注重于清热。南北朝的陶弘景将菊花分为"真菊"和"苦薏"两种，认为茎紫、气香而味甘，叶可作羹食的便是真菊；而气味类似蒿、艾，味苦不堪食的便是苦薏，不是真的菊。

（三）菊的食疗

菊花能入药治病，也可以做成精美的佳肴。人们认为久饮菊花茶能令人长寿，宋代诗人苏辙曾说"南阳白菊有奇功，潭上居人多老翁"。还有一道经过长期摸索制作而成的"菊花肉"，在每块肉上放几丝菊瓣，饱饮油脂糖甜，观其金黄色泽，吃到口里香甜不腻。另外，还有菊花鱼球、油炸菊叶、菊花鱼片粥、菊花羹等，这些菊餐不但色香味俱佳，而且还营养丰富。北京有名的"菊花锅子"就是在涮羊肉火锅里放些菊花煮汤，清淡味美，更是别有风味。

此外，菊花还在中国的传统节日中扮演着重要角色，如重阳节的赏菊、饮菊花酒等习俗，都与菊花密切相关。"《西京杂记》卷三：'九月九日，佩茱萸，食蓬饵，饮菊花酒，令人长寿。菊花舒时，并采茎叶，杂黍米酿之，至来年

---

① 陈洪、乔以钢主编：《中华好诗词900句》，南开大学出版社，2018年，第434页。
② 陈洪、乔以钢主编：《中华好诗词900句》，南开大学出版社，2018年，第309页。
③ 金世元主编：《金世元中药材传统鉴别经验》，中国中医药出版社，2012年，第199页。

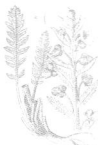

九月九日始熟，就饮焉，故谓之菊花酒。'"[1]农历九月初九重阳节这一天采菊花更有意义，多用其精制菊花茶，更有人将这一天采菊花泡陈年米酒，或者是用菊花沐浴，皆取"菊水上寿"之意。

菊花在中国人的生活中占据了重要地位，无论是在庭院的角落，还是在公园的湖畔，菊花都以其独特的魅力吸引着人们的目光。它不仅仅是一种花卉，更是一种文化的象征，一种精神的寄托。

（四）经典方剂

方名：桑菊饮。

出处：《温病条辨》。

组成：桑叶，菊花，苦杏仁，连翘，薄荷，桔梗，芦根，甘草。

功用：辛凉解表。

主治：风湿初起证——咳嗽少痰或无痰，身热不甚，口微渴。

十三、雪中娇香——蜡梅

冬日的清晨，霜花点缀着窗棂，寂静的空气中透着一股清冷。此刻，蜡梅（如图3-4-13所示）却傲然绽放，它不与群芳争春，在这寂寥的时节，以其独有的方式向世界宣告自己的美丽。蜡梅的花朵紧紧依偎在枝条上，每一朵都像是精心雕刻的艺术品。花瓣呈透明状，仿佛由冰晶雕琢而成，带着一丝冷艳和孤傲；花蕊金黄，点缀其间，如同冬日里的一抹暖阳，温暖而耀眼。当

图3-4-13　腊梅

微风拂过，蜡梅的香气随风飘散，它不同于春花的馥郁，而是一种淡淡的、清新的香。这种香气仿佛能穿透寒冷，直达人心，让人在这寒冷的季节里感受到一丝温暖和慰藉。

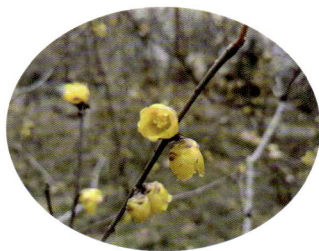

（一）蜡梅的名称

《礼记》上说："蜡也者，索也。岁十二月，合聚万物而索飨之也。"[2]古代十二月的一种祭祀就叫"蜡"，故农历十二月就叫蜡月（秦朝改用"腊"字）。蜡梅的花期正值农历腊月，因此得名"蜡梅"。"李时珍说：'此物本非梅类，因其与梅同时，香又相近，色似蜜蜡，故得此名。'"[3]

① 田秉锷编著：《历代名家诗品》，上海三联书店，2022年，第111页。
② 丁鼎：《战国礼俗生活志》，黑龙江人民出版社，2021年，第262页。
③ 钱超尘主编：《李时珍研究集成》，中医古籍出版社，2003年，第35页。

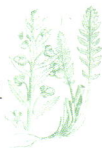

（二）蜡梅的文学价值

蜡梅在文学作品中也占有重要地位。许多古代诗人如苏东坡、黄庭坚、王十朋等都曾以蜡梅为题材进行创作。后来诗家在咏蜡梅诗中，不仅赞美了蜡梅的美丽和香气，还借蜡梅之口寄托了自己的情感和志向——因为蜡梅的盛开不仅仅是一种美丽的呈现，更是一种精神的象征，它不畏严寒，不惧风霜，用自己的方式诠释着生命的坚韧和顽强。宋代唐仲友写道："凌寒不独早梅芳，玉艳更为一样妆。懒着霓裳贪野服，自然仙骨有天香。"[①]清代李渔在《闲情偶记》中的描述也认为蜡梅和梅花一样具有傲雪凌霜、坚毅高洁的品格，犹如品格高洁之士即使遭遇坎坷，却绝不媚俗的高风亮节。

（三）蜡梅的药用价值

在中药的世界里，蜡梅不仅是观赏之物，更是治疗疾病的良药，其花朵、叶片和根部均具有一定的药用价值。《本草纲目》中记载，蜡梅可以解暑生津、开胃散郁、解毒生肌、理气止咳；也可用于暑热伤津、头晕呕吐、脘腹胀满、胸闷咳嗽及水火烫伤等。具体来讲，蜡梅花具有解表散寒、止咳化痰的功效，常用于治疗风寒感冒、咳嗽等症状；蜡梅叶片则有清热解毒、消肿止痛的作用，可治疗痈肿疮毒、跌打损伤等；蜡梅根也可以理气止痛、散寒解毒，治跌打、腰痛、风湿麻木、风寒感冒，刀伤出血。还有医家常用蜡梅花解暑生津，治心烦口渴、气郁胸闷，用蜡梅花蕾油治烫伤。

在冬日里，蜡梅的盛开成为一道独特的风景线，也是人们心中的一份美好记忆。

十四、虚心有节——竹

竹（如图3-4-14所示）的茎干修长而坚韧，表面深绿或青翠的颜色，散发着自然的生机与活力。每一节竹干都呈现了一种规则的环形结构，仿佛是大自然的精工细作。竹子的叶子修长而狭窄，是一种独特的羽状结构，叶子的边缘光滑而锐利，似乎在告诉人们它的坚韧与不屈。在阳光的

图3-4-14　竹

照耀下，竹叶呈现出一种半透明的质感，仿佛可以透视它内部的脉络和生命的力量。在微风中，竹子轻轻摇曳着身姿，发出沙沙的声响。它的形态和声音都给人

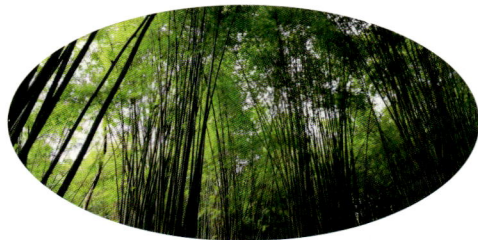

---

① 　解缙等编：《永乐大典（第4卷）》，大众文艺出版社，2008年，第1161页。

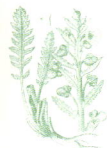

一种宁静而祥和的感觉，仿佛在诉说着关于生命和自然的故事。

（一）竹的文学价值

古人认为竹本是草的一种，也许是因为它的中直、虚空、有节，才使它超然挺拔于其他草类之间，而且凌冬不凋，叫作冬生草。

竹子以其独特的形态和特质成为许多文学作品和典故中的象征元素。《诗经·小雅·斯干》中记载"如竹苞矣，如松茂矣"[①]，意为根基像竹那样稳固，枝叶像松树那样繁茂，用来表示长寿，或比喻家族兴盛；李白在《长干行》中写道"郎骑竹马来，绕床弄青梅。同居长干里，两小无嫌猜"[②]，后来，"青梅竹马"这个成语被用来形容童年时期的纯洁友谊；"竹报平安"则是以竹为信，寄托着人们对平安和幸福的祈愿。晋朝时期有七位名士被称为"竹林七贤"，因不满当时的社会现实而隐居在竹林之中，以诗歌和音乐来表达自己的情感。后来，"竹林贤"成了泛指幽居寺庙的僧人的代名词。这些典故不仅展现了竹在中国文化中的丰富内涵，还反映了古代人民的生活、信仰和情感。竹作为一种独特的植物和文化符号，在中国历史长河中留下了深刻的印记。此外，竹子还以其坚韧不拔、虚心向上的品质，成为中国传统文化中的重要象征之一。许多文人墨客都以竹子为题材，创作了许多脍炙人口的诗文作品，如郑板桥的《竹石》、王维的《竹里馆》等。这些作品不仅展示了竹子的自然之美，也寄托了文人墨客对高洁品质的追求和赞美。

（二）竹的日常应用

自古以来，竹在中国人的生活应用中非常广泛。"按《竹谱》：篁竹坚而促节，体圆而质劲，皮白如霜，大者宜刺船，细者可为笛。"[③]古人用竹做了不少乐器。竹子在古代还被广泛用作书写的材料，即竹简——在纸张普及之前，竹简都是主要的书写载体之一，许多重要的古代典籍，如《易经》《尚书》等最初都是写在竹简上的。又比如竹夫人，它是古代的一种消暑用具，它通常是用整段竹子中间通空，四周开洞以通风，暑时置床席间，用以消暑。在唐朝时期，它被称为竹夹膝，后来又称为竹儿，到了宋朝才正式定名为竹夫人。现在，竹子在我们生活中也无处不在。雨后春笋成了人们饭桌上不可或缺的美味佳肴食材；新鲜的竹叶可做成竹叶粽子；竹根可做成雅致的竹雕；成竹可修筑成竹楼，做成竹床、竹椅、乐器，还可以加工成凉席、竹筷、竹篮等。

---

① 毛时安主编：《中华诗词精粹：名家绘画点评本》，戴逸如绘画，东方出版中心，2021年，第248页。
② 张忠纲主编：《全唐诗大辞典》，语文出版社，2000年，第429页。
③ 沈连生主编：《神农本草经中药彩色图谱》，中国中医药出版社，1996年，第354页。

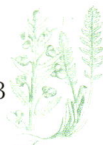

（三）竹的药用价值

在中国的传统文化中，竹子不仅是重要的书写材料和象征元素，也是中药材的重要来源之一。竹子的不同部位在中药中有着不同的应用。例如，竹叶被认为具有清热解毒、利尿通淋等功效，常用于治疗热病烦渴、小便短赤等症状。《本草纲目》中记载，淡竹叶味辛平，大寒，无毒。人们在夏秋两季采摘嫩竹叶，晒干、煎水饮。竹叶还常用于作药粥，"竹叶解渴除烦，中暑者宜用竹叶一握，山栀一枚，煎汤去渣下米煮粥。进一、二杯即愈"[①]。竹茹则是将竹竿削去青皮后刮下的中间层，具有清热化痰、除烦止呕等功效，常用于治疗胃热呕吐、肺热咳嗽等症状。竹沥，是将竹竿劈开，经火炙，收集两端滴出的竹汁。《本草纲目》记载竹沥气味甘、大寒、无毒，它主治暴中风风痹，胸中大热，止烦闷，消渴等。竹笋是竹的幼芽，不仅组织细嫩，清脆爽口、滋味鲜美，而且营养丰富，它作为药膳资源在中国有悠久的历史。《本草纲目》里指出笋味甘、无毒，主治消渴，利水益气。此外，竹根、竹叶心、竹菌等部位也在中药中有着广泛的应用。

因此，可以说竹见证了华夏民族的文化传承和发展，也成为中华民族文化的重要物质组成部分。在未来的岁月里，竹与中药将继续书写属于它们的故事，为人类的健康与幸福贡献更多的力量。

（四）经典方剂

方名：导赤散。

出处：《小儿药证直诀》。

组成：木通，生地黄，甘草，淡竹叶。

功用：清心，利水养阴。

主治：心经火热下移小肠证——心烦热，面赤；生口疮，口渴，小便涩痛。

第五节　中药好奇妙

中药，是中国古老的医学瑰宝，它大多以天然草本为主，却没想到它的种类繁多，竟还包括动物、矿物的奇效妙用。

一、居高流响声自远——蝉

蝉，是夏季的热烈奏响者，在它短暂的生命里却充满了对生命的热爱与执

---

① 王松雄主编：《中国竹具工艺城——政和》，海峡书局，2012年，第84~85页。

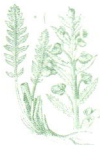

着。它在泥土中度过数年的时光，只为一刻的振翅高飞，绽放出生命的璀璨。它的鸣声清脆悠扬，我们听见的蝉鸣声，其实是雄蝉发出的声音。它的发音器在腹肌部，鼓膜受到振动而发出声音。蝉的鸣肌每秒能伸缩约1万次，加之盖板和鼓膜之间是空的，能起到共鸣的作用，所以其鸣声特别响亮，并且能轮流利用各种不同的声调激昂高歌。

（一）蝉的文学价值

蝉被称为"螓"和"蜩"，如"《诗经·卫风·硕人》：'螓首蛾眉，巧笑倩兮，美目盼兮'"[1]，而在《豳风·七月》中则有"五月鸣蜩"[2]的描述。此外，蝉在古代文献《尔雅》《说文解字》《方言》《玉篇》等中也有详细的记载。例如，西汉扬雄的《方言》中，蝉在不同地区有不同的叫法，如"方言云：楚谓之蜩，宋卫之间，谓之螗蜩，陈郑之间，谓之蜋蜩，秦晋之间，谓之蝉，海岱之间，谓之𪊽"[3]。

在文学作品中，蝉常被用作寄托情感：骆宾王的《在狱咏蝉》中，蝉的哀鸣声被用来表达他的政治冤屈和愤懑；虞世南的《蝉》则借蝉的高洁品性来表达自己的清廉自守；李商隐的《蝉》也通过描绘蝉的生活习性和声音，表达了他对于清廉生活的向往和追求。

（二）蝉的药用价值

同时，蝉还是一种中药材，尤其是其幼虫的壳，即蝉蜕（如图3-5-1所示），它承载着蝉的生命力，蕴含着大自然的智慧。"蝉乃土木余气所化，饮风吸露，其气清虚。故其主疗，皆一切风热之证。"[4]

图3-5-1　蝉蜕

在中医理论中，蝉蜕具有疏散风热、利咽开音、明目退翳等功效，常用于治疗风热感冒、咽喉疼痛、麻疹不透、风疹瘙痒、目赤肿痛等疾病。《神农本草经》中记载，蝉可以主治小儿惊痫夜啼，癫病寒热。此外，蝉蜕还可以配伍其他药材使用，如与薄荷、牛蒡子同用可治疗风热表证或温病初起，与胖大海、牛蒡子同用可治疗咽痛暗哑等。

另外，蝉属于寒性的物质，过量食用可能会刺激胃肠道黏膜，出现脾胃虚

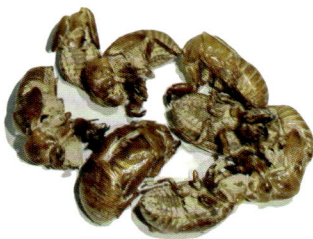

---

① 赵应铎主编：《汉语典故大辞典》，上海辞书出版社，2007年，第733页。
② 孔丘等：《四书五经》，陈戍国点校，岳麓书社，2023年，第280页。
③ 孙星衍考据，刘希茹今译，李照国英译：《汉英对照神农本草经》，上海三联书店，2017年，第840页。
④ 李时珍：《本草纲目彩色图鉴》，王静编译，中国科学技术出版社，2017年，第412页。

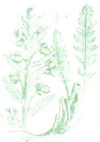

弱的现象，容易引起患者出现腹泻、腹痛等不适症状，所以不建议多吃。

（三）经典方剂

方名：升降散。

出处：《伤寒温疫条辨》。

组成：蝉蜕、僵蚕、姜黄、大黄。

功用：升清降浊，散风清热。

主治：邪热充斥，阻滞气和证——咽痛，胸膈满闷，呕吐腹痛，发斑等。

二、春蚕食叶响回廊——蚕

蚕是一种神奇的生物，它们的一生经历了从卵到幼虫，再到蛹，最后化为蛾的奇妙过程。蚕的身体柔软而灵活，它们在食用桑叶时，总是一刻不停。它们的小嘴巴不停地咀嚼，桑叶在它们的口中变成了细丝，然后它们用这些细丝将自己包裹起来，形成了坚固的茧。在茧中，蚕完成了它的变态过程，这个过程虽然短暂，但却充满了神秘。

"蚕，孕丝虫也，种类甚多，有大、小、白、乌、斑色之异。其虫属阳，喜燥恶湿，食而不饮，三眠三起，二十七日而老。自卵出而为蚂，自蚂蜕而为蚕，蚕而茧，茧而蛹，蛹而蛾，蛾而卵，卵而复蚂，亦有胎生者，与母同老，盖神虫也。"[①]

（一）蚕的传说

中国是世界上最早饲养家蚕的国家。在长期的劳动实践中，中国人民开始采桑养蚕、缫丝织绸，并在这个过程中制定了育蚕的规范和方法，对蚕种、蚕具、蚕室、蚕衣、蚕食等都规定得十分详尽。历朝历代都有祭先蚕娘娘的仪式。后来，人们流传下"古人食稻而祭先穑，衣帛而祭先蚕"的说法。据说，小满是蚕神的诞辰，此时，蚕茧结成，正适合采摘缫丝，我国以养蚕称著的江浙一带便有在小满时节祭祀蚕神的风俗。

（二）蚕的文学价值

在古代文学和艺术作品中，蚕常被用来象征勤劳、智慧、美丽等美好品质，如"日出东南隅，照我秦氏楼。秦氏有好女，自名为罗敷。罗敷善蚕桑，采桑城南隅。青丝为笼系，桂枝为笼钩"[②]。蚕吐的丝柔软光滑、富有光泽，被视为高贵、纯洁的象征。在古代，蚕丝是一种非常受欢迎的艺术材料，常被用于制

---

① 陈仁寿、刘训红主编：《江苏中药志　第三卷》，江苏凤凰科学技术出版社，2020年，第380页。

② 沈德潜编：《古诗源全鉴》，东篱子解译，中国纺织出版社有限公司，2022年，第48页。

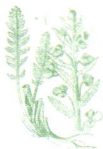

作各种艺术品，如绘画、雕塑、织锦等。

（三）蚕的药用价值

蚕与中药之间也有密切的联系。首先，蚕本身具有补虚健体、清热解毒、祛风止痒、润燥止血、滋阴补肾等功效，它含有丰富的蛋白质、氨基酸等营养成分，能够滋补身体，增强免疫力。同时，蚕还具有轻微的寒性，能够清除人体内的火热邪气，缓解咽喉肿痛、目赤肿痛等症状。此外，蚕还能祛风止痒，对于人体皮肤瘙痒等症状有一定的缓解作用。其次，蚕丝也是一种常见的中药材。它具有祛风除湿、解毒杀虫、活血化瘀、止血、补虚等功效，可以用于治疗风湿痹痛、筋骨疼痛、腰膝酸软、四肢麻木等。此外，蚕丝还能促进血液循环，达到活血化瘀的效果，对于跌打损伤引起的不适症状也有一定的缓解作用。最后，蚕茧也是一种中药材。它具有止血、补虚、祛风除湿等功效，主要用于治疗便血、尿血、血崩、消渴、反胃、痔疮、痈肿等。

还有一种蚕在发育过程中受到白僵菌的感染，白僵菌在蚕的体内大量繁殖，破坏蚕的组织，最终导致蚕死亡，所形成的尸体，叫僵蚕（如图3-5-2所示）。僵蚕在中药学中也被视为一种药材，具有多种药用价值，如化痰散结、祛风止痛、息风止痉等。它通常用于治疗一些与风、痰相关的疾病，如惊痫抽搐、中风失音、喉风等。

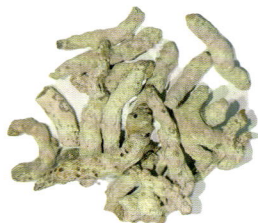

图3-5-2　僵蚕

不管是蚕，还是蚕丝，在人类经济生活及文化历史上都有重要地位。蚕丝既是丝绸的主要原料，也是所有天然纤维中最优良、最长、最纤细的纺织纤维。由蚕丝制作而成的丝绸是名贵的衣料，也是一种艺术品，丝绸远销欧洲，带动形成了著名的"丝绸之路"，其影响极为深远。

三、池岸草间蚯蚓鸣——蚯蚓

蚯蚓是一种独特的生物，其形态细长且柔软，宛如一条细长的绳索。它们的身体被分为许多小段，每一段都像一个微小的环节，紧密相连，共同构成了蚯蚓的整体形态。这些环节没有明显的界限，这使得蚯蚓的身体有一种连续而流畅的曲线美。蚯蚓的体表覆盖着一层薄薄的角质层，这层角质层既坚韧又光滑，能够有效地保护它们的身体不受外界环境的侵害。在身体两侧，蚯蚓还长着许多细小的感觉器官，这些器官能够感知外界的温度、湿度和光照等，帮助蚯蚓适应复杂多变的生活环境。

（一）蚯蚓的传说

蚯蚓，在典籍中有着丰富的记载和描述，比如《河图说徵》中提到"黄帝

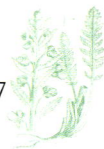

起，大蚓见"①，说明在古代，蚯蚓就已经被人们注意到了。《尔雅》中把蚯蚓称为土龙、龙子。"地龙，即蚯蚓……蚓之行也，引而后申，其如丘，故名'蚯'。"②此外，《大戴礼记》《礼记·月令》《孝经援神契》等古籍中也有关于蚯蚓的描述，包括蚯蚓的生活习性、形态特点等均有记载。

（二）蚯蚓的药用价值

蚯蚓，在中药中就被称为地龙（如图3-5-3所示），这是一种常用的中药材。"张秉成曰：地龙即蚯蚓，此物蛰于土，且所食者亦土，善窜穴下行，咸寒无毒，入脾胃二经，凡一切大热狂乱，大腹水肿，小便不通等证，皆可用此下导。"③可见，蚯蚓，性寒，味咸，归肝、脾经。它们具有清热、平喘、通络等功效，可用于治疗多种疾病，如高热狂躁、惊风抽搐、风热头痛、关节疼痛、中风半身不遂、瘰疬、痄腮、疮疡等。

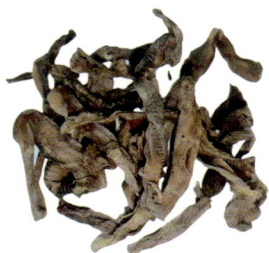

图3-5-3　地龙

关于蚯蚓的采收和炮制，在不同的书籍中都有所记载。《神农本草经》中提及蚯蚓可以在七月至九月间采收，捕获后除去角质层，洗净体内泥沙，晒干或焙干后使用。在炮制方面，蚯蚓可以内服，如煎汤，或入丸、散，也可以外用，如捣烂、化水或研末调敷。

蚯蚓在中药中的应用十分悠久，其药理作用也得到了现代科学的验证。例如，蚯蚓具有降压作用，其降压原理可能是由于直接作用于脊髓以上的中枢神经系统，或通过某些内感受器反射影响中枢，引起部分内脏血管扩张，导致血压下降。此外，蚯蚓还具有解热、利尿、舒展支气管等作用，可用于治疗气喘等病。

蚯蚓在人们生活的地球生态系统中扮演着重要的角色。它们以有机物质为食，通过摄取、消化和排泄有机废弃物和植物残渣使土壤肥沃。它们在土壤里钻来钻去或者从土壤里探出头，这就完成了土壤的通气、混合和疏松，同时，土壤中的水分、空气和营养物质也能得到更好地分布和利用，促进了植物的生长和发育。不管它是叫蚯蚓还是地龙，都让人们对自然界的奇妙多样性充满了敬畏和好奇。

---

① 周清泉：《文字考古》，四川人民出版社，2002年，第413页。

② 樊志斌：《曹雪芹生活时代：北京的自然与社会生态》，新华出版社，2018年，第146页。

③ 方春阳主编：《中国医药大成》，吉林科学技术出版社，1994年，第524页。

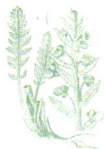

四、散与蚌蛤为珠玑——珍珠

珍珠（如图3-5-4所示）是大自然赋予人类
的一种瑰宝，它的美丽与珍贵使其成了世界各
地人们追逐的对象。珍珠的形态各异，有的圆
润如珠，有的扁平如饼，还有的呈现出异常的
形状和色彩。珍珠的色彩丰富多样，从洁白无
瑕的白色到柔和细腻的粉色，再到深邃神秘的
黑色，每一种色彩都散发着独特的魅力。在光
的照耀下，珍珠更会展现出迷人的虹彩，仿佛
拥有灵魂一般。

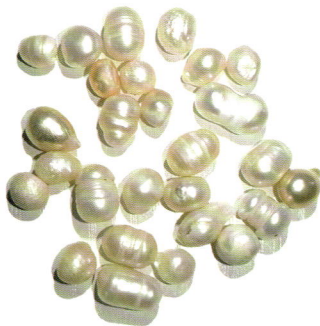

图3-5-4　珍珠

（一）珍珠的形成与传说

珍珠又被称为蚌珠、濂珠，这是一种古老的有机宝石。珍珠的形成过程充
满了神奇与艰辛——海洋中的贝类动物和珠母贝类软体动物的外套膜受到砂粒、
寄生虫等异物侵入的刺激，受刺激处的表皮细胞以异物为核，陷入外套膜的结缔
组织中，这部分外套膜表皮细胞自行分裂形成珍珠囊，珍珠囊细胞分泌珍珠质，
一层复一层地把核包被起来，日久后形成珍珠。这样的以异物为核形成的珍珠被
人们称为"有核珍珠"。还有一些外套膜外表皮受到病理刺激后，进行细胞分裂
而后发生分离，包被了自己分泌的有机物质，同时逐渐陷入外套膜结缔组织中，
形成珍珠囊而后形成珍珠，这类珍珠因为没有包被异物，就被人们称为"无核珍
珠"。每一颗珍珠都是海洋的精华和贝类动物生命力的结晶，因此它们被视为大
自然赐予人类的宝贵财富。

相传，珍珠是由海中的鲛人眼泪所化。鲛人是传说中的一种人鱼，他们美
丽而哀愁，每当他们流泪时，泪水就会化作一颗颗晶莹的珍珠。因此，珍珠被认
为是具有神奇力量的宝物，能够治愈心灵的创伤，安抚人们的情绪。

（二）珍珠的装饰作用

早在远古时期，原始人类在海边觅食时，就发现了具有彩色晕光的洁白珍
珠，并被它的晶莹瑰丽所吸引，从那时起珍珠就成了人们喜爱的饰物，并流传了
下来。在中国古代，珍珠被视为珍贵的宝石，许多典籍都对其进行了记载。《尚
书·禹贡》中提到"河蚌能产珠"，表明早在夏朝时期，中国就已有了珍珠养
殖。《格致镜原·装台记》中记载了周文王用珍珠装饰发髻的史实。《诗经》
《山海经》《尔雅》等传世巨著中也都有关于珍珠的描述。例如，"有女同车，

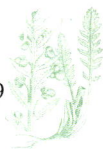

颜如舜华，将翱将翔，佩玉琼琚。彼美孟姜，洵美且都。有女同行，颜如舜英，将翱将翔，佩玉将将。彼美孟姜，德音不忘"[1]的诗句，其中"琼琚"和"将将"都可能指珍珠。明朝宋应星在《天工开物》中也说珍珠产于蚌腹，经过很长的时间积累，最后称为珠宝。《本草纲目》中也描述说"真珠出南海，石决明产也。蜀中西路女瓜出者是蚌蛤产，光白甚好，不及舶上者采耀。欲穿须得金刚钻也"[2]。

（三）珍珠的药用价值

除了其美丽的外观，珍珠还具有丰富的药用价值。在中药学中，珍珠被誉为"海中之宝"，具有镇心安神、清热息风、养肝明目、解毒生肌等功效。它可以用于治疗惊悸怔忡、烦躁失眠、心神不安等症状，也可以用于治疗惊风、癫痫、手足抽搐等神经系统疾病。珍珠还可以用于治疗目赤肿痛、翳膜遮睛等眼科疾病，陶弘景就曾在《本草经集》中说，珍珠有治目、肤翳等作用。此外，珍珠还能治疗刀伤、擦伤、烫伤、烧伤、湿疹、口腔溃疡等多种皮肤损伤和口腔溃疡等疾病。在中药学中，珍珠通常会被研磨成粉末或制成丸剂、散剂等剂型，内服或外用。内服时，珍珠粉可以被直接冲服或与其他药物配伍使用。"在元好问《续夷坚志》中就曾记载过：'洮水冬日结小冰……圆洁如珠……盛夏以蜜水调之，加珍珠粉'。"[3]据记载，在元朝，商人们常在水中加蜜糖和珍珠粉饮用，认为它既可以滋补，又可以防暑。外用时，珍珠粉则可以与其他中药材一起制成药膏或敷料，涂抹在患处。明代李时珍认为珍珠的药效在美肤，因而"在《本草纲目》中记载：'珍珠味咸甘寒无毒，镇心点目；珍珠涂面，令人润泽好颜色。涂手足，去皮肤逆胪……'"[4]直到现在，人们还是喜欢用珍珠制作美容养颜的化妆品。

总之，珍珠是一种美丽而珍贵的宝石，它的独特魅力和药用价值使其成为了人类文化的重要组成部分，我们应该珍惜并合理利用珍珠资源。

五、云暗石潭龙骨蜕——龙骨

龙骨（如图3-5-5所示）为古代哺乳动物如象、犀牛、三趾马、鹿、牛等的骨骼化石。在漫长的地质年代中，这些动物的骨骼经过沉积、石化等过程，形成了具有药用价值的龙骨。龙骨的种类繁多，常见的有象龙骨、犀牛龙骨、鹿龙骨

---

① 胡淼：《〈诗经〉的科学解读》，上海人民出版社，2007年，第143页。
② 李时珍：《白话本草纲目》，邵士梅译，天地出版社，2019年，第354页。
③ 潘炳炎、黄文贵、文仲芬编著：《珍珠实用新技术》，中国农业科技出版社，1994年，第33页。
④ 宋振荣、钟幼平：《趣味海洋生物》，海洋出版社，2022年，第36页。

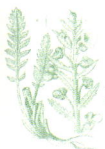

等，它们在中药中都有着各自的应用和功效。

（一）龙骨的药用价值

龙骨在中药中的使用历史悠久，被广泛应用于中医临床实践中。《神农本草经》《吴普本草》《雷公炮炙论》等，都对龙骨有详细的考证和描述。现代中药典籍如《中国药典》也对龙骨有明确的定义和药用价值描述。在《本草纲目》中，李时珍对龙骨的来历进行了归纳和总结。他说，《神农本草经》认为龙骨

图3-5-5　龙骨

是龙死后的骨骸，陶弘景认为龙骨是龙蜕下的骨骸。在李时珍看来，龙是神物，似乎没有自然死亡的道理，但也记载了争斗而死的龙及《左传》中所说的豢龙氏将龙剁成肉酱来吃的事；《述异记》中所说的，汉和帝时下了大雨，龙坠落宫中，和帝命令做羹赐给群臣吃；《博物志》中所说的，张华得到龙肉做的鱼脍，说只要浇上醋，它就会呈现出五种颜色。这样看来，龙确实有自然死亡的。因此，李时珍认为应当以《神农本草经》的说法为准。"《本草衍义》：'诸骨家之说，纷然不一。既不能指定，终是臆度。'"①

在中药理论中，龙骨具有多重功效。首先，它能镇惊安神，对于心神不宁、心悸失眠等症状有明显的缓解作用。其次，龙骨还能平肝潜阳，对于肝阳上亢引起的眩晕、头痛等症状有良好的治疗效果。此外，龙骨还具有收敛固涩的作用，常用于治疗遗精、遗尿、崩漏带下等。这些药用价值使龙骨在中医临床实践中得到了广泛应用。

除单独使用外，龙骨还可以与其他中药材进行配伍使用，以增强其药效。例如，龙骨与珍珠母配伍可以增强镇心安神、平肝潜阳的作用；与桑螵蛸配伍可以增强补肾固涩的作用；与莲须配伍可以增强固肾止遗的作用；与韭菜子配伍可以增强温肾、壮阳、固精的作用等。

（二）龙骨文化

龙骨还与甲骨文的发现紧密相连。众所周知，甲骨文是我国古代的一种文字，主要刻写在龟甲和兽骨上。在考古发掘中，大量的甲骨文出土于商代晚期至西周早期的遗址中。这些甲骨文主要刻写在龟甲和龙骨上，记录了当时的政治、经济、文化等信息。因此，龙骨不仅是中药材，还是研究我国古代历史和文化的重要载体。

"龙骨"在不同领域有不同的含义和用途，其历史渊源和文化内涵也十分

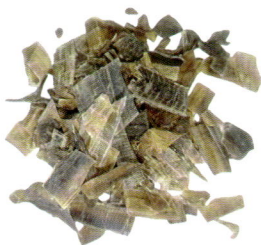

---

① 国家中医药管理局《中华本草》编委会：《中华本草　1》，上海科学技术出版社，1999年，第320页。

丰富。无论是在中药学还是历史文化方面，龙骨都有着重要的地位和价值。在今天，我们应该以科学的态度看待龙骨的药用价值，合理利用龙骨资源，同时也应该尊重和传承与龙骨相关的历史文化遗产。

六、明珠紫贝输南船——石决明

石决明（如图3-5-6所示）是一种天然形成的贝类化石，其形态独特而美丽，通常呈不规则的块状或圆形，有的还呈现出螺旋状的结构，仿佛是大自然的艺术品。石决明的外壳坚硬而厚重，质地类似于石头，因此得名，其表面呈现出明亮的色泽，有时呈现出灰白色、灰黄色或淡棕色等不同的颜色。仔细观察石决明的表面，可以看到其上有许多细小的孔洞和纹理，这些孔洞和纹理不仅增加了石决明的美观

图3-5-6　石决明

度，也是其独特药用价值的体现。石决明的内部为层状结构，每一层之间都有清晰的分界线，仿佛是大自然的"分层蛋糕"。

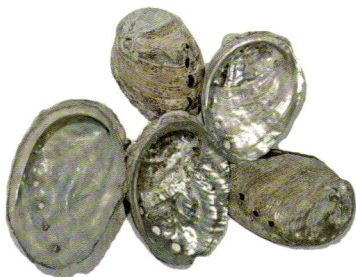

在古代，石决明被视为一种具有神秘力量的灵物，人们相信它可以驱邪避邪、保佑平安。这种信仰使得石决明在民间文化中得到了广泛的传承和应用。

石决明又被人们称为鲍鱼壳、决明石，是一种常见的中药材，主要源于鲍科动物九孔鲍或盘大鲍等贝壳。关于石决明的记载，最早可见于《名医别录》，书中提到石决明"生南海"。南北朝时期的陶弘景在《本草经集注》中对石决明的描述说，世间有人认为它是紫贝，但肯定与常见的紫贝有些不同，也相当稀有，又有说法认为这是鳆鱼的甲壳，这种鱼附着在石头上生长，大的甲壳如同人的手掌，闪耀着五彩的光芒，内部也含有珍珠。唐代的《新修本草》则明确指出："此物，是鳆鱼甲也，附石生，状如蛤，惟一片无对，七孔者良。今俗用紫贝者全别，非此类也。"[1]到了宋代，"《图经》曰：石决明，生南海，今岭南州郡及莱州皆有之"[2]。书中对石决明的描述更为详细，说这种贝类的壳大的如同人的手掌，小的也有两三指宽，海边的人也会吃它的肉，同时也把它的壳取下来，用浸泡过的水洗眼睛。并且对石决明的药材质量做出了评价，人们认为七孔和九孔的决明壳是优质的，而十孔的决明壳则不佳。

在中医理论中，石决明被赋予了多种药用功效，如平肝潜阳、清肝明目、

---

① 尚志钧：《开宝本草（辑复本）》，安徽科学技术出版社，1998年，第341页。
② 唐慎微：《证类本草》，郭君双等校注，中国医药科技出版社，2011年，第563页。

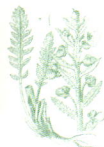

镇惊息风、收敛固涩、利尿通淋等。首先，石决明入肝经，具有滋阴、清热的作用，能缓解因肝火上炎引起的眼干眼涩等症状。对于存在高血压病史的人群而言，长期服用石决明有助于控制血压水平，因为它能够降低肝阳上亢引起的头痛、眩晕等不适症状的发生概率。其次，石决明还具有一定的镇静作用，因此可以起到一定辅助治疗癫痫的效果。同时，它还能敛肺止咳、涩肠止泻，适用于肺虚久咳、脾虚泄泻等病症。对于慢性支气管炎所致咳嗽痰多者，适量服用石决明也能起到缓解作用。

此外，石决明还有利水渗湿之效，对于小便不利、淋漓涩痛等也有一定的改善作用。在配伍其他药物治疗时，石决明通常会被煎服使用，用量在15～30克，需要打碎之后提前煎煮，否则有效成分难以析出。

值得一提的是，石决明的药用价值并非凭空而来，而是经过千百年的实践和验证。在古代，这些故事不仅丰富了石决明的文化内涵，也为人们提供了更多关于中医药的启示和思考。

总的来说，石决明作为一种中药材，在中医药学中占有重要地位。它的多种药用功效和广泛的应用领域使得它在中医临床实践中得到了广泛的应用。同时，石决明的传说故事也为我们提供了更多关于中医药的传奇色彩和文化内涵。

七、泉石膏肓吾已甚——石膏

石膏（如图3-5-7所示）这种天然矿物质，以其独特的形态和质地吸引着人们的目光。它通常以结晶体的形式存在，这些晶体呈纤维状或针状，宛如大自然的精致工艺品。在光线的照射下，石膏的晶体闪烁着迷人的光泽，宛如自然界的繁星。触摸石膏，人们会感受到它坚硬而细腻的质地。既可入药，亦可做成工艺品。

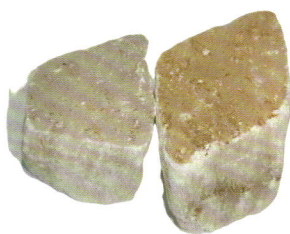

图3-5-7　石膏

随着时间的推移，石膏的药效被广泛传播和应用。人们开始认识到这种神奇的石头，并将其视为治疗高热病症的重要药物。

（一）石膏的药用价值

石膏是一味经典的清热泻火药，始载于《神农本草经》，被列为中品。它主要用于高热烦渴、咳逆喘促等症状的治疗，常与麻黄、苦杏仁、甘草等配伍使用。在中医历史上，石膏被视为退肺胃之火邪、清暑除烦、止渴的重要药物，能解阳明之郁热，祛瘟逐疫，消斑。

除《神农本草经》外，还有《名医别录》《日华子本草》《药性赋》《本草纲目》等对石膏的使用有详细记载。其中，"明朝李时珍《本草纲目》第九卷记

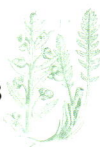

载：'石膏亦称细理石，又名"寒水石"，主治中风寒热，有解肌发汗，除口干舌焦，头痛牙疼等功能。乃祛瘟解热之良药"①。《名医别录》中也提到石膏味甘、大寒、无毒，主治时气头痛、身热、三焦大热、皮肤热、肠胃中高热等症状。

《药征》中说因为大量的医中书提到石膏的性质非常寒凉，因此后来的医生们都感到害怕，有时甚至不敢使用它。然而，古代著名医学家张仲景在使用白虎汤和越婢汤这两个药方时，都主要使用了石膏，尽管使用这两个药方时患者的病症都没有明显的热象，这表明张仲景用药的原则并不是完全基于药物的寒热性质，而是根据病情的需要。后来，有不少医者根据张仲景的经验记载，在对于那些口渴但无热象的病人，也会使用含有石膏的药剂，病情都得到了改善，并没有出现不良反应。在炎热的夏季，有些患者会出现极度口渴、饮水不止的症状，医者建议他们服用石膏末，他们的烦渴症状会立即得到缓解，同样也没有出现不良反应。

因此，使用石膏来治疗口渴的症状并不可怕，但在使用药物时，我们应该根据病情来选择，而不仅仅基于药物的性质或前人的说法。近现代中国中医学界的医学泰斗张锡纯尤其擅长应用石膏治疗热证，他编写的中医典籍《医学衷中参西录》中记载了石膏用于退热的方剂石膏粳米汤。张锡纯在书中详细描述了石膏的药效和用法，为后世医家提供了宝贵的参考。

除此之外，在中国，人们很早就认识到石膏性大寒，以寒克热，便采用天然石膏矿石中的精品纤维石膏为原料，手工精心雕刻，磨制而成石膏枕。石膏枕头是一种具体降压护脊、除烦镇痛、助眠安神等多重保健药用功效的枕头。现在民间还有用石膏枕控制高血压的例子，根据中医理论认为高血压属热症，使用石膏枕能自然调节脑神经和人脑正常温度，使脑血管正常工作，可有效地控制血压升高。

（三）经典方剂

方名：白虎汤。

出处：《伤寒论》。

组成：石膏，知母，粳米，甘草。

功用：清热生津。

主治：气分热盛证——大热，面赤，烦渴欲饮，大汗出，恶热，脉洪大有力。

---

① 张玲娟、张雅丽、皮红英主编：《实用老年护理全书》，上海科学技术出版社，2019年，第709页。

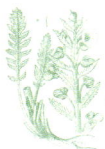

第六节　川产道地药材

俗话说"一方水土养一方人"，此说法也适用于中药材。麻黄多出产自西北荒漠半荒漠地区，冬虫夏草几乎都集中分布于青藏高原，川芎只能生长于四川盆地边缘有山有坝之处。受自然地理条件和生态环境的制约，各地所产药材有明显的不同，中药材显示出鲜明的地域特征。古人早就认识到，改变药材生长的地域会引起中药品质和疗效的差异，由此产生了"道地药材"的概念。"道"与"地"都有地区的含义，如唐代剑门关以南的大部分巴蜀地区被称为剑南道。"道地"作为专有名词正式见于明代刘文泰等编修的《本草品汇精要》，书中每味药都列出了"地"项，标明了药材产地，并在某些药材中又列"道地"专项，特别指出来源于特定产地的药材具有更好的疗效。除了产地，药材的品质还受到人们长期积累的栽培与加工经验的影响。由此可知，"道地药材"不仅是地理性概念、质量性概念，也是历史性概念。

四川位于亚热带，地形地貌复杂多样，既有高原和山地，也有盆地与丘陵。最低处海拔不足两百米，最高处高达七千米。正是这样特殊的地形地貌，孕育出了丰富独特的药材资源。四川的中药品种约占全国中药资源的70%、常用中药的90%，被称为"中药之库"，在中医药界也有"无川药不成方"之说。

一、辛温香燥治气血——川芎

（一）川芎的形态

川芎（如图3-6-1所示）的形态独特，具有浓郁的香气。它的根茎呈不规则结节状拳形团块，直径约为2～7厘米，表面为黄棕色至棕褐色，质地坚实，有明显的节和节间，断面呈黄白色或灰黄色，散有黄棕色的油室。叶片为羽状复叶，小叶3～5片，呈卵形至卵状三角形，边缘有锯齿，两面无毛，叶柄长。川芎的花序为复伞形花序，顶生或侧生，花瓣白色，倒卵形，顶端有内折的小舌片。果实为椭圆形，两侧略压扁，成熟时为黄棕色。

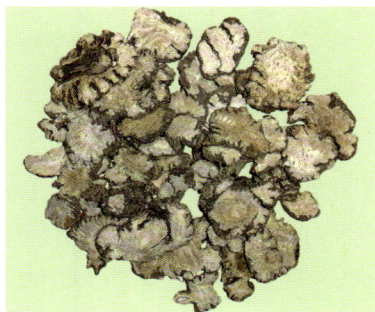

图3-6-1　川芎

（二）川芎的药用

川芎，原名芎䓖，首载于《神农本草经》，味辛，性温，归肝、胆、心经，气香升散。它被认为有活血行气、祛风止痛的功效，尤其常用于治疗各种头

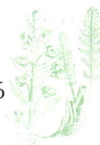

痛的处方之中。在历代的医学典籍中，川芎被人们广泛提及和应用。在《本草纲目》中，川芎因其产地不同而有不同的称呼，如出产于关中的被称为京芎或西芎，出产于蜀中的被称为川芎，出产于天台的被称为台芎，出产于江南的被称为抚芎。这些不同的称呼反映了川芎在各地的广泛应用和地域特色。《神农本草经读》中提到川芎"主中风入脑，头痛，寒痹，筋挛缓急，金疮，妇人血闭无子"[①]等症状，具有多种药用功能。此外，《本草蒙筌》《医学入门》《本草汇言》《本草新编》《雷公炮制药性解》等典籍中也对川芎的药用性质、功效和用法进行了详细的描述和讨论。

　　川芎的香气浓郁，是其独特之处。这种香气来自于其根茎中含有的挥发油成分，因此它具有独特的药用价值。现在有很多实验证明川芎能降低因脑缺血引起的血浆和脑脊液中强啡肽A含量，能改善脑缺血性损害，缓解肺动脉高压。

　　除此以外，川芎的叶片口感与芹菜和酵母类似，可以用于烹煮汤肴、炖菜或制作沙拉。川芎植株的籽、茎、根等部位也可食用，也可以用来烹草本茶，冷饮更美味。

（三）经典方剂

方名：川芎茶调散。

出处：《太平惠民和剂局方》。

组成：川芎，荆芥，白芷，羌活，细辛，防风，薄荷，甘草，清茶调下。

功用：疏风止痛。

主治：外感风邪头痛——偏头痛、正头痛或巅顶痛，恶寒发热，目眩鼻塞，脉浮。

二、怀中抱月利肺妙——川贝

（一）川贝的形态

　　川贝（如图3-6-2所示）又被称为川贝母，这是一种具有独特形态的中药材。它通常生长在海拔较高的山地草丛、灌木丛中或岩石缝隙中，喜欢阴凉、湿润的环境。在生长过程中，川贝母会不断地吸收土壤中的养分和水分，逐渐形成其独特的圆锥形或近球形外观。川贝的表面呈现出类白色或淡黄白

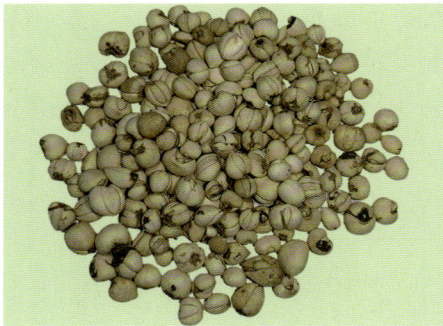

图3-6-2　川贝

---

① 　陈念祖：《神农本草经读》，中国医药科技出版社，2016年，第57页。

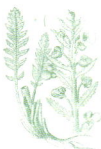

色，外层鳞叶通常有两瓣，大小悬殊，大瓣紧抱小瓣，未抱部分呈新月形，习称"怀中抱月"。正是因为川贝外层鳞叶紧抱，使得内部心芽和小鳞叶完好无损，这说明了川贝母具有很好的保护机制，能够有效地保持其内部的营养成分和药效。

（二）川贝的药用

在先秦时期，贝母作为一种药用植物，已经被人们认识并有效利用，并被记录在《诗经》等文献中，如"陟彼阿丘，言采其蝱"[①]，这里的"蝱"就是指贝母。《尔雅》中有称贝母为"茵"的说法，而《说文解字注》中也把贝母称为"茵"。陶弘景在《本草经集注》中对贝母之名的由来做了一定的解释，他认为其形聚似贝子，故名贝母。这说明贝母因其鳞茎成类圆锥形且环抱而聚的特点而得名。另外，朱熹在《诗集传》中指出"蝱，贝母，主疗郁结之疾"[②]。这说明人们已经慢慢地认识到贝母具有治疗郁结病症的功效。而在明清时期，川贝与浙贝的区分开始明确，并分别被用于治疗不同的病症。清代著名医家赵学敏在《本草纲目拾遗》中对川贝和浙贝进行了详细的区分，并指出川贝味甘而补肺，宜治虚寒咳嗽，而浙贝苦寒，解毒利痰，开宣肺气，宜治风火痰嗽。

川贝作为一种中药材，在中药历史上有着悠久的历史和丰富的文化内涵。它不仅是一种治疗疾病的药物，更是一种传承和发扬中华文化的重要载体。川贝在《神农本草经》中被认为是一种具有清热润肺、化痰止咳、散结消肿等功效，能够治疗多种与热邪、痰湿等有关的病症。"《本草汇言》：'贝母，开郁，下气，化痰之药也，润肺消痰，止咳定喘，则虚劳火结之证，贝母专司首剂"[③]。《名医别录》中提到川贝治疗腹中结实——在古代，有些患者因饮食不节或长期劳累，导致腹部出现硬块或胀满感，在这样的情况下，中医可能会考虑使用川贝来清热化痰、散结消肿。

此外，《本草分经》中提到川贝辛甘微寒，泻心火，散肺郁，入肺经气分，润心肺，化燥痰；《本草正》中提到川贝降胸中因热结而生的乳痈流痰结核，清金泻热，消瘀破凝；《饮片新参》中提到川贝润肺化痰，治劳热咳呛；《中华本草》中提到川贝清热润肺，化痰止咳，散结消肿。

（三）临床应用与禁忌

川贝与雪梨的搭配，既能够清热润肺，又能够化痰止咳，对于治疗肺热咳

---

① 梁国典主编：《诗经（选）》，山东教育出版社，2008年，第29页。
② 刘沅：《十三经恒解（笺解本）》，谭继和、祁和晖笺解，巴蜀书社，2016年，第51页。
③ 李根林、王振亮、王辉：《仲景方药运用法》，河南科学技术出版社，2021年，第114页。

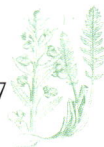

嗽、痰多等症状有很好的效果。后来，这种川贝雪梨膏的配方经过后世医家的不断改良和完善，逐渐成为了治疗呼吸道疾病的经典中药方剂之一。

川贝还可以与多种中药配伍使用，以增强其疗效或针对特定的病症。例如，川贝与知母、桑白皮等一同使用可以增强清热润肺的作用，也可用于治疗肺热燥咳、干咳少痰等症状。与杏仁、沙参等配伍则可以润肺止咳，适用于治疗虚劳咳嗽、肺燥咳嗽等症状。

川贝也有一些用药禁忌和注意事项。首先，它不宜与乌头类药物（如川乌、制川乌、草乌、制草乌、附子等）同用，因为这两类药物在中药配伍中属于"十八反"，可能会相互影响彼此的药效，甚至产生有毒物质或增加药物的毒性。其次，脾胃虚寒的人群不宜服用川贝，以免加重病情。此外，对川贝过敏的人群也应避免使用。

在服用川贝期间，人们还应注意饮食禁忌，避免食用辛辣、刺激、油腻的食物，如辣椒、火锅、肥肉等，以免影响药效。同时，还应避免食用生冷寒凉的食物，如冰淇淋、螃蟹等。

三、温阳散寒止痛良——川乌

（一）川乌的形态

川乌（如图3-6-3所示）的植株高大挺拔，通常可以长到一米以上的高度，展现出一种阳刚之气。它的叶片修长而翠绿，像一把把锋利的剑，直指苍穹。当夏季来临时，川乌的花朵绽放，花朵会呈深紫色或蓝紫色，花瓣反卷如鹰爪，仿佛要将天空的云朵都抓住。这些花朵在绿叶的映衬下，显得格外娇艳动人。川乌的果实更是别具一格，它们呈椭圆形或球形，表面密布着细小的瘤状突起，仿佛是经过

图3-6-3　川乌

岁月磨砺的印记。果实的颜色由绿色逐渐转变为黄棕色或棕褐色，散发出淡淡的香气。这些果实成熟后，内部含有数枚种子，每枚种子都包裹着一层薄薄的种皮，等待着被风吹散，开始新的生命旅程。

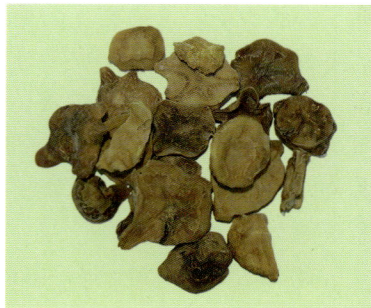

（二）川乌的历史发展

在古代的文献中，川乌的名称和分类经历了多次变化。最初，乌头类药物被统称为"堇"，后来演变为"茛""艮"等名称。到了《新修本草》这类药物被统称为"建"或"堇"，同时也有"三建"和"三堇"的称呼。"陶弘景谓：

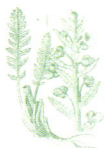

'乌头与附子同根，附子八月采……乌头四月采。'"①宋朝人杨天惠在他所写的《彰明附子记》一文中详细解释了附子这种药材其实有七种形态，但它们本质上都来自同一种植物，只是在生长过程中表现出了一些差异。最初种植的小植株被称为乌头，而紧挨着乌头生长的小块根就是附子；如果这些附子在生长过程中左右对称地生长，那么它们被称为鬲子；如果附子继续生长并变得较长，它们就被称为天雄；当附子生长出尖尖的形状时，它们就被称为天锥；如果附子生长在植株的侧面，它们就被称为侧子；最后，如果附子生长得较为分散，它们就被称为漏篮子。"初种为乌头，象乌之头也。附乌头而生者为附子，如子附母也。乌头如芋魁，附子如芋子，盖一物也。"②他还将乌头分为川乌与草乌二类：在彰明县出产的附子之母，也就是最初的种子植物，现在被称为川乌头；而那些产于江南地区以及《神农本草经》中所提到的乌头，现在人们则称之为草乌头。可见，川乌在四川江油等地的栽培已有近千年的历史。

（三）川乌的药用

尽管川乌的名称经历了一系列变化，但其祛风除湿、散寒镇痛的功效始终被人们认可，在中医临床中广泛用于治疗风寒湿痹、关节疼痛等疾病，有着显著的效果。《神农本草经》中描述了川乌的性味辛温，"主中风，恶风洗洗，出汗，除寒湿痹，咳逆上气，破积聚，寒热"③，可用于治疗风寒湿痹、关节疼痛、心腹冷痛、寒疝作痛及麻醉止痛。

另外，川乌的块根还可作箭毒，李时珍指出"草乌头取汁晒为毒药，射禽兽，故有射罔之称"。在《三国演义》中，有一段华佗为关公"刮骨疗毒"的故事。关公攻打樊城时，右臂中了毒箭。华佗检视后，发现系乌头箭毒所致，需行刮骨治疗。这里的乌头便是指川乌，华佗刮去骨上之毒，敷上疮药，最终成功治愈了关公的伤势。

川乌以其独特的形态和药效，成了中医药宝库中的一颗璀璨明珠。

四、热病滞下神草药——川黄连

（一）川黄连概述

川黄连（如图3-6-4所示）的根茎呈连珠状，有的还结节状膨大，形似鸡爪，因此它又被称为"鸡爪黄连"。其外表皮呈黄褐色或暗棕色，具有粗糙的皱纹和须根痕，有时还能见到残留的栓皮。这些特征使得川黄连在形态上具有很高

---

① 万德光主编：《中药品种品质与药效》，上海科学技术出版社，2007年，第544页。
② 常学辉编著：《〈本草纲目〉全解》，天津科学技术出版社，2018年，第272页。
③ 孙西庆主编：《神农本草经应用求真》，山东科学技术出版社，2022年，第402页。

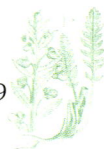

的辨识度。

（二）川黄连的川产道地性

四川自古以来就是黄连的道地产区，这一点在多部医药典籍中都有记载。《神农本草经》将川黄连列为上品，"陶弘景也提到'黄连生巫阳川谷及蜀郡、太山'"[1]，但品质最佳的黄连产自四川的雅州（今雅安）和眉州（今洪雅、峨眉山一带）。这些地方因其独特的气候和土壤条件，使得黄连具有药效强、品质上乘

图3-6-4　川黄连

的特点。《名医别录》也提到了黄连的产地，黄连主要生长在巫阳（今重庆市巫山县）川谷及蜀郡（今四川省雅安境内）等地。"《新修本草》载：'蜀道者粗大，味极苦，疗渴为最，江东者节如连珠，疗痢大著……'"[2]这段描述表明，在唐朝时期，四川地区（蜀道）所产的黄连被认为是品质优良的，特别是那些根茎粗大、节平、味道极苦的黄连，对于治疗消渴（糖尿病）等病症有着显著的效果。

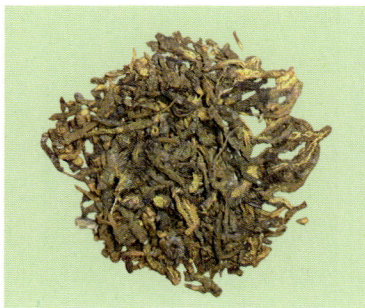

（三）川黄连的价值

川黄连作为一种重要的中药材，其药用价值早在古代就被广泛认可。在《神农本草经》和《本草纲目》等书中，川黄连被列为上品药材，具有清热解毒、燥湿止痢等功效。它被广泛用于治疗各种热病和湿热症状，如高热神昏、心烦不寐、血热吐衄、湿热黄疸等。

历史上，黄连主要源于野生，而现今的黄连则绝大多数源于栽培，其中四川省的栽培面积尤为广大。特别是四川省的峨眉山市、洪雅县等地，都是黄连的重要种植区域。这些地方的气候、土壤等自然条件都非常适合黄连的生长，因此产出的黄连质量上乘，享有很高的声誉。

慢慢地，川黄连也成为了四川文化的一部分。在四川地区，人们不仅用川黄连来治疗疾病，还将其融入到日常生活中。比如，在心烦口渴时，一杯黄连茶能够清热解郁、提神醒脑；在劳累疲倦时，一碗黄连炖鸡则能够补气养血、滋阴壮阳。这些传统的食用方式不仅让人们品味到了黄连的独特风味，更让人们感受到了中医药文化的博大精深。

此外，川黄连在日常生活中还承载着一种深远的象征意义。有句俗语叫

---

[1]　张瑞贤、张卫主编：《带您走进〈神农本草经〉》，人民军医出版社，2008年，第201页。

[2]　万德光主编：《中药品质研究：理论、方法与实践》，上海科学技术出版社，2008年，第43页。

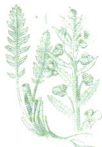

"哑巴吃黄连，有苦说不出"，这句话用黄连的苦涩来形容人内心的痛苦和无奈。

（四）经典方剂

方名：黄连解毒汤。

出处：《肘后备急方》。

组成：黄连，黄芩，黄柏，栀子。

功用：泻火解毒。

主治：三焦火毒证——大热烦躁，口燥咽干，错语不眠；或热病吐血、衄血；或热甚发斑，或身热下利，或湿热黄疸；或外科痈疡疔毒。小便黄赤，舌红苔黄，脉数有力。

五、中有将军剑戟心——大黄

提起古代的猛将，我们会想到西楚霸王项羽，三国第一猛将吕布，抗金英雄杨再兴，为明朝立下了卓越功勋的常遇春……他们个个武力超群，令人钦佩。在中医药的世界里也有一位威名赫赫的"猛将军"——大黄（如图3-6-5所示）。

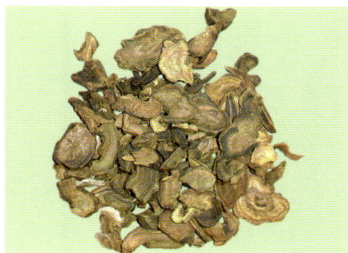

图3-6-5 大黄

（一）大黄的名称由来

大黄药材个头大，颜色深黄，故名"大黄"。大黄的横切面上有类白色和红棕色的交织纹理，恰似锦缎上的花纹，别名"锦纹"。大黄通过泻下作用排除体内积滞的邪气，作用迅猛，就像战无不胜的将军平定祸乱那样，故又被誉为"将军"。中医处方里的"生军"就是指生大黄，"熟军"指蒸熟的大黄，"酒军"指酒炒的大黄，而"川军"指的则是四川产的大黄。

（二）大黄的川产道地性

大黄的原植物是高大的草本，喜欢气温较低的生长环境，分布于我国西北、西南海拔两千米以上的山区。魏晋时期的《吴普本草》就指出大黄生长于蜀郡的北部，也就是现在的四川北部。《本草经集注》里也提到汶山（今岷山）所产的大黄品质不错。唐朝的《本草拾遗》记载蜀产大黄药效和厚深沉，宋代的《图经本草》说蜀川之地的大黄具有锦纹样断面的是品质最优的，清代《植物名实图考》中也称当时市场上贩卖的大黄以四川产者为良。目前，川产大黄主要产自川西北高原及峡谷地区。

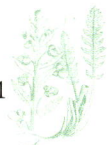

（三）大黄的药用

大黄最基本最重要的功效就是泻下，医生对临床上常见的习惯性便秘的患者使用大黄后均可通便，但大黄并非理想的治疗便秘的中药。由于其苦燥之性，长期使用大黄后反而会引起继发性便秘，所以临床上更多的是将大黄的泻下作为手段，排除体内的邪气。

大黄是寒性药，常用于热邪积滞，如热邪引起的牙龈肿痛、口舌生疮，心热引起的心烦不安，肺热引起的咳喘黄痰等。上述病症都处于人体上部，以大黄的泻下之法治疗，是取上病下治之义，亦即"扬汤止沸，不若釜底抽薪"之法。

大黄苦燥，可祛除湿热邪气。湿热痢疾的患者已经拉肚子了，反而用泻下的大黄来治疗，这就是中医治疗里的"通因通用"，即已有"通"的病症，再用"通"的药物来消除病因。

（四）经典方剂

方名：大承气汤。

出处：《伤寒论》。

组成：大黄，厚朴，枳实，芒硝。

功用：峻下热结。

主治：第一，阳明腑实证，如大便不通，频转矢气，脘腹痞满，腹痛拒按，按之则硬，甚或潮热谵语，手足濈然汗出。舌苔黄燥起刺，或焦黑燥裂，脉沉实。第二，热结旁流证，如下利清谷，色纯青，其气臭秽，脐腹疼痛，按之坚硬有块，口舌干燥，脉滑实。第三，里热实证之热厥、痉病或发狂等。

六、开心暖胃门冬饮——麦冬

秋风起，天渐凉，空气中弥漫着秋燥的气息。鼻咽干燥、干咳少痰、皮肤干燥，此时服用一些麦冬，会有很好的润燥作用。

（一）麦冬的名称由来

麦冬古时被称为虋（mén），这种草本植物的根部长有须根，须根上有纺锤形的膨大块根，与麦粒相似，叶子像韭菜，凌冬不凋，所以称为"麦虋冬"，又被称为"麦门冬""麦冬"。麦冬（如图3-6-6所示）喜欢生长在土质肥沃的台阶等处，别名"沿阶草""阶前草"。

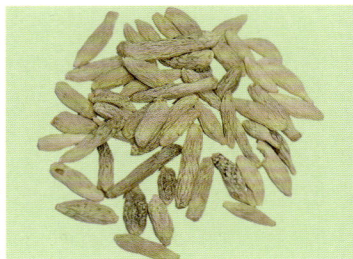

图3-6-6 麦冬

（二）麦冬的川产道地性

麦冬喜欢温暖且较为潮湿的环境，四川丘陵平原的大部分地区均适宜麦冬生长。绵阳三台县涪江沿岸的冲积平坝和开阔谷地

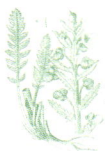

气候温和，雨量充沛，形成了麦冬集中产区。据清代同治年间的《绵州志》记载，当时绵州城内外都在种麦冬，所得药材大的有寸许长，称为"拣冬"，药力较弱；小的只有三、四分长，称为"米冬"，药效更佳。《三台县志》中也提到，清朝嘉庆年间三台县境内的多个乡镇广种麦冬。至今，三台县已成为我国最大的麦冬产地。与浙江所产的"杭麦冬"相比，"川麦冬"生产周期较短，栽后第二年即可收获，且产量高。

（三）麦冬的药用

麦冬能养阴生津，长于滋养胃阴，兼清胃热，还可生津止渴、润肠通便，可用于胃阴虚有热而引起的舌干口渴、胃脘疼痛、饥不欲食、呕逆、大便干结等。麦冬也能润肺，能养肺阴，清肺热，还长于利咽喉，适用于阴虚肺燥引起的鼻燥咽干、干咳痰少、咳血、咽痛喑哑等证。常见中成药玄麦甘桔颗粒就是麦冬与玄参、甘草、桔梗配伍，起到清热滋阴、祛痰利咽的作用。麦冬还能养心阴，清心热，并略具除烦安神作用，可用于心阴虚有热之心烦、失眠多梦、健忘、心悸怔忡等。

（四）经典方剂

方名：麦门冬汤。

出处：《金匮要略》。

组成：麦门冬，半夏，人参，甘草，粳米，大枣。

功用：清养肺胃，降逆下气。

主治：第一，虚热肺痿——咳嗽气喘，咽喉不利，咯痰不爽，或咳唾涎沫，口干咽燥，手足心热，舌红少苔，脉虚数。第二，胃阴不足证——呕吐，纳少，呃逆，口渴咽干，舌红少苔，脉虚数。

七、檗能苦兮梅能酸——黄柏

"青灯黄卷"常比喻清苦孤寂的攻读生活，其中的黄卷就是泛黄的书卷。为何书卷为黄色？其一，古人向来崇尚黄色，按五行五方五色来看，黄色为中央正色。其二，纸张染黄更重要的是防蛀。古代纸张的原料来自植物，常遭蠹虫啮伤，给书籍保存带来了不容忽视的麻烦，"入潢"技术应运而生。"潢"就是将纸染成黄色，且所染颜料有避蠹杀虫之效，而担起这个大任的就是黄柏（如图3-6-7所示）。

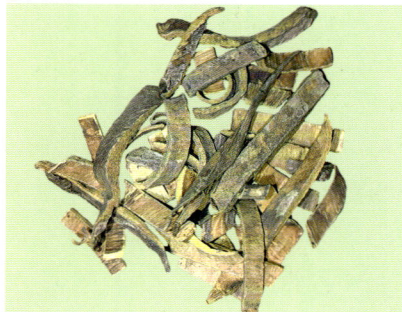

图3-6-7 黄柏

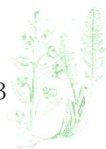

（一）黄柏的名称

黄柏是一种乔木，原是"檗木"，"檗"指衣服上的褶子，这种乔木树皮厚，表面有纵向较深的沟裂，宛如衣褶，由于是树木，故将"檗"改为"檗"。树皮的内皮鲜黄，所以合称黄檗，后简写为黄柏。

（二）黄柏的川产道地性

魏晋时期的《名医别录》指出黄柏生长于现在四川与陕西交界的汉中地区。五代后蜀时期的《蜀本草》说黄柏以房州（现四川武胜，重庆合川、铜梁等地）所产为佳。宋代的《图经本草》记载蜀中的黄柏皮厚色深，品质上乘。20世纪，药材市场上出现了"关黄柏"，这是来自山海关外东北地区的黄柏，外观形态有别于川黄柏，质量也不如川黄柏。

目前，川产黄柏主要生长于四川盆地的边缘山区及丘陵平原区的中低山区。以荥经县为例，此县位于四川中部偏西的山区，属亚热带气候，土壤肥沃，极适宜川黄柏的生长。川黄柏在荥经县栽培历史悠久，为该县的大宗品种及传统产业，高峰期种植达一千多万株。

（三）黄柏的药用

黄柏是一味清热燥湿药，用于多种湿热病证，尤其是下焦的湿热，如湿热泻痢、湿热黄疸等。黄柏也能清热泻火，尤其是泻肝肾之火。黄柏味苦性寒，生用时清热作用强，但苦寒伤胃，所以常用盐炙法来炮制黄柏，以制约其苦燥之性。

八、篱外高枝厚朴花——厚朴

"厚朴"这个词给人的第一印象是用以描述敦厚纯良、抱朴含真的品格。"厚"代表着厚道、淳厚，"朴"寓意朴实、质朴。厚朴（如图3-6-8所示）其实还是一味常见中药。

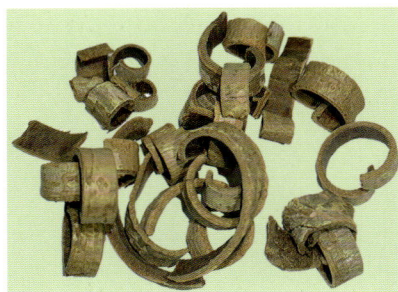

图3-6-8　厚朴

（一）厚朴的名称由来

古代"朴"字指树木的皮，读音为pò。此药以皮为用，而皮厚实，故名厚朴。优质的厚朴味道辛烈，颜色紫赤、质地油润，故又名"烈朴""赤朴""紫油厚朴"。可见，厚朴的名称与性状特征及药用部位有关，也反映了厚朴药材的品质与其皮厚、色紫、油润、气浓有直接关系。

（二）厚朴的川产道地性

厚朴植株为亚热带树种，喜爱生长于凉爽湿润、光照充足的山地与丘陵，

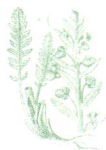

尤其是湿度大、雾霭沉沉的地区生长最佳，而四川盆地边缘山区及丘陵平原区很符合上述条件。南北朝时期的《本草经集注》就记载厚朴出自建平（今四川东部），皮极厚，以皮肉紫色的为好。唐代《新唐书·地理志》中载有龙州（今四川平武、青川与江油一带）土贡厚朴，能作为向皇室进献的地区特产，足见品质上佳。宋代《开宝本草》说厚朴出梓州（今四川三台）、龙州者最佳。梓州为唐宋时期四川重要的府城之一，很可能是当时厚朴药材的集散地，而古龙州地区至今仍有大规模的厚朴种植。明代的《本草蒙筌》也指出川蜀多生厚朴，而梓州所出厚朴独胜其他地方所产。清朝的多部本草沿袭前代典籍的说法，对川产厚朴给予了肯定。民国的《药物出产辨》明确指出全国产厚朴的地区不少，但以四川所产最为正宗。

（三）厚朴的采收加工

厚朴植株为高大的落叶乔木，以树皮入药，一般要种植十余年后方可采剥。树皮剥取的时间多在春末夏初之际，此时皮部和木部易于剥离，伤口容易愈合。采下的树皮古时多直接阴干，近代多了一种称为"发汗"的工艺。树皮蒸煮后堆积于室内阴凉处，盖上杂草，内部水分即会渗出，状如出汗，待树皮内表面变为紫褐或棕褐色时再取出卷为筒状。这种方式有利于厚朴药材的干燥，也会促进药材变色增香，并减少刺激性。

（四）厚朴的药用

厚朴的第一功效是行气；行气主要是消胀。胃肠气滞的病人，或是感到腹部胀满，或是感觉疼痛，或是感到痞闷，均可通过厚朴的行气达到消胀、止痛、解痞闷的效果。比如在前文提到的张仲景的"大承气汤"方剂中，厚朴的作用就是消胀。厚朴还能消除湿浊。此药香味浓烈，可以芳香化湿；是温性药，也有明显的苦味，能苦温燥湿。在"藿香正气水"这个中成药中，厚朴就是发挥燥湿除满的作用，与其他药物配伍共同治疗内伤湿滞或夏伤暑湿所致的感冒。厚朴尚有平喘之效，厚朴能燥湿，使脾不易生痰，所以最适合咳喘痰多的患者。

（五）经典方剂

方名：平胃散。

出处：《简要济众方》。

组成：苍术，厚朴，陈皮，甘草。

功用：燥湿运脾，行气和胃。

主治：湿滞脾胃证——脘腹胀满，不思饮食，口淡无味，恶心呕吐，嗳气吞酸，肢体沉重，怠惰嗜卧，常多自利，舌苔白腻而厚，脉缓。

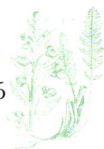

九、小雨轻风落楝花——川楝子

春日里花开不断，你方初落我又登场。古时以五日为一候，三候为一个节气，从小寒到谷雨八个节气里共有二十四候，每候都有不同的花朵绽蕾开放。人们以花作为节令之信使，称为花信，而风应花期，于是便有了"二十四番花信风"之说。每年花信风始于梅花，终于楝花，楝花落尽夏天便到了。

（一）川楝子的名称与川产道地性

楝是一种高大的乔木，平时普普通通，难以引人注目，但有两个时期却是例外。一是花开时节，远远望去如粉紫色的云霞，轻风吹来，花瓣窸窣而下，细红如雪。二是结果时节，果实刚长出时如青绿的小枣，成熟之后色泽金黄，经冬不落，垂挂枝头，宛如一个个金色的铃铛，于是得名"金铃子"。《庄子·秋水》篇里说，南方有一种类似凤凰名为鹓鶵的鸟，只在梧桐上栖息，只吃练实果腹，只喝醴泉解渴。这其中的"练实"有说即是楝实——楝树的果实。

楝树喜欢温暖湿润、光照充分的环境，四川的丘陵平原区非常适合其生长。宋代的《图经本草》就指出，楝实以蜀川者为佳；《证类本草》上则附有简州（今四川简阳）与梓州（今四川三台）的楝实图，表明了对川产楝实品质的认可。清代黄宫绣在《本草求真》中说明楝实因出于川，故以川字命名，明确了川楝子（如图3-6-9所示）名字由来。川楝子目前主产于宜宾、达州、泸州、乐山等地。

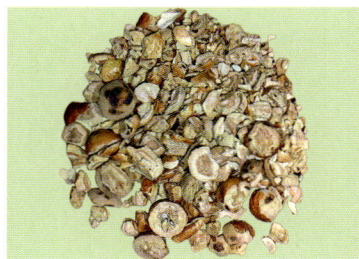

图3-6-9　川楝子

（二）川楝子的药用

川楝子味苦，药性寒凉，是一味行气止痛的药，适合用于热证引起的肝郁化火、胸胁脘腹胀痛等症。川楝子还有一定的驱蛔虫作用，但效果不如楝树的树皮——苦楝皮。川楝子有小毒，用量不可过大，使用时间不可过长。

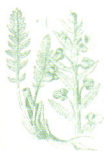

第四章

四诊合参

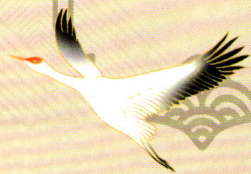

第一节　讳疾忌医

扁鹊，本名秦越人，是战国时期的医学家，因为其医术高超，而被认为是"神医"，所以人们借用了上古神话中神医——"扁鹊"的名号来称呼他。在《史记·扁鹊仓公列传》中详细记载了这位神医的临床诊疗风采，其中有一个临床案例颇为著名，成语"讳疾忌医"就是由此而来。

一、扁鹊望诊蔡桓公

扁鹊在周游列国时，来到了齐国，见到了齐国国君蔡桓公（如图4-1-1所示）。站了有一会儿，扁鹊便对蔡桓公说："您有小病在皮肤纹理之处，如果不治疗，可能会深入发展。"蔡桓公摆摆手说："寡人并没有疾病。"扁鹊便回去了，蔡桓公对身边的人说："医生就是喜欢给没病的人治病，把治好了'病'作为自己的功劳。"

过了几天之后，扁鹊见到蔡桓公，又说："您现在的疾患在肌肉处了，如果不治疗恐怕会更加深入了。"蔡桓公没有理他，扁鹊便走了，蔡桓公很不高兴。又过了五天，扁鹊再次见到蔡桓公，说道："您的疾病发展到了胃肠部位，不治疗的话就会更加严重了。"蔡桓公又没有理睬他，扁鹊走后，蔡桓公更不高兴了。

一段时间之后，扁鹊远远望见蔡桓公，立即掉头就走。蔡桓公差人去问他为什么，扁鹊说："当时蔡桓公的小病还在皮肤纹理处的时候，用热敷的方法就可以治愈；在肌肉处的时候，针刺治疗就可以了；后来发展到胃肠处，服用治疗肠胃病的汤药也可以；但是现在疾病已经深入了骨髓，那就是神仙才能管的事情了，我没有任何办法了。"过了五天，蔡桓公全身疼痛，无人可医，派人去寻找扁

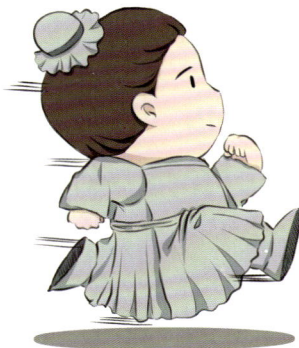

图4-1-1　扁鹊回秦国

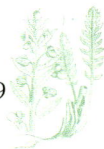

鹊，扁鹊已经回到秦国了。①

二、中医望诊

扁鹊并没有对蔡桓公进行一整套检查，就能够知晓他的健康状态，当然这与扁鹊自身的医术高超是分不开的。扁鹊所依靠的是中医望诊的办法。

"望"的甲骨文，很形象地表现了一个人睁大眼睛站在土坡上向远处看（如图4-1-2所示），所以"望"有"睁大眼睛仔细向远处看"的意思。中医的"望诊"即指医生通过视觉对人体的全身、局部都进行仔细观察，来了解病情，而且这种观察通常是要保持一定距离的。

一般医生需要"望"的是病人的整体神色、形态和局部表现，以了解其健康状态、判断病情。"六十一难曰：经言望而知之谓之神，闻而知之谓之圣，问而知之谓之工，切脉而知之谓之巧"②，可见能够依靠望诊就进行诊断辨别表明其医术高超，所以在中医"望、闻、问、切"四诊里面"望"也是排在首位的。

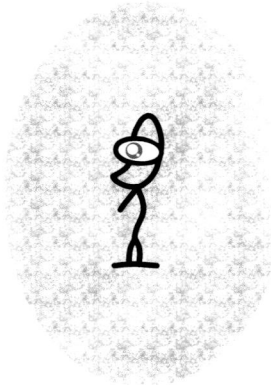

图4-1-2 甲骨文"望"

三、望诊内容

望诊通常对全身和局部都要进行观察。全身望诊主要观察这个人是否神采奕奕，皮肤是否有光泽，形体及行为姿态是否正常；局部望诊最特色的就是中医望舌，对于三岁以内的小儿还可以望食指络脉以判别其身体状态。

（一）全身望诊

全身望诊中很有意思的一个内容就是"望色"。在五行学说中有"五色"的概念，包括青、赤、黄、白、黑，对应了相应的脏腑。不同人的肌肤，同样也会体现出不同的色泽，而皮肤色泽就是脏腑的精、气、血在外部的呈现。皮肤色泽具有种族特征，作为亚洲人，正常面色是红黄隐隐有光泽的，但是也有因为先天遗传出现的偏白、偏黑、偏红等差异；同时人的肤色，尤其面色也会随着季节气候、运动饮食等因素有轻微变化，比如吃辣的面色更红润，秋季面色偏白，冬季面色偏黑。在疾病状态下，也可以根据五色的呈现来判断不同脏腑的病变及病

---

① 司马迁：《史记·精装典藏本》，黄建华译注，天津人民出版社，2016年，第533~534页。
② 孙桐编：《难经》，中国医药科技出版社，1996年，第87页。

邪性质，通常青色代表了人体有寒证、疼痛或瘀血等；赤色多为热病的表现，像是高烧时面部通红；黄色常常见于脾胃病变，脾胃不好的人通常面色萎黄、没精神；白色常见于气血亏虚，或者寒证也有可能见到面色苍白，主要是寒邪影响了气血分布，所以会出现皮肤病理性色白；黑色在五行中对应肾脏，所以肾虚可见到面色黧黑，或者因为寒凉、痰饮、瘀血等造成体内血行不畅，也会出现面部或身体局部皮肤色黑。

（二）局部望诊

局部包括人体从上到下的头、面、五官、颈项、四肢等。其中最有特色的就是舌诊，主要通过观察舌色与舌苔的变化来判断身体状态及脏腑功能。我们把整个舌头分为舌尖、舌中、舌根和舌边四个部位，它们分别对应了脏腑中的心（肺）、脾胃、肾和肝胆（如图4-1-3所示）。知道了脏腑在舌面的分布，那接下来就要观察舌的颜色了，一般有红、白、青紫三种舌色，正常人为淡红舌，如果舌色较正常红，甚至是鲜红色，一般考虑体内有热；如果舌色偏白，则是虚证的表现，多见于气血虚；如果舌的颜色呈现青紫，则多为有瘀血或者寒重的表现。正常舌苔为薄白苔，舌苔的变化同样也可以体现出人体寒、热、虚、实等状态，例如黄苔为热证，白苔为寒证、虚证、湿证，而黑苔是白苔与黄苔症状加深加重的表现，黑而燥的舌苔为热极、热重之证，黑而湿滑则是寒湿过盛的表现。我们平时能够显而易见地看到有人的舌苔更厚，有人舌苔感觉油腻腻，还有人舌苔不规则，类似地图。厚苔可见于食积、消化不良的人，如果最近吃地

图4-1-3　舌面分区

较多，自己感觉不消化了，伸出舌头看看通常能够见到舌苔变厚；腻腻的舌苔通常代表了体内有湿、有痰或者有食积，经常喜欢吃甜食、吃油腻食品的人可以见到这种舌苔；而地图舌常常见于脾胃不好、时间较久的人群。

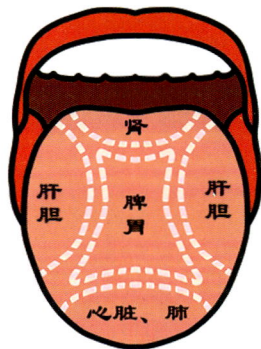

除了望舌，在儿科领域还有一种特色望诊，是观察小儿指纹，主要是看小孩子两只手食指前端的络脉情况，对于三岁左右的小孩子都可以操作。食指根据指节分为风关、气关、命关三部分，络脉越往指尖方向延伸表示病情越重。同时根据络脉颜色的变化，可以推测出病邪性质，比如络脉呈现红色，多为寒证，紫色或紫红色为热证，淡白色为脾虚。

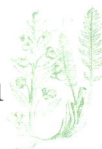

第二节　先闻其声

中国古典名著《红楼梦》具有极高的艺术性，在世界文学史中都占有重要地位。《红楼梦》作者用生动的描述和斐然的文采为读者塑造了一个个独特、鲜明的人物，像灵气十足、敏感体弱的林黛玉，稳重平和、圆滑世故的薛宝钗，精明能干、敢说敢为的贾探春等，其中对于王熙凤出场的描写，文笔精妙，尤为突出人物特点。

一、未见人，先闻声

《红楼梦》中有一段情节，是林黛玉初进贾府，与贾母对话，说自己一直在服用人参养荣丸弥补不足之症，"贾母道：'这正好，我这里正配丸药呢，叫他们多配一料就是了……'，一语未休，只听后院中有笑声，说：'我来迟了，不曾迎接远客！'黛玉思忖道：'这些人个个皆是敛声屏气恭肃严整，这来者是谁，这样放诞无礼？'心下想时，只见一群媳妇、丫鬟围拥着一个丽人，从后房进来。这个人打扮与姑娘们不同，彩绣辉煌，恍若神妃仙子。"[1]

这一段描写的是谁呢？就是《红楼梦》中以泼辣著称的王熙凤（如图4-2-1

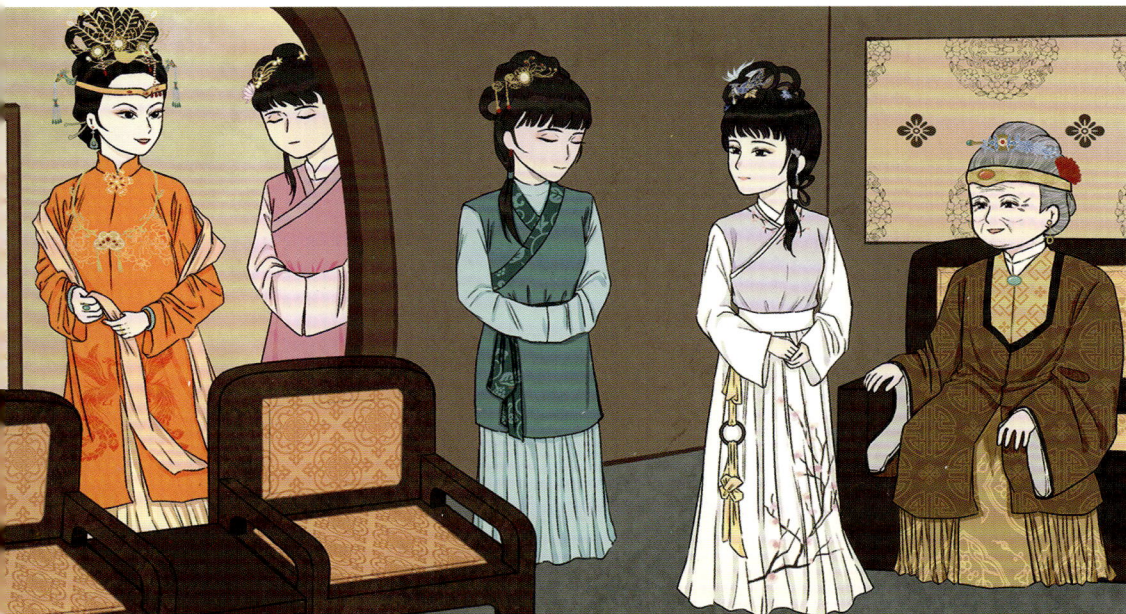

图4-2-1　未见其人，先闻其声

---

[1]　曹雪芹：《红楼梦》，俞婉君注，二十一世纪出版社，2015年，第12页。

所示）。王熙凤还没进屋子，笑声和说话声就已经清晰地传入屋内众人耳中，更突出了她开朗、外放的性格特征。

从听到的声音我们可以了解一个人的性格，而中医也可以从听到的声音来判断一个人的身体状况，这是中医闻诊的内容。

二、中医闻诊

"闻"的甲骨文字形，像是一个人跪坐着，竖起大大的耳朵，并以手附在耳上，聚精会神地听着什么（如图4-2-2所示）。所以，闻诊可以通过听、辨病人所发出的语言、呼吸、咳嗽、呕吐、喷嚏、叹气等各种声响，了解对方的身体状况和病情变化。值得注意的是，"闻"不单单涉及听力，"闻字虽从耳，但四诊之闻，不专主于听声也"[①]。所以，闻诊还包括了嗅气味的诊断方法，因为在人患疾病的情况下，人的气血运行失常、脏腑功能失调，可能会产生病秽之气，所以可以通过闻病人体内散发出的各种气味及分泌物、排泄物等气味来判断病证。

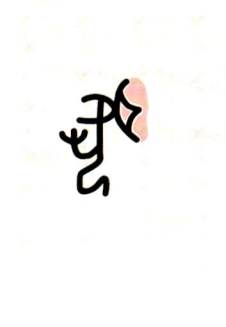

图4-2-2 甲骨文"闻"

三、闻诊内容

医生在接触病人的时候，也可从病人说话声音的高低、语气的强弱来大致判断其身体状况。正常人应该是声调柔和、语言流畅的，在病理状态下，一个人若语声高亢、洪亮有力，多为热证、实证，相反一个人语声低微、断断续续，则常考虑为寒证、虚证。除此之外，还有其他常见的病理发声，例如声音嘶哑通常为肺部问题；熟睡时打呼噜声音响亮常考虑鼻腔、咽喉通气不利；疾病状态下的喷嚏，常常为风寒刺激鼻腔与肺脏；平时总是长吁短叹，则要考虑此人肝气不舒畅。

另外，闻诊的另一种方式，通过嗅气味来判断病证有一个大致的规律：通常情况下，气味酸臭的，多属于实证，比如食积、湿热在体内郁积等；气味偏淡或者有腥气的，多属于寒证。像是胃热或者消化不良的患者，在平时张口说话时可能会散发臭秽口气；常常流出浊稠的鼻涕，并且呼出臭气，是鼻窦炎常见的表现，中医常考虑肺热；还有比较特殊的气味：比如病人待的屋子里有烂苹果味，多见于慢性糖尿病；有尿骚气，常常为肾病晚期；而病房中有蒜臭气味，则多见

---

① 李灿东主编：《实用中医诊断学》，中国中医药出版社，2021年，第117页。

于有机磷农药中毒。

第三节　对症下药

还有一位与扁鹊同样有名的医家，叫作华佗，他是东汉末年的医学家。华佗医术全面，精通内、妇、儿、针灸各科。而且他医德高尚，不计报酬救治了很多患者。中国有一个成语叫作对症下药，就是出自华佗的临床诊治案例。

一、李延与倪寻的故事①

东汉末年，有两个病人，一人叫李延，一人叫倪寻。两人同时得了头痛发热的毛病，找过很多医生也没有治好，于是来找华佗。华佗经过仔细询问与诊断之后，给他们各自开了药方，但是给李延开的是发汗药，给倪寻开的是泻下药。他俩一看，心里犯起了嘀咕：都是一样的病，为什么用药不一样啊，管不管用呢？

华佗见此，耐心地解释说："吃药要看具体的情况，你们二人虽然症状表现的一样，但是病因却不一样。刚才我问过你二人了解到，李延是因为天气寒冷，感受了风寒，导致头痛发热，因此需用向外发汗的方式把体内的风寒发散出来；而倪寻是因为前几日家中摆宴，饮食过度，食积不消化，损伤了脾胃导致的发热头痛，因此通过泻下药，把积食排出来，症状也就缓解了。病因不同，当然用药也不同啦！"

两人听了，便放心服药，果然疾病很快就好了。

二、中医问诊

华佗的诊断过程体现了中医望、闻、问、切四诊中"问诊"的关键作用。"问"字形象地体现了进门先开口的动作（如图4-3-1所示）。"问"需要我们张开嘴去打听、去咨询。所以，"问诊"是指中医医生采取对话的方式，向病人及其亲属确定疾病的发生、发展、及现在表现、治疗过程，再来诊断疾病的一种方式。

"问诊"可以有效帮助医生了解病人的患病情况，从而提高临床诊断的准确率。有很多人对中医诊

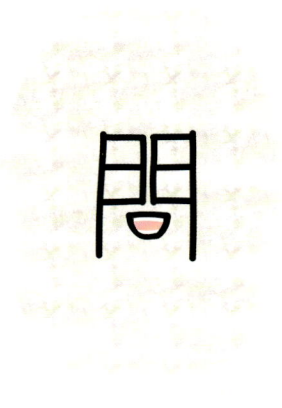

图4-3-1　甲骨文"问"

① 陈寿：《三国志》，裴松之注，武传点校，崇文书局，2009年，第362页。

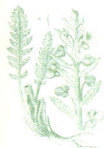

134

断的方法都有一些误解，以为只靠摸脉就能够判断出具体疾病，不让医生提问，其实不是的，中医的"望、闻、问、切"四诊缺一不可，问诊的作用可千万不能被忽视。像是华佗就因为咨询过李延和倪寻之后，知道两个人之前的经历不同，才能够准确得选择治疗方法。每个人发病前的情况，吃过什么东西、去过哪里、有什么行为等都是没有办法通过望、闻或摸脉确定的，只能依靠问诊来明确。

三、问诊内容

历代中医学家非常重视问诊，如明代医家张景岳就认为问诊"乃诊治之要领，临证之首务"[1]，可见问诊的重要性。为此，还有专门的中医"十问歌"流传：

一问寒热二问汗，三问头身四问便，
五问饮食六问胸，七聋八渴俱当辨，
九问旧病十问因，再兼服药参机变。[2]

"十问歌"讲的就是问诊的一般流程：从整体到局部、从上到下、从现在到过去。面对患者，首先要从整体出发，需要问患者偏寒或偏热感觉，根据寒热既能辨别当下的病邪性质，也能了解既往体质状况。其次，询问患者出汗的情况，无汗多见于寒证、虚证，大汗多为内有实热，白天汗出过多常见于气虚、阳虚，夜间汗出多常见于阴虚。接着从整体到局部，"三问头身四问便，五问饮食六问胸"这两句是可以综合起来看的，遵循从头到脚，再到饮食、大小便的情况来进行判断。从最上面的头部开始，然后依次往下询问现有的异常感觉，例如头痛头晕、胸闷、心悸、腹胀、肢体麻木、局部疼痛等，以异常感觉的性质和部位分别对应相关内部脏腑或外部肌肉具体病变；然后再到食欲、食量、大小便、睡眠的情况等。"七聋八渴俱当辨"其实不单单局限于是否耳聋或是否口渴，它一般指我们五官的各种情况，比如眼睛视物模糊、眼干眼痒等，鼻子是否不通气、流鼻涕等，是否有耳鸣、口干等不舒服的表现。以上都是现在疾病的基本情况，接下来就要回归过去，询问患者的旧有疾病及可能导致本次疾病的原因，加之目前服用的药物情况以帮助更好地判断疾病根源，以及在药物影响下疾病可能会发生的改变。

当然，临床问诊并不是上面所说的内容需要一个不落的都要问完，而是要根据望诊、闻诊、切诊过程中对病人情况的基本判断，结合医生自己的想法，围绕病证核心进行有目的提问。比如医生已经考虑是食积引起的发热，那一般可以

---

[1] 张景岳：《传忠录》，中国医药科技出版社，2017年，第18页。
[2] 李灿东、方朝义主编：《中医诊断学》，中国中医药出版社，2021年，第71页。

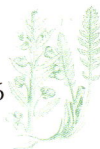

询问患者现在的发热程度如何，有没有腹胀腹痛，具体吃了什么引起的，大便情况怎么样，来就诊前是否吃过消食药等。对于无法说话或者语言组织能力不成熟的婴幼儿及老年人，可以通过询问其亲属了解病情。

第四节　悬丝诊脉

脉诊可以说是中医临床诊断方法里面最为神奇的手段，它属于中医"望、闻、问、切"四种诊法里面"切诊"的内容。"切诊"除了切脉之外，还包括触按的方法，比如轻轻接触病人皮肤、额头等，以判断凉热；稍稍用力触、按局部以了解是否有肿块或者疼痛等，以上方法与西医临床的检查手法类似，在此不做重点说明。

一、孙思邈悬丝诊脉[1]

传说药王孙思邈在为唐太宗的长孙皇后看病时，采用了悬丝诊脉的方法，即医生与病人分处两室，互不见面，仅通过搭在病人腕上的丝线来进行诊脉。因为唐太宗早就听说孙思邈大名，对他十分敬重，邀请其进宫后还有意试探孙思邈诊断技术，先后命太监把丝线拴在冬青根、铜鼎脚和鹦鹉腿上，都被他一一识破了。最后才把丝线拴在长孙皇后的手腕上，孙思邈通过悬丝诊脉判断出皇后是滞产，开了一剂理气活血的催产方，皇后服用之后顺利生下小宝宝，太宗很是开心。那么中医真的可以依靠"悬丝诊脉"的方法来判断病情吗？

其实，"悬丝诊脉"既是真的也是假的，"真"是说古代真的有这么一回事，尤其皇宫的医生为娘娘和公主们诊病时，要遵循礼法，可以采用悬丝诊脉的方式。而"假"则是说这种方法纯属一种形式，对医生了解病情并无太大意义。那医生怎么能够实现对症下药呢？其实古代的娘娘或公主们生病，总会有贴身宫女、太监介绍病情，医生也会详细询问患者的各种情况，得到详尽的贴身情报后，医生对于疾病诊治自然就胸有成竹了。

二、脉诊方式衍变

虽然"悬丝诊脉"只是一种形式，但里面涉及的脉诊是中医自古以来诊断疾病的重要方法之一。

脉诊最开始在《黄帝内经》中是以"三部九候"的方式进行的，"三部"包括头、手、足三个部位，"九候"是指在三个部位上又各分天、地、人三候，

① 邓永标、林飞主编：《长寿大典》，中医古籍出版社，2011年，第31页。

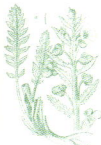

这种诊脉方法过于复杂，目前已经不再应用了。到了东汉，张仲景描述了三部诊法，需要切按患者人迎、寸口及趺阳三脉，即现在的颈动脉搏动处、桡动脉搏动处和足背动脉搏动处。后来因为足背动脉的触按实在操作困难，便简化成了现在我们常见的诊脉形式，只切按手腕处的桡动脉搏动处，又叫作寸口诊脉法（如图4-4-1所示）。

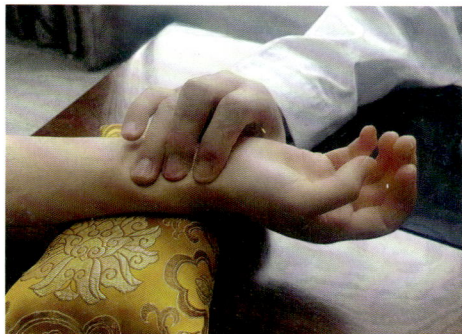

图4-4-1　寸口诊脉法

寸口脉分为寸、关、尺三部（如图4-4-2所示），以我们能摸到的手腕处突起的骨头内侧为关部，关前为寸部，关后为尺部。需要用中指沿着骨头确定关部后，再分别以食指、无名指对应寸部、尺部。两只手都要进行脉诊，总共六部脉。

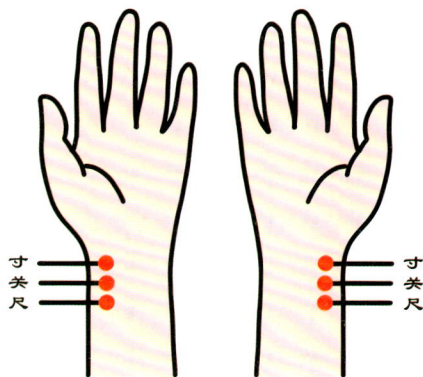

图4-4-2　寸口脉分部

三、脉象解析

寸口处可以体现人体气血情况及五脏六腑的状态，两只手、六部脉还分别

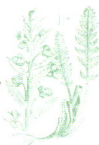

代表着不同的含义：左手主血，右手主气；左手寸、关、尺分别对应心、肝、肾（阴）；右手寸、关、尺分别对应肺、脾、肾（阳）。所以，中医可以根据每个人寸口脉跳动的不同来判断不同的身体情况。

我们通过触、按可以体会一下，会发现不同人的脉搏跳动快慢不同、强弱不同，这都叫作脉象。中医认为正常脉象应该是1分钟达到72～80次，在一次呼吸期间跳动4～5下，脉象跳动的节律一致且从容柔和，不会浮于表面也不会沉在肌肉内部触摸困难。根据年龄、性别、体质的不同脉象可能会有偏差，也是正常的，比如小孩子的脉搏跳动较快，男性脉搏跳动较女性更有力量，身体较瘦人的脉搏较肥胖者更容易摸到。

临床需要通过脉诊来确定脏腑、经络、气血等异常变化，不同的脉象代表了不同的含义。常见的病理脉象有28种，需要专业人员通过长时间不断的练习、积累才能更好地感受出来。但是一些能够明显区分出来的异常脉象，我们也可以尝试触按一下：有人的脉轻轻触摸就能感受到，在病理情况下通常为外感邪气后导致的病证，而有人的脉则需要用力重重触按才能够摸到，这种情况一般为内部脏腑或气、血、津液等精微物质的异常；还有跳动比较快的脉象，常为热证的表现，而相对的，跳动比较缓慢的脉象常常是寒证、虚证的表现；还有跳着跳着，突然终止，稍后又继续跳动的不规则脉象，这时要考虑心脏的问题。

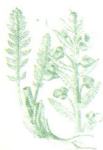

第五章

医乃仁术

第一节　经络学说

武侠小说里常常提到，在练习武功的过程中，只要打通了任督二脉，全身的气血百脉就通了，离绝世高手也就不远了。其实在中医经络学说中，身体上还真的有任脉和督脉两条经脉，二者都属于奇经八脉的范畴，分别循行于腹部正中和背部正中。任脉起于小腹内，分布于身体前侧，被称为"阴脉之海"。任脉不通多见女性痛经、子宫肌瘤等疾病。督脉同样起于小腹内，但分布于身体背部，被称为"阳脉之海"，因此督脉不通常常会有阳气不足、肢体怕冷等表现。

所以说，任督二脉统领一身阴、阳，确实比较重要。但是值得注意的是，除了任督二脉，人体还有其他经络，而且所有经络系统都是相互连接的，任督二脉也不例外，二者相交于口中，所以打通任督二脉的说法就很不客观了，这通常是作者为了体现主角武功高强，而在小说创作中进行的艺术加工。除了任脉与督脉，人体还有其他经络循行，并发挥其特有的功能。

一、经络概念

"经"有路径、途径的含义，在经络系统里面指的是经脉；"络"有联络、网络之意，在经络系统里面指的是络脉，络脉是经脉别出的分支。一般认为，经脉多循行于人体深部，络脉多循行于浅表部位，二者纵横交错，遍布全身。经络学说则是研究经络组成、循行、分布、功能与病理，以及经络与人体其他脏腑组织、气血津液等相互关系的学说。

当然，至今为止也没有学者找到经络的具体实像，它们是看不到、摸不着的。人们是在古代针灸、推拿、导引气功等实践操作的基础上，再配合中医阴阳五行、藏象学说等理论知识，逐渐完善形成了完整的经络学说体系，对扩展中医诊断与治疗方法，也有了巨大的价值。

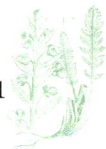

二、经络系统组成

经络系统主要由经脉与络脉组成，经脉是主干，络脉是分支。

（一）经脉

经脉主要包括十二正经和奇经八脉。十二正经分手三阴、手三阳、足三阴和足三阳，共计十二条。它们分别是手太阴肺经、手少阴心经、手厥阴心包经、手少阳三焦经、手阳明大肠经、手太阳小肠经、足太阴脾经、足少阴肾经、足厥阴肝经、足少阳胆经、足阳明胃经、足太阳膀胱经。正如它们名称对应的一样，每条经都和体内的脏腑有直接络属关系，而且这十二条经的分布、走向等是有规律可循的，十二经脉首尾相接（如图5-1-1所示），又是气血运行的主要通路，所以把它们叫作"正经"，"正经"中的"正"字也有正式的、主要的含义在里面。

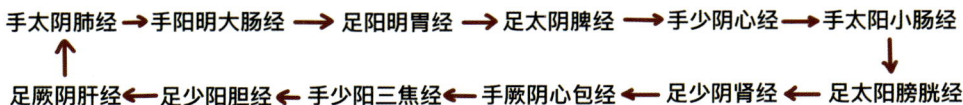

手太阴肺经 → 手阳明大肠经 → 足阳明胃经 → 足太阴脾经 → 手少阴心经 → 手太阳小肠经

足厥阴肝经 ← 足少阳胆经 ← 手少阳三焦经 ← 手厥阴心包经 ← 足少阴肾经 ← 足太阳膀胱经

图5-1-1　经络循行

奇经八脉，顾名思义其特点重在奇特，总共有八条，除之前提到的督脉、任脉之外，还有冲脉、带脉、阴跷脉、阳跷脉、阴维脉和阳维脉。它们不像十二正经一样，有脏腑络属关系与规律分布，所以，相较"正经"来说被称为"奇经"。

（二）络脉

络脉是经脉的分支，根据它们分布的大致部位和粗细被分为了别络、浮络和孙络。别络是络脉中较大的络脉，大致分布于四肢、人体腹部、背部及两侧，有加强十二正经与体表联系的作用。浮络循行在人体浅表部位，说明其位浅如浮。孙络是最细小的络脉。络脉大多没有被正式命名，是经脉的延伸，辅助加强经脉沟通、联络的不足。

除经脉和络脉之外，人体还通过经别、经筋、皮部等不断加强经络与脏腑、肌肉组织、关节骨骼等人体各部分的联系，使气血运行更加通畅，运行范围亦更加广泛。

三、经络功能与形象解析

所有经络都具有运行气血、联络脏腑形体官窍、沟通上下内外的通路作用，像在人体形成了一条条看不见，而又互连互接的网状管道。那我们怎样去认识经络的具体形象和具体功能呢？古代医家结合自然界现象，把经脉比作河流（如

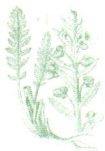

图5-1-2所示），"经脉十二者，外合于十二经水，而内属于五脏六腑……足太阳外合于清水，内属于膀胱……足少阳外合于渭水，内属于胆。足阳明外合于海水，内属于胃。足太阴外合于湖水，内属于脾。足少阴外合于汝水，内属于肾。足厥阴外合于渑水，内属于肝。手太阳外合于淮水，内属于小肠……手少阳外合于漯水，内属于三焦。手阳明外合于江水，内属于大肠。手太阴外合于河水，内属于肺。手少阴外合于济水，内属于心。手心主外合于漳水，内属于心

图5-1-2 河流示意图

包。凡此五脏六腑十二经水者，外有源泉，而内有所禀，此皆内外相贯，如环无端，人经亦然。"[1]《黄帝内经》所说的主要是十二正经，它把其中每一条经脉都比作了一个水系，并且认为它们如大江大河一样外可流动气血，内有脏腑络属支撑，而且循环无休，源源不断。河流所过之处，常常会冲击出富饶的平原土地，供给人类生活发展所需的良田沃土，促进人类代代繁衍。经络在人体同样会对所过之处进行气血灌注，充养脏腑、官窍、形体，从而促进整个身体的健康与和谐。

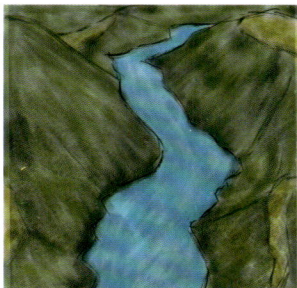

现在随着国家经济发展、人民生活水平提高，我们可以更加通俗易懂地把经络系统看作是国家四通八达的交通网。十二正经和奇经八脉都属于大经脉，是主路，就如同我们国家宽敞的国道一样，连接起了重要地方，而各种别络、浮络、孙络等就如同省道、城市道路和乡道等，帮助主路进一步往小地方进行扩展延伸。气血如同车辆，在这样发达的交通道路上，可以便捷地到达任何地方——脏腑、肌肉、皮肤、官窍等（如图5-1-3所示）。所以临床上可以通过对经络与经络上穴位实施针刺、推拿、刮痧来刺激经络的传导通路作用，以加强气血传输，从而达到舒经通络、治疗养生的目的。

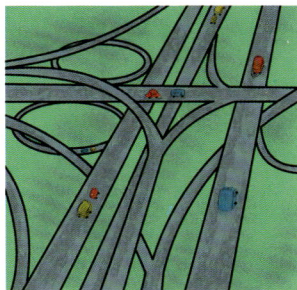

图5-1-3 交通示意图

四、经络的应用

经络在实际中可双向应用，一方面是通过对某条经脉或经脉上的某个穴位施加刺激，可以起到加强气血运行、调节脏腑组织与官窍等作用，进而治愈某些疾病或养生保健，比如我们通过拍打胃经的方式可以起到健胃消食的作用；用艾灸熏蒸督脉可以更好地发挥其"阳脉之海"的作用，可提护身体阳气；同样对经

---

[1] 田代华、刘更生整理：《灵枢经》，人民卫生出版社，2005年，第42~43页。

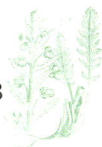

脉循行上的特定穴位进行按、揉或针刺刺激，也会对相应脏腑或局部肌肉、关节起到调节作用。另一方面人体的脏腑、组织、官窍、肌肉、关节等部位如果有病理变化，也常常会反应到其对应的经络或某些穴位上。像是心脏如有异常，一般会体现在手少阴心经、手厥阴心包经等和心相关的经脉上，这两条经脉循行所过之处的肌肉可能会出现按压痛，还有可能与心脏相关的背俞穴——心俞穴的位置会出现酸痛、发冷等不适；再如肝胆火旺很有可能会出现脸颊两侧起痘，因为胆经循行是由两侧外眼角绕耳朵前方到头上，所过之处正好是脸颊两侧大致区域（如图5-1-4所示）。

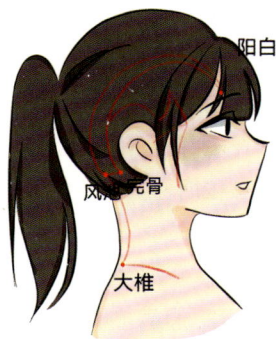

图5-1-4　胆经循行

第二节　初识腧穴

腧穴又被称作"节""会""气穴""气府""骨空""孔穴""穴道"等。[1]"腧"字有转输、输注的意思；"穴"字为孔隙之意。所以腧穴是脏腑、经络之气传输灌注于体表的特殊部位，也是疾病反应点和治法的刺激点，经常用作针灸、推拿和放血等治疗施术的部位。

一、腧穴作用

包括有经络归属的腧穴与经外奇穴在内，人体共有408个有名称与定位的腧穴。腧穴的作用归纳起来有两个方面，即近治作用与远治作用。

近治作用：全身所有腧穴，都能够用于治疗所在部位及其邻近器官的病症。

远治作用：因为腧穴都分布在经络运行轨道上，所以一个腧穴不仅能治疗局部病症，还能治疗所在经络循行所过的远端部位或脏腑的病症。

二、常用腧穴穴名解析与主治

（一）面部穴位

1. 四白穴

"四"指四方，"白"有白色、光亮之意。四白穴（如图5-2-1所示）取穴为目正视，瞳孔直下，当眶下孔凹陷处，眼睛疾病取此穴位可以使目光所顾之处皆是光明。

---

① 沈雪勇主编：《经络腧穴学》，中国中医药出版社，2003年，第15页。

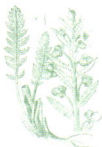

四白穴为足阳明胃经穴位，主治多为目赤肿痛，视物不清，头痛眩晕等头眼部近处病证。

2. 睛明穴

"睛"是眼睛，"明"为光明，是治疗目疾的重要穴位。睛明穴（如图5-2-2所示）为足太阳膀胱经穴位，位于眼部内侧，内眼角稍上方凹陷处。

同样符合穴位近治作用，可以治疗目赤肿痛，迎风流泪，视物不清楚，近视、夜盲、偏头痛等。

3. 迎香穴

"迎香"有迎接芳香之意，这个穴位可以治疗鼻炎、鼻窦炎等，缓解鼻塞、流鼻涕等，鼻塞得到通畅，自然就能够闻得到香臭，从而有选择性地迎接芳香之气。迎香穴（如图5-2-3所示）是手阳明大肠经在面部的穴位，位于鼻翼外侧中点旁边，鼻唇沟中。

4. 人中穴

此穴在鼻唇沟的上1/3与下2/3的交点处，看这个部位的形态，类似一道短短的沟渠，因此人中穴又被叫作"水沟穴"。人中穴（如图5-2-4所示）就近位置可以治疗鼻塞、鼻出血、牙痛等；因为是属于督脉循行上的穴位，督脉行于后背正中，主一身阳气，所以人中穴还经常用于一些急症的治疗，比如昏迷、晕厥、中暑、脊背僵痛、急性腰痛等。

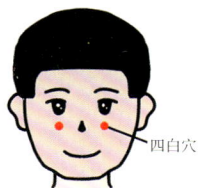
图5-2-1 四白穴

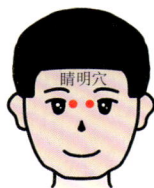
图5-2-2 睛明穴

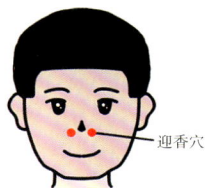
图5-2-3 迎香穴

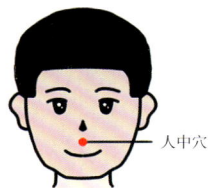
图5-2-4 人中穴

（二）上肢穴位

1. 少商穴

"少"有小之意，"商"是五行学说中五音的一种，对应金属性，脏腑中对应肺。少商穴（如图5-2-5所示）是手太阴肺经循行路径上最后一个穴位，所以此穴含义为肺经之气较微小的体现。该穴位置在拇指桡侧指甲角旁0.1寸。在临床可用于治疗咳嗽、咽痛等肺系疾病，同时也可以应用于一些常见急症的治疗，一般采用在此穴位放血的方式治疗高热、小儿惊风等。

2. 合谷穴

在手背第二掌骨桡侧中点处（取穴）。"合"为开合，"谷"为山谷，合

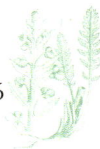

谷也是山名，该穴位所在部位的特点即为"开则凹陷如谷，合则凸起如山"①，是手阳明大肠经的穴位。

合谷穴（如图5-2-6所示）是常用的止痛要穴，比如头痛、目痛、牙痛、腹痛、痛经等，都可以通过针刺或点按合谷穴进行缓解。

3. 内关穴

内关穴（如图5-2-7所示）在前臂内侧，腕横纹上2寸，是手厥阴心包经的穴位。"关"有关格要塞之意；内与外相对，因为在前臂外侧相应部位还有一个外关穴。根据内关穴所在经脉循行和脏腑归属，该穴可以起到通达胸膈关要之用。例如其作为止呕要穴，治疗恶心想吐、孕吐、心绞痛、腹泻腹痛等，应用较强力度按压内关穴对于晕车造成的恶心、呕吐、头痛等非常有效。

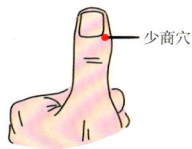

图5-2-5　少商穴

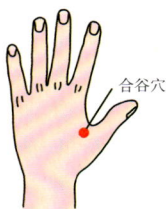

图5-2-6　合谷穴

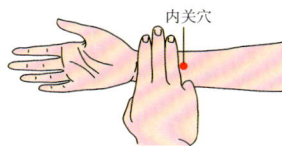

图5-2-7　内关穴

4. 四缝穴

除大拇指外其余四个手指均有分布，在食指、中指、无名指和小指手指第二道指间关节横纹中央，共八个（如图5-2-8所示）。它们不在任何经脉上，归属于经外奇穴。经常用于小儿消化系统疾病，例如食积、腹胀、消化不良等，一般采用针刺此穴放血的方式。平时掐按两只手的这八个穴位也有健脾消食的作用。

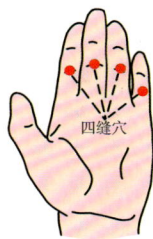

图5-2-8　四缝穴

5. 十宣穴

十宣穴（如图5-2-9所示）与四缝穴一样，也属于经外奇穴的范畴。它们位于两只手的十指尖端，大致距指甲边缘有0.1寸的位置，共十个。这一组穴位也通常以针刺放血的方式进行操作，用于急性病证发作，如高热、中暑、昏迷、癫痫、咽痛等。

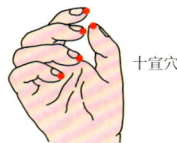

图5-2-9　十宣穴

① 周楣声：《针灸穴名释义》，黄时泰、张载义译，安徽科学技术出版社，1985年，第27～28页。

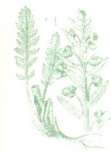

（三）背部穴位

1.大椎穴

"大"为巨大，"椎"指脊椎，第七颈椎为椎体中最大者，大椎穴（如图5-2-10所示）位于其下方凹陷中，所以被称为"大椎"。当我们低头的时候，用手可以摸到脖子后面正中最突出的一块骨头，它下方的凹陷处就是大椎穴所在的位置。

大椎穴属于督脉循行上的一个穴位，近治可以用于颈椎病、肩背痛等治疗，同时由于其所在部位较为突出，容易首当其冲受到外界邪气，尤其是风邪的侵扰，所以也常常用于治疗感冒发热、小儿惊风、中暑呕吐、风疹等。秋冬季节要注意大椎穴的保暖，可用灸法温暖大椎穴，还有预防感冒的作用。

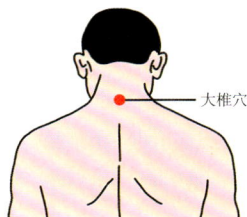

图5-2-10 大椎穴

2.脏腑背俞穴

"俞"字此处有转输、传输之意。位于后背脊柱两侧的这些背俞穴（如图5-2-11所示），都属于足太阳膀胱经。与它们的名称相关，是肺、心、肝、脾等内部脏腑在背部的反应点。应用中医外治法，如推拿、拔罐、针灸等，对这些穴位进行刺激，可以促进内部脏腑的功能；同时，如果人体某个脏腑出现异常，也会反应到相应的背俞穴上，出现酸、痛等不适。

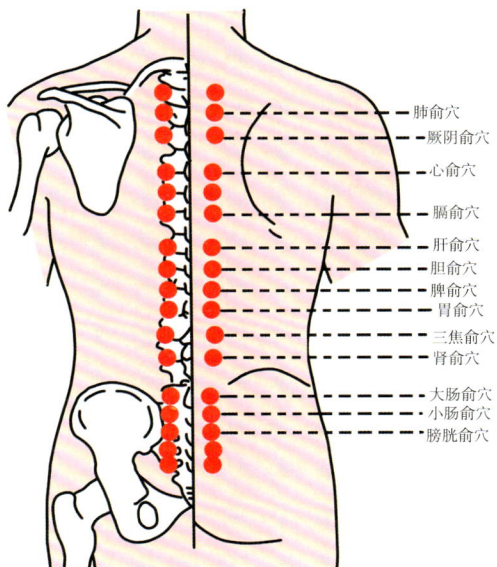

图5-2-11 脏腑背俞穴

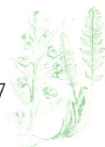

（四）腹部穴位

1. 神阙穴

这个穴位所在之处就是肚脐，"神"是指人的元神，"阙"可通"缺"，也有宫阙之义。肚脐之处下陷，是人腹部的一处缺口，也是元神出入之处，所以此处名为"神阙"。[①]

神阙穴（如图5-2-12所示）为任脉上的穴位，常常施加艾灸手段，可以隔姜灸、隔盐灸，用来缓解腹痛，泄泻等，效果良好。忌用针刺。

2. 天枢穴

上为天，下为地，对应到人体上，可以理解为上半身为天，下半身为地，"枢"为枢纽，所以天枢穴（如图5-2-13所示）是人体上下的枢要之处。该穴位于腹部，与肚脐平行旁开2寸的位置。天枢穴近治作用更为突出，同样多用于治疗腹部病证，例如腹痛、腹胀、肠鸣、泄泻、便秘、月经不调、痛经等。

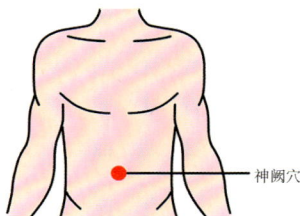

图5-2-12　神阙穴

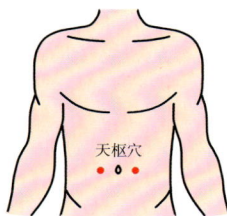

图5-2-13　天枢穴

3. 气海穴

气海穴在肚脐下正中1.5寸的地方。气海（如图5-2-14所示），顾名思义是气的大海，可以为人体提供源源不断的元气，主治各种气的病变。临床可以用于治疗形体瘦弱、乏力、腹泻、便秘、小便不利、遗尿、食欲不振等。常常施加针刺或艾灸的手段，尤其在补益元气时多可运用艾灸的方法。

4. 关元穴

在气海穴下方，距离肚脐下3寸之处（如图5-2-15所示）。"关"可以理解为关闭、关藏之意，"元"为元气，所以此穴位可以帮助人体闭藏元气，临床功效与气海穴类似，也可以用来治疗尿频、遗尿、腹痛腹泻等，因为是元气闭藏之处，所以还可以用来治疗晕厥、休克等急性病证。

---

① 周楣声：《针灸穴名释义》，黄时泰、张载义译，安徽科学技术出版社，1985年，第125页。

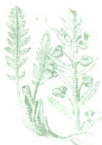

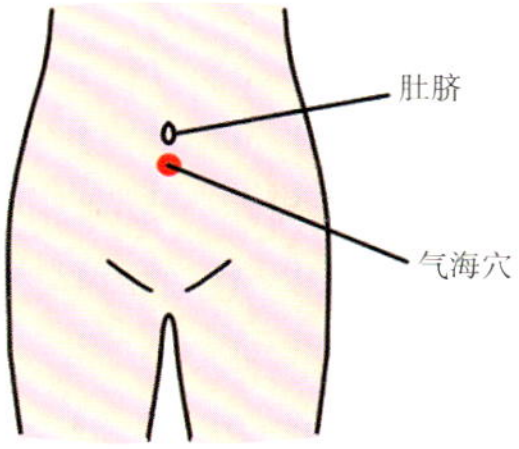

图5-2-14 气海穴

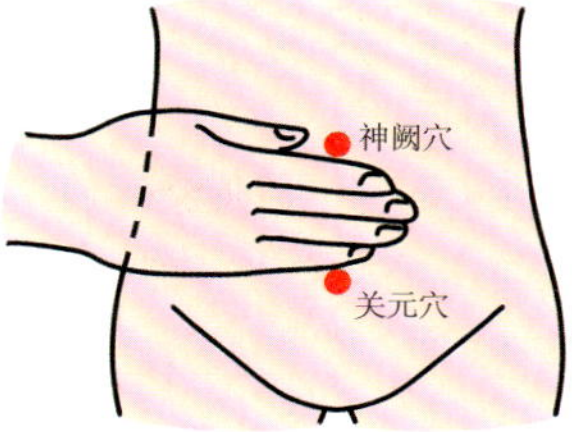

图5-2-15 关元穴

（五）下肢穴位

1. 足三里穴

用手摸到膝盖外侧凹陷后，直下3寸之处即为足三里穴（如图5-2-16所示）。"三里"也明显说明了该穴位膝下3寸的位置。此穴位属于足阳明胃经，是常用的养生保健要穴，有健脾调胃、促进消化、强健筋骨、延年益寿的作用。常用针刺、按揉、艾灸等方法进行穴位刺激，远治作用集中在消化系统，例如腹胀腹痛、不想吃饭、恶心、呕吐等，近治可以用于腿脚无力、酸痛等。中医有"若要安，三里常不干"[①]的说法，说的就是常用灸法熏蒸足三里穴能起到强身健体的功效。

2. 三阴交穴

该穴位是足少阴肾经、足太阴脾经、足厥阴肝经三条阴经交会与交接之处，故名"三阴交"（如图5-2-17所示）。该穴位在脚内踝骨上方3寸的地方。因为和肾、脾、肝都有紧密关系，这个穴位常用于泌尿系统与消化系统疾病，同时女子以肝为本、以阴血为本，所以三阴交穴是妇科要穴。临床常用来治疗小便不畅、水肿、遗尿、消化不良以及痛经、月经不调、更年期症状等。时常按揉三阴交穴对于女子来说还能起到活血通络、美颜抗衰的作用。

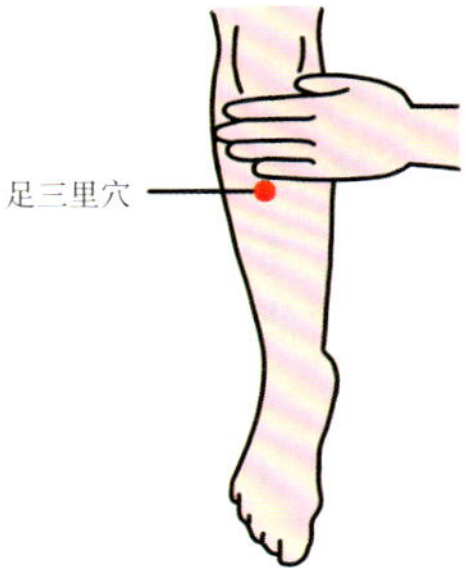

图5-2-16 足三里穴

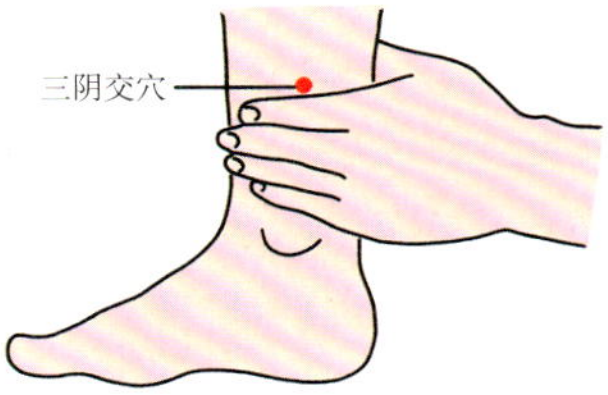

图5-2-17 三阴交穴

---

① 杨继洲，田思胜校注：《针灸大成》，中国中医药出版社，1997年，第447页。

3. 涌泉穴

穴名为涌出泉水之意，属足少阴肾经穴位，贴合肾脏功能，有通调人体水道的作用。该穴位在脚掌心，当屈起脚掌时，在脚底上1/3出现的凹陷即为涌泉穴（如图5-2-18所示）。经常采用按揉或敷贴此穴的方式，可以治疗肾阴肾水亏虚出现的虚热、烦热、脚心热等，以及水液代谢失常出现的遗尿、小便不畅等。

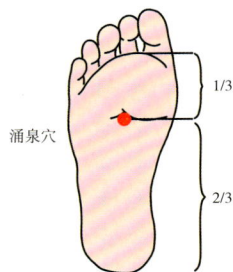

涌泉穴

图5-2-18　涌泉穴

三、手指同身寸

上面介绍到的一些穴位涉及2寸、3寸等人体定位，在临床取穴时，最便捷的一种测量方法便是手指同身寸，就是依靠自己的手指在身体进行测量（如图5-2-19所示）。

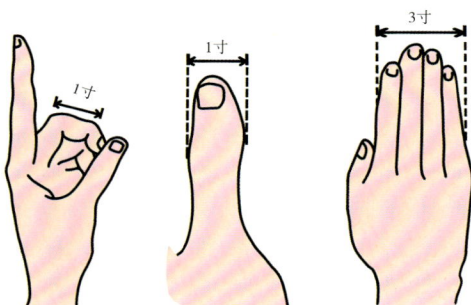

图5-2-19　手指同身寸

由于每个人的身高、体重等都不相同，所以在进行手指同身寸定位时，最好使用本人的手进行比对。

第三节　小儿推拿

推拿是中医临床领域外治法的一种。小儿推拿是运用中医原理与一定手法，作用于小儿体表特定部位，使气血经络通畅，脏腑阴阳调和，从而达到治病保健目的的一种方法。小儿推拿历史悠久，在马王堆三号汉墓出土的《五十二病方》中就有运用推拿手法治疗"婴儿瘕"与"瘛"的记载。[1]在临床中，儿童服药比较困难，害怕打针，加上小儿肌肤娇嫩，中医认为小儿患病一般较浅，容易

---

[1]　任现志主编：《实用小儿推拿》，科学技术文献出版社，2008年，第2页。

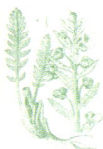

痊愈，所以很多外治法疗效较好，尤其小儿推拿优势明显。

一、常用基本手法

（一）推法

推法（如图5-3-1所示）是小儿推拿中最基本的手法之一。采用手指或者手掌在体表进行单方向的直线运动，操作时施力的手指或者手掌要伸直，主要依靠肘和腕来带动，并且推动时要有节律，施力要均匀，始终如一，不能推破皮肤。一般可以蘸取滑石粉或者爽身粉，边蘸边推，频率在每分钟100～200次。

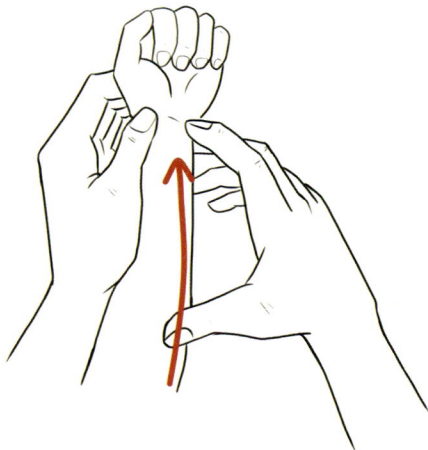

图5-3-1　推法

根据对不同穴位或部位的操作，推法有清热祛邪或温阳补虚的作用。一般针对"线"状部位进行操作，如小臂内侧的肺经、手指经脉循行等。

（二）揉法

通常以手指、鱼际或掌根固定在某一部位上，进行轻柔和缓的环旋操作，带动这一部位的皮下组织一起揉动（如图5-3-2所示）。针对面积较小的治疗部位，用手指端进行揉动，例如各背俞穴；面积稍大的部位可以采用大、小鱼际进行揉动，例如肩颈、头面等；面积更大、肌肉丰厚的部位一般借助掌根的力量揉动，像是腰部、腹部等。

揉法具有活血散瘀、消肿止痛等功效，对肩、颈、腰、腿等部位操作具有缓解肌肉疼痛、僵紧的作用，揉动腹部可以很好地起到健胃消食的作用。

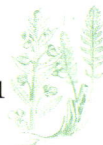

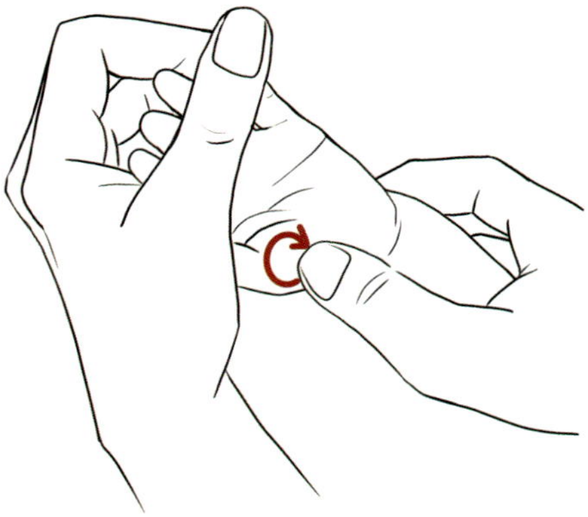

图5-3-2 揉法

（三）按法

按法（如图5-3-3所示）是一种较强的刺激手法，中医有"以指代针"的说法，所以按法一般用拇指，针对面积较大的部位也可以用手掌面、手掌根着力，附着在某一部位上逐渐向下，用力按压，然后再放开，再按压，反复进行。

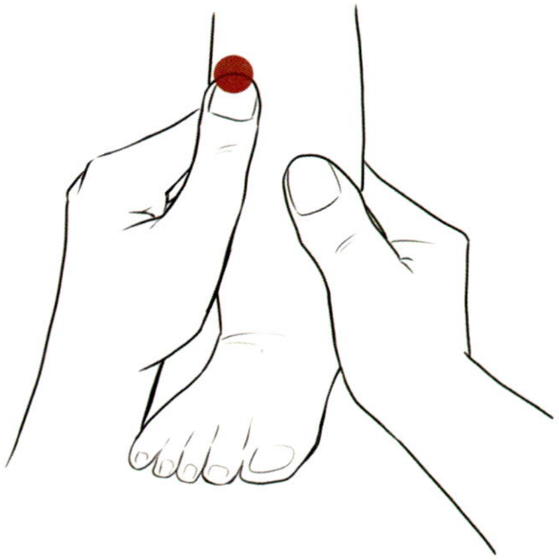

图5-3-3 按法

按法可以说是一种舒缓形式的针刺刺激，常常用于全身穴位处，有通经络、止疼痛的作用，像是腰部、背部的急性、慢性疼痛都可以用掌按法进行操作。

（四）摩法

一般利用手掌掌面或者以食指、中指、无名指三指并齐，对某一部位进行有节律的环旋运动，在皮肤上进行抚摸（如图5-3-4所示），同样也可以配合增加润滑度的粉或药膏实施。

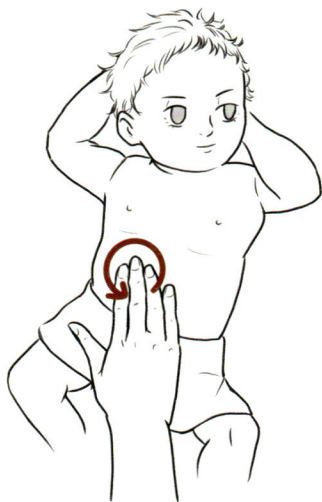

图5-3-4　摩法

摩法比较轻柔、和缓，常常作用于腹部区域，起到消食导滞、调节肠道、消积化瘀的作用，可以用来缓解食积、腹泻、便秘、腹胀腹痛等，效果良好，也可以辅助治疗小便闭塞、膀胱结石等。

（五）捏法

最常见的是小儿捏脊（如图5-3-5所示），有化食积、通经络、调和气血的作用，多用于儿童疳积证，因此又被称为"捏积"。捏脊是用拇指和其余四指对合，着力于脊柱两侧肌肉部位，从腰部向颈部方向反复交替捏合，除治疗小儿疳积之外，对于儿童好发的消化不良、厌食、腹泻，小儿体弱多病等都有很好的疗效，用于正常儿童也能增强其抵抗力。

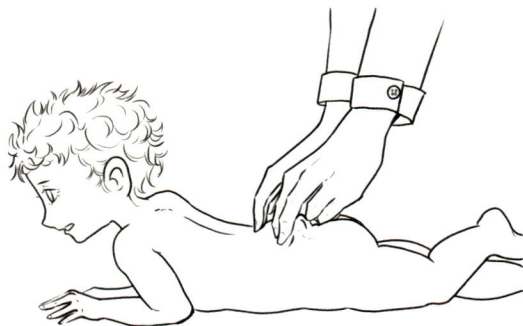

图5-3-5　捏法

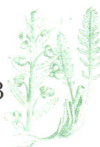

153

（六）拍法

手掌微屈，以虚掌叩拍体表一定部位（如图5-3-6所示）。该手法多用于肩背、腰部、臀部及下肢，可以缓解局部酸痛、麻木、肌肉痉挛等。注意不能用实掌用力拍打，容易损伤儿童内部脏腑。

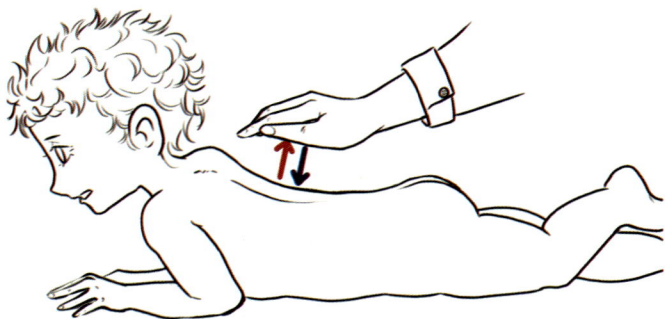

图5-3-6 拍法

儿童咳嗽伴有痰，不易咯出或者不会排出的，可以在后背沿着肺脏大致分布，按照从下到上的顺序进行叩拍，帮助患儿排出痰液。

二、小儿推拿与经络腧穴配合

（一）清热

1. 清五经

用较快频率的推法，逆着心经、肝经、脾经、肺经、肾经的循行方向进行操作，能够起到清五脏热的作用。

2. 清食积热

用较快频率的推法，对与饮食消化相关的三个脏腑——胃、大肠、小肠所在的经络分布，按照与经络循行相逆的方向进行操作，多用于小儿消化不良引起的食积发热。

3. 推天河水

患儿手掌平放，操作者食指、中指并拢，蘸冷水由小臂腕横纹垂直向上推至肘横纹，具有退热作用，可以缓解各种发热（如图5-3-7所示）。

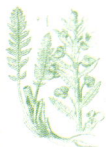

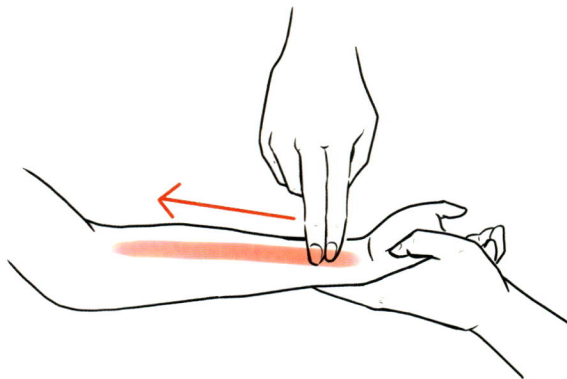

图5-3-7 推天河水

4.揉涌泉

按揉脚底涌泉穴，可以起到引热下行，清退虚热的作用。

（二）通气止咳

1.揉肺俞

对背部肺俞穴按揉，可以起到理气、补肺、止咳、化痰的作用。

2.揉迎香

按揉鼻旁两侧迎香穴，加强通气功能，可以缓解感冒或者鼻炎造成的鼻塞症状。

3.揉大椎

按揉大椎穴，也可以帮助清热止咳。

（三）消食化积

1.摩腹

按顺时针方向在腹部进行摩法操作，有健胃消食、通便化积的作用，可以帮助治疗食积、便秘、消化不良等。

2.揉足三里

按揉两侧足三里穴——足阳明胃经上的保健要穴，有较好的补益脾胃、促进消化的作用。

3.揉脾俞

按揉背部脾腧穴，激发脾脏功能，促进水谷运化，从而达到健脾、和胃、消食的效果。

4.捏脊

对照脊柱旁开0.5寸、1.5寸、3寸三个位置，按照从下到上，从腰部到颈部的方向对相应部位肌肉进行提捏，每次捏5～10遍，一天可进行1～2次，有消食、

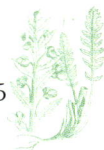

化积、健胃功效。

（四）止泻

1. 推大肠

顺着大肠经循行的方向，用轻、缓的手法进行推法操作，能够起到梳理肠道、止泻的作用。

2. 摩腹

以逆时针方向在腹部进行摩法操作，有补虚健脾的功效，多用于治疗虚证泄泻。

3. 揉肾俞

按揉肾俞穴，有补肾阳、止腹泻的作用。

4. 揉龟尾

按揉尾椎骨部位，是一种平和的止泻方法（如图5-3-8所示）。

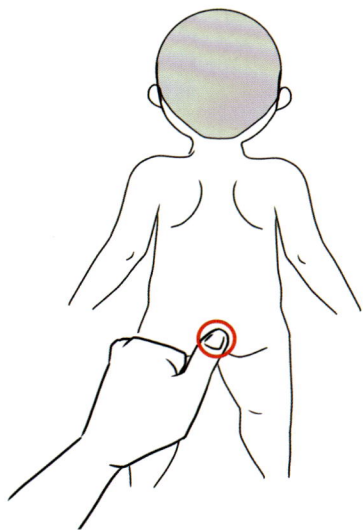

图5-3-8　揉龟尾

（五）补虚

1. 补五经

作用在心、肝、脾、肺、肾五条经脉，顺着经脉循行的方向进行推法操作，补益五脏虚证，例如肺虚咳喘、脾虚水肿、肾虚腰痛或小便异常，心气虚出现的心悸、心慌等。一般肝经较少用这种方法。

2. 捏脊、摩腹

捏脊配合顺时针摩腹，可以起到补虚、温阳、健脾、消积的作用。

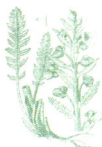

3. 揉三阴交

在三阴交穴位处采用按揉的方法，有助于强健脾胃、畅通血脉。

三、常见病推拿治疗

（一）感冒

感冒多有各种症状出现，如发热、怕冷、鼻塞、流涕、喷嚏、咳嗽等，针对每种症状可采用特异性手法。发热或高热多用清热方法，如推天河水、清五经等，尤其要重视清肺经热；伴有怕冷可以按揉大椎穴；如有鼻塞、流涕、喷嚏、咳嗽等肺系表现时，可配合按揉迎香穴、肺俞穴等。如果是一到换季就生病的易感冒体质，则在平时可以多按揉足三里、大椎穴，配合捏脊，提高免疫力。如果夏季感冒还有恶心呕吐、腹泻、厌食等情况，还要配合摩腹、捏脊等强健脾胃的手法。

（二）便秘

便秘一般是指大便干燥、坚硬，排便次数减少，甚至好几日不排便，或者有想排便的感觉但是排不出来的一种病证。如果是过食造成的食积便秘，则采用消食化积排便的思路，顺时针按摩腹配合揉龟尾、捏脊等；如果便秘同时发热，摩腹排便的同时可清大肠经、清胃经，逆着两条经络循行的方向采用急、快的推法。便秘伴有腹胀腹痛严重时还可以按揉两侧天枢穴。

（三）汗证

一般多见于2～6岁儿童，指的是在安静状态下，全身或者某一部位汗出量多异于常人。儿童代谢旺盛，又活泼多动，此时出汗较成年人多属于正常现象。儿童汗证常见由于阴虚火旺或是脾胃有热引起的，虚性的汗证较为少见。如果由于阴虚火旺造成，汗多的同时可能会伴有形体消瘦、脾气大、晚上睡眠不踏实等情况，可以补脾经（用推法顺着脾经循行方向操作），按揉合谷穴、足三里；若是因脾胃有热引起的汗多，则需要清热、健脾胃，可以清胃经（用推法逆着胃经循行方向操作），掐、揉四缝穴，并配合清天河水、捏脊等。虚性的汗证则多用各种补法，如补五经、摩腹、按揉足三里等。

（四）近视

应用推拿手法可以起到预防近视或者延缓近视发展的作用。中小学要求做的眼保健操，其实就是一种预防近视的小儿推拿手法。我们一般选取眼周穴位以及与眼睛视物功能相关的穴位进行按揉，例如揉四白穴、睛明穴、肝俞穴、肾俞穴、三阴交穴等，都能够起到很好的缓解眼周肌肉疲劳，滋养阴液润泽双眼的目的。

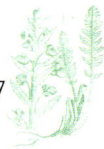

（五）慢性鼻炎

中医认为慢性鼻炎的发生多考虑肺和脾两个脏腑功能的异常，尤其以肺脾气虚为主。所以在推拿操作时多采用补肺经、补脾经的手法，顺着两经循行的方向进行推法，同时可以按揉足三里穴、三阴交穴等，增强体质。如果伴有鼻塞、流涕加重，还可以按揉迎香穴、肺俞穴。

第四节　神妙针灸

针灸是中国医学里一种古老而特有的治疗方法，它是针法和灸法的合称。针法常见的是使用毫针刺入人体穴位，再通过提、插、捻、转等补泻手法来治疗各种疾病，现代常用金属制成的毫针进行操作；灸法即是用艾绒搓成艾条或艾炷，点燃以温灼穴位表面，达到温通经脉、调和气血的目的。2010年11月16日中国申报的"中医针灸"项目正式通过了联合国教科文组织保护非物质文化遗产政府间委员会第五次会议审议，被列入"人类非物质文化遗产代表作名录"。

一、"起死回生"的针灸[1]

这是关于"神医"扁鹊的一个临床案例，说的是扁鹊行医在路过虢国时，看见全国上下都在祈祷，一打听，方知是虢太子死了。太子的侍从告诉他，虢太子清晨鸡鸣时突然死去，死了还不过半日。扁鹊请求进去看看，并说虢太子也许还有生还的希望。侍从睁大了眼睛，不相信扁鹊有起死回生的能力，扁鹊便让他去亲自看看太子，确定太子的鼻翼是否还在扇动，大腿内侧是否有体温。侍从亲自看过后果然如此，便半信半疑地将扁鹊的话原原本本告诉了国王。国王十分诧异，忙把扁鹊迎进宫中，痛哭流涕地表示希望能够依靠扁鹊的高明医术，助自己的儿子"起死回生"。扁鹊一面安慰国王，一面让徒弟磨制石针，然后用石针刺太子头顶的百会穴（如图5-4-1所示），不一会儿，太子竟真的渐渐苏醒过来。然后扁鹊又让弟子用药物灸病人的两胁，太子便能慢慢地坐起来了。后续经过进一步调理，太子二十来天就康复如初。扁鹊只是谦逊地解释说其实太子本来就没有死，只是因为一时阴阳失调、气血逆乱而致昏迷，通过针刺督脉的百会穴，再施以艾灸助阳气，使阴阳相接、气血通调，太子便苏醒过来了。

---

[1]　周仲瑛、于文明主编：《中医古籍珍本集成　医案医论医话卷　扁鹊仓公列传、医故》，湖南科学技术出版社，2014年，第13～20页。

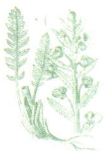

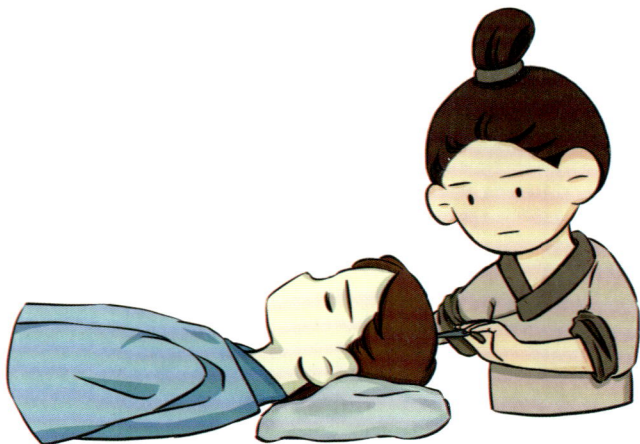

图5-4-1　扁鹊施针

二、针法

从扁鹊"起死回生"的案例中可以看到，最早的针就是用石头所制成的（如图5-4-2所示）。针刺疗法起源于石器时代，当时人们发生某些病痛或不适的时候，起先会不自觉地用手按摩、捶拍，后来发现用尖锐的石器按压疼痛不适的部位，可以使原有的症状减轻或消失，比用手效果更好，于是最早的针具就产生了。

随着古人经验的积累及社会生产力的不断提高，针具逐渐发展成青铜针、铁针、金针、银针，直到现在常用的一次性不锈钢针。在《黄帝内经》中，有更为丰富的针具论述，名为"九针"（如图5-4-3所示），其形态、长短、用途均不一样，可以用于缓解不同类型的疾病痛苦。

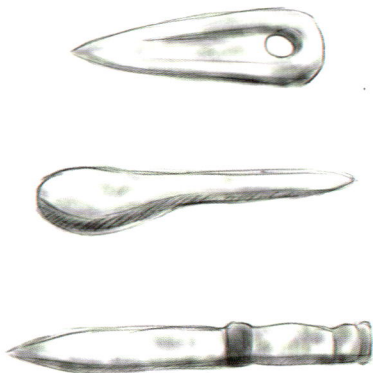

图5-4-2　石针

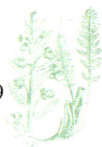

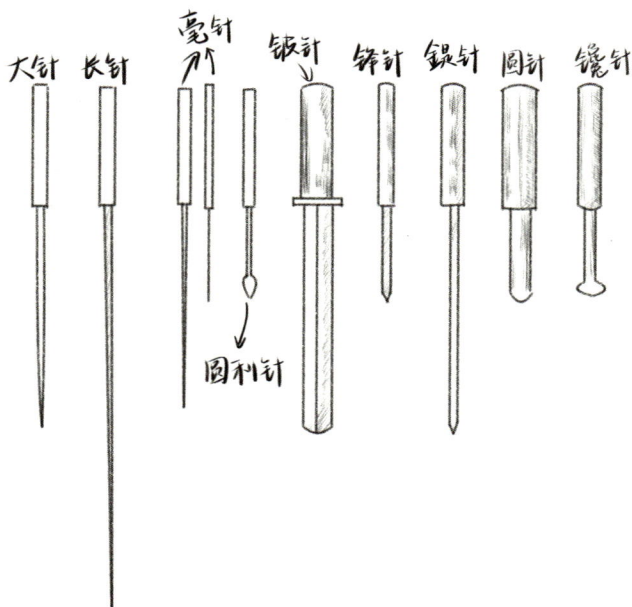

图5-4-3　九针示意图

　　"九针之宜，各有所为，长短大小，各有所施也，不得其用，病弗能移。"[1]其中镵针针身较为粗大，针尖圆形类似谷子，一般采用按压法，治疗脉气虚少的病人；圆针针尖是卵圆形的，针身也比较粗大，多用于按摩肌肉和皮肤；鍉针较长，针头大、针尖比较锐利，用于浅刺皮肤以泄热；锋针针身为三棱形，针锋三面有口，十分锋利，可以用于刺络放血；铍针形状如剑锋，可用来切开皮肤的痈肿，以排脓放血；圆利针针尖圆但是更为尖锐，针刺特定穴位或部位用于治疗各种急性痛证；毫针的针身较细，针尖像是蚊子嘴一样较长、较尖，可用于治疗各种经络寒热疼痛之症，也是现代临床常见的针具，针刺后通过补泻手法还能达到扶正或祛邪的目的。长针是九针中尺寸最长的针具，此针尖锐锋利，长长的针身用于病变位置较深的疼痛病变；大针针身粗，针尖微圆，针刺可以用于关节水肿病变。

　　现在随着工艺的进步与人们卫生意识的增强，临床使用的针具多为一次性的，而且从形态上来说，更符合古代九针中的毫针。不过根据不同施针部位的需求，也有不同的长短和粗细，但是没有九针区分的那么明显。例如头面部因为皮薄一般用较短的0.5寸或1寸长的针（如图5-4-4所示）；对于肌肉或脂肪厚度一般的部位来说，比如颈椎、四肢、背部等常常使用1.5寸或2寸的针（如图5-4-4

---

[1]　田代华、刘更生整理：《灵枢经》，人民卫生出版社，2005年，第22页。

所示）；而在肌肉丰厚的部位，像是臀部、腰部，则可以使用3寸针刺入（如图5-4-4所示）。当然，对于一些特定穴位，如少商穴、十宣穴、四缝穴、大椎穴等，常用放血的方法泄热，也有相应的三棱针、梅花针（如图5-4-5所示）。

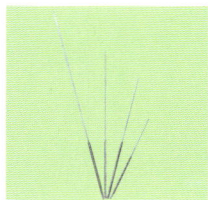

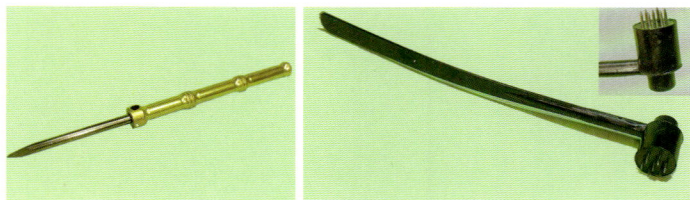

图5-4-4　针的尺寸　　　　　图5-4-5　三棱针和梅花针

三、灸法

灸法也是我国医疗领域一种古老而又独特的治疗方法。灸法用艾绒或药物作为主要灸材，点燃后放置腧穴或病变部位，以进行熏熨或烧灼，通过温热之气和药物作用，以达到保健治病的目的。

艾灸的材料为艾绒，由干燥的艾叶经过捣、碾、筛、去杂质等反复工序后制成。艾叶本身具有芳香气味，性质温热，易于采集的同时可燃性好，因此是最常用的施灸材料。根据艾绒的功效与灸法的特点，艾灸具有温经通络、祛风解表、温暖散寒、益气升阳等作用，其适应范围常包括寒证、虚证等，如手脚冰凉、关节风湿痛、久泻不止及由寒凉引起的腹痛、呕吐等。

根据施灸的不同部位与需要，可以将艾绒制成艾炷或者艾条（如图5-4-6所示）。施灸不仅仅是简单的点燃艾炷或艾条进行熏蒸，要根据治疗的疾病特点或需要达到的养生目的，配合经络、穴位或特定部位进行。一般是先上后下，先背部后腹部，先头部后四肢。艾炷灸法可采用隔物灸，一般会用到姜、蒜、附子等，在防止艾炷直接接触皮肤引起灼伤的同时，可以利用姜、蒜、附子辛热的性质更好地增加艾灸温暖的力量。艾条灸法有温和灸、回旋灸和雀啄灸等手法，温和灸是让艾条距离皮肤2～3厘米进行熏烤；回旋灸是在施灸部位上方3cm处用点燃的艾条进行画圆一样反复旋转；雀啄灸则是让艾条在施灸部位上3cm处一起一落、忽近忽远移动，像是鸟儿啄食一样；以上三种方法都以皮肤局部温热但无灼痛为宜，一般操作10～15分钟。当然，由于病情不同，临床上还有与针刺配合的温针灸和施灸面积较广的温灸器灸法。

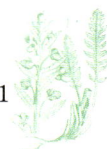

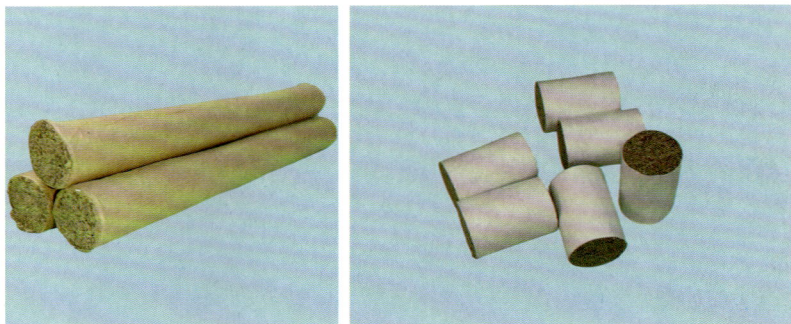

图5-4-6　艾条和艾炷

第五节　治病奇石

能治病的石头可不是我们路边随便看到的小石子，它有一个特别的名字，叫作"砭石"，是一种深海沉积岩，最早用来制作刮痧器具。其中最好的"砭石"叫作"泗滨砭石"，又叫"泗滨浮石"，产于山东泗水之滨。砭石经过打磨制作后即成砭具，可以进行刮、推、抹、摩、擦、揉、划、拔、点、按、振、拿、拍、扣、刹等一系列治疗手法，刮痧便是其中一种最常见的治疗方法。而且砭石中富含的微量元素及与皮肤摩擦时产生的脉冲对人体是非常有益的。砭石作为能够治病的石头，"其病皆为痈疡，其治宜砭石。"[1]

一、砭石排冷痧[2]

薛雪，字生白，吴县（今江苏省苏州）人，清代名中医。他与著名诗人袁枚交往甚好，在袁枚的《随园诗话》中记载了薛雪的行医事迹，生动地描绘了薛雪的高超医术：有一年冬天，袁枚家一位张姓厨子得了幻视和腹痛的怪病，看到日光以为是白雪，饮食特别少但腹痛像是裂开一样，看了很多医生都不见效（如图5-5-1所示）。薛雪看过之后说这是因为寒湿引起的，随即用砭石为厨子刮痧，在他后背刮出了巴掌大的青紫黑瘢来，薛雪说这是"冷痧"，"冷痧"一出病果然就好了（如图5-5-2所示）。

---

[1]　田代华、刘更生整理：《灵枢经》，人民卫生出版社，2005年，第24页。

[2]　袁枚：《随园诗话》，雷芳注译，崇文书局，2020年，第59页。

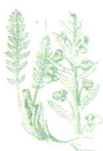

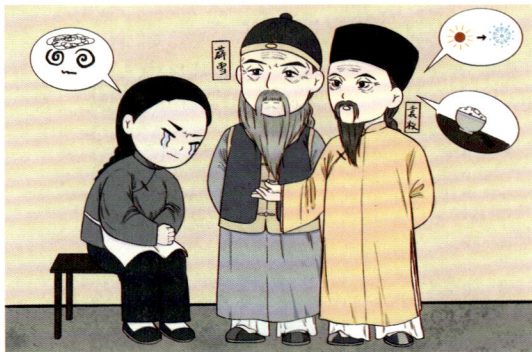

图5-5-1　薛雪诊病

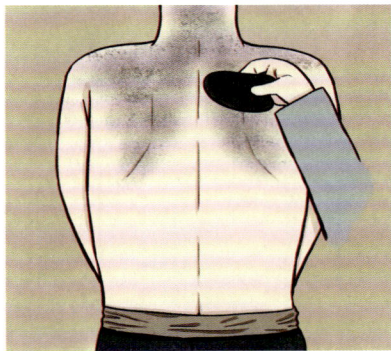

图5-5-2　刮痧

二、刮痧的功效与禁忌

刮痧是中医外治法的一种，刮出来的痧又被称为"痧毒"，是中医邪从体外而解的一种理念。所以，刮痧手法经常用于祛除人体邪气，而这个邪气往往是风、寒、湿、火等。

从薛雪为厨子刮出冷痧的案例中，我们可以看到，在刮痧后厨子后背出现了青紫黑色的"痧"，那为何不是临床常见的红色痧呢？其实这就与邪气种类相关了，在实际操作中，我们是可以根据出痧的颜色、形态来判断邪气的种类与深浅的。如果刮后见到鲜红色的痧，一般说明此人有热邪在体内；如果见到紫红色的痧，那么热象较重，可能已经生火生瘀；如果见到像张厨子一样紫黑的或是青紫色的痧，一般代表寒邪在内；如果痧中带有凸出于皮肤的瘀点或者瘀斑，则说明此部位邪气较为深重，是邪汇集之地；还有的人出痧后伴有皮肤水疱，那是体内湿邪重的表现，小的水疱等待自动破溃后就可以，如果有较大的水疱则需要消毒挑破后等待愈合；也有人出痧后出现刮痧部位瘙痒加剧，说明体内风邪重，这是风邪在向外透散的表现。总之，通过刮痧手法可以很好地帮助人们的身体排除那些引起不适的寒气、热毒、湿气等外部因素，达到调节身体平衡的目的。

当然，刮痧也不是万能的。有些人群并不适合刮痧，比如平时体质比较虚弱的人，在刮痧散邪的同时反而易损伤自身的正气；还有低血压、低血糖的患者，刮痧时产生的疼痛很有可能引起他们头晕不适；再就是在空腹或过度劳累时，也不建议进行刮痧操作。

在刮痧时，也有讲究，比如操作时应避风寒，注意保暖，尤其是夏季刮痧时切忌不可直吹电扇或者开空调冷气（如图5-5-3所示），这样容易使因刮痧打开的毛孔受到风寒侵袭，轻则影响刮痧疗效，重则还会引发新的病证。刮痧的当

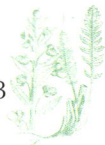

天尽量不洗澡（如图5-5-4所示），以防止受凉受寒。刮出的痧一般会在3~5天消退，如果想要再行刮痧的话，需要等痧都消退干净后才可以。

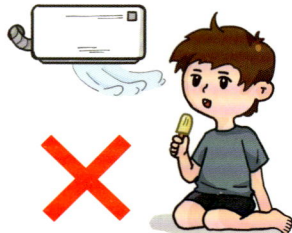

图5-5-3 避免风寒　　　　　图5-5-4 减少洗澡

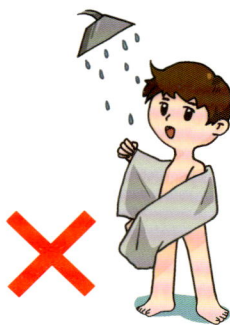

三、刮痧工具与操作

刮痧需要使用特制的刮痧板和相应的手法，蘸取一定的介质进行。除了上面说到的砭石刮痧板之外，现在常用的刮痧板还会以玉石、香木、金属等材料制作（如图5-5-5所示）。为了增加润滑度，防止刮动和摩擦的力度伤害皮肤，操作时必须要蘸取刮痧油，一般有专门搭配的刮痧油，其中含有温通活络的药物成分，例如红花、薄荷、冰片等，起到增强刮痧疗法效果的作用；也可以使用润肤霜或根据需求用不同种类的精油，像是薰衣草精油、玫瑰精油等，同样能够起到增加润滑和一定的保健作用。

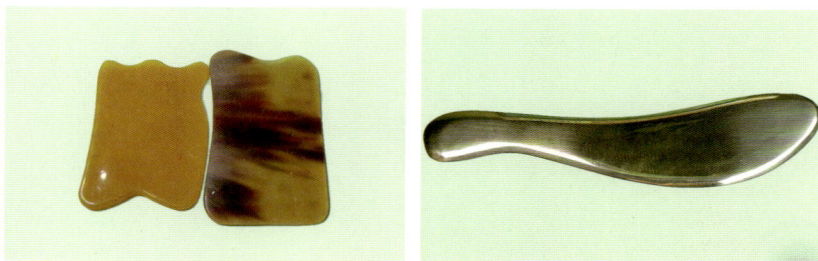

图5-5-5 刮痧板（塑料、牛角、黄铜）

要知道的是，并不是所有部位都适合刮痧，最普遍的刮痧部位是背部，也可以刮颈椎两侧，还有上肢内侧也是常见的刮痧部位；也有按照疾病治疗或养生保健需求不同，刮面部、眼部或大腿内侧等。不管具体实施在哪个部位，都要有一定的顺序，一般采取从上到下、从内向外的方式反复刮动、摩擦，像是背部要

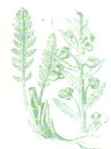

以脊柱为准，从上到下、从脊柱到两侧进行，或者根据背部督脉、足太阳膀胱经的经络分布进行从上到下刮痧。最终使皮肤局部出现红色粟粒状，或暗红色出血点等出痧变化，从而达到活血通络的作用。

第六节　小小耳穴

耳朵，不仅仅是一对听力器官，在中医学领域，它还大有用处。耳朵成对存在，边缘圆润的外形和我们的肾十分相似，在五行学说中，耳朵确实是肾脏的外应；在经络学说中，足少阳胆经在耳朵周围循行，肝胆相映，耳朵与这两个脏腑也有十分密切的关系。最重要的是，耳朵上有非常多的反应点和刺激点，我们也把它们叫作耳穴，耳穴同人体腧穴一样，也作为疾病反应点和治法的刺激点而存在。

一、耳穴分布

耳穴共有91个，将耳朵上的穴位与人体对应，我们可以发现，耳朵就如一个还在妈妈肚子里的倒置的胎儿（如图5-6-1所示）。为什么这么说呢？耳垂上有眼睛、牙齿、舌头、内耳等头面部器官对应点，再往上面耳蜗处有肺、胃、肝、胆、胰等内部脏腑对应点，而耳廓处是颈椎、腰椎、肩部等对应点，再到耳上部分布了踝、足跟、脚趾等对应点，正好对应了胎儿的头面部、胸腹部、臀部和下肢。所以我们可以根据这个具体的形象来了解人的脏腑、组织、器官、骨骼等对应点在耳朵上的大致分布。

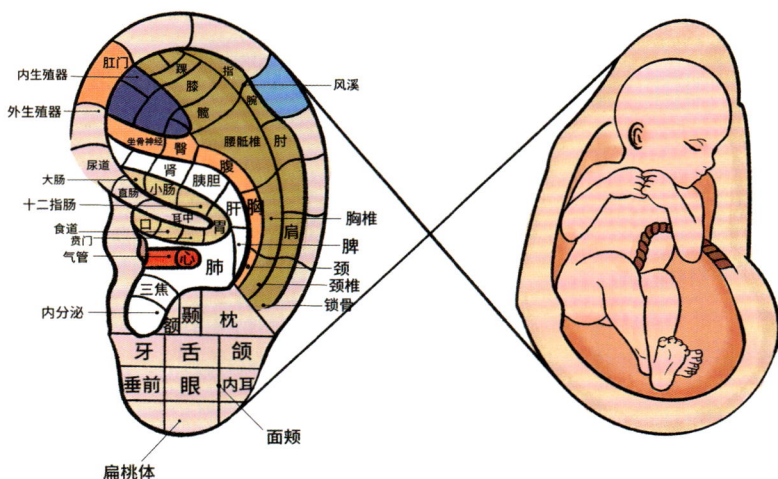

图5-6-1　耳穴与人体映射

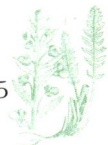

二、耳穴贴压

耳穴疗法属于外治法的一种，最常用的是耳穴贴、压，也有对特定穴位的刺络放血疗法，例如耳尖穴。

耳穴贴压分为贴和压两种操作，贴的工具经常使用的是耳穴贴（如图5-6-2所示）或者砭石贴，两种都是小而圆润光滑的圆籽，用医用胶布粘连，便于贴在相应的耳穴上。贴之前还可以先用探穴针（如图5-6-3所示）探清耳穴，待确定好耳穴位置后，先以探穴针给予一定的按压刺激，然后再局部消毒贴上耳穴贴。贴完后还可以再按压圆籽进行加强刺激，使耳朵相应部位感到酸麻胀或发热。贴、压耳穴的方式可以帮助疏通耳部经络，调理气血，刺激对应点。贴好的耳穴贴一般可以保留一周左右，为了保证疗效可以每天都揉、按或者捏压圆籽进行穴位刺激，每次持续的时间一般在2分钟，以每天2～3次为宜。

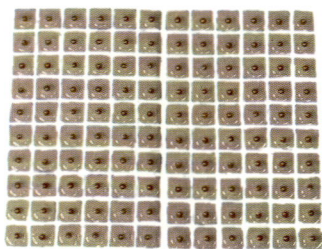
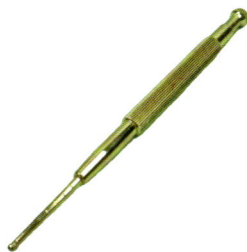

图5-6-2　耳穴贴　　　　　　　　图5-6-3　探穴针

贴压耳穴时需要注意防水，尤其夏季要注意防汗，否则耳穴贴的胶布容易脱落。对于有严重器质性疾病，比如心肌梗死、肾衰竭等及重度贫血、耳部破溃的人则不建议使用耳穴疗法；孕妇和精神紧张者也应尽量慎用。

三、常见病例

耳穴疗法在临床上多属于辅助疗法，多与汤药、针灸、推拿等其他疗法相配合。为了保证特异性的治疗或保健效果，一般一次性取穴不多于五个。

（一）简易取穴

简易取穴即对其中某一个耳穴进行刺激以缓解相关症状或增强相应脏腑功能。例如，如果出现胃胀、胃痛、腹泻等，或者是慢性胃炎的病人，那我们可以长期按压并刺激 "胃" 在耳朵上的这个对应点；比如上火、感冒后出现嗓子痛，可以在 "扁桃体" 这个耳穴部位施加刺激；要是平时有慢性咽炎，或者感冒后咳嗽不断，可以对 "肺" 这个耳穴进行刺激；如果有人眼睛干涩、疼痛，看东西不

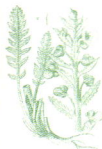

清楚或者有近视问题，则可以在"眼"这个耳穴部位进行贴、压、揉等操作，以起到缓解视疲劳、增强视力的作用（如图5-6-4所示）。

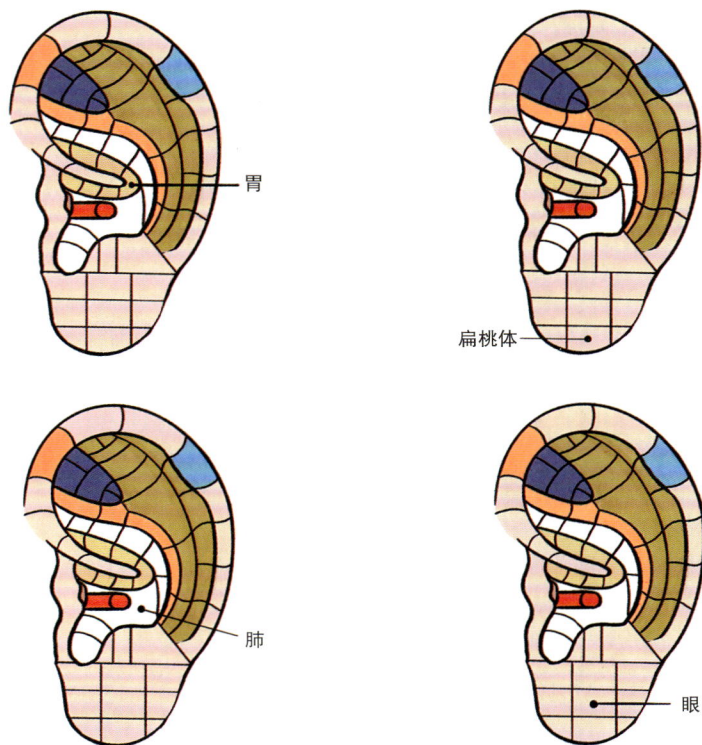

胃

扁桃体

肺

眼

图5-6-4　简易取穴法

（二）常用配穴

除对某一个耳穴进行简易的操作刺激之外，如果实际应用过程中遇到相对复杂的症状表现，或者为了让效果加倍，我们还可以几个耳穴配合使用耳穴贴。比如预防近视取穴（如图5-6-5所示），除揉捏耳垂上"眼"对应之点外，还可以配合"目1""目2"穴位点，另外在五行学说中，肝开窍于目，所以可再搭配"肝"这个耳穴，有护肝明目的作用。

再如治疗感冒取穴（如图5-6-6所示），感冒一般会有多种症状叠加，如发热、鼻塞、流涕、咳嗽、咽痒咽痛等，情况比较复杂，只取一个穴位效果就有限了，所以需要把可以缓解相关症状的耳穴配合起来应用，像是"肺""鼻""扁桃体""交感"等穴位，也可以同时对"耳尖穴"点刺放血，退热效果较好。

如果辅助治疗糖尿病（如图5-6-7所示），西医考虑该病属于内分泌系统异常，中医多考虑肺、脾、肾三脏的问题，所以可以选取耳朵的"内分泌"穴位，

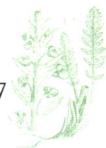

配合"肺""脾""肾"反应点进行刺激，治疗效果会更好。

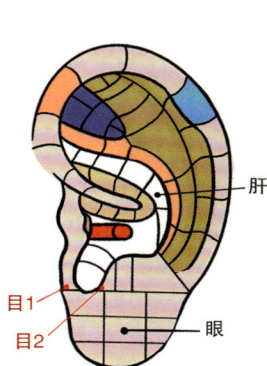

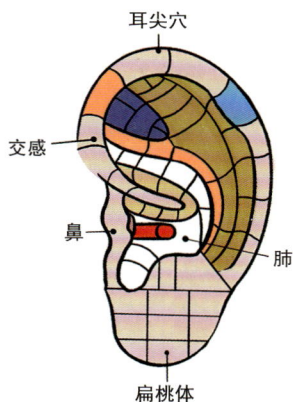

图5-6-5　近视取穴　　　　　图5-6-6　感冒取穴　　　　　图5-6-7　糖尿病取穴

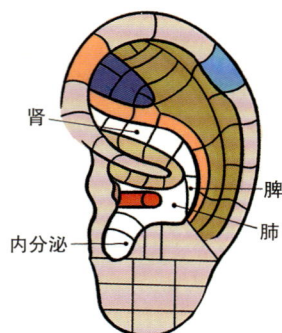

第七节　中医拔罐

近几年在各种运动赛场上，一种来自古老中国的神秘力量走红了，那就是拔火罐。2018年NBA季后赛期间，当时仍效力于骑士队的詹姆斯身上就出现了明显的火罐痕迹。2021年东京奥运会的游泳赛场，从转播镜头中可以发现不仅亚洲范围内的日本、韩国选手身上有满满的火罐印，连澳大利亚游泳名将查尔莫斯身上也全都是拔火罐的痕迹。拔罐法是经过燃烧、挤压、抽吸等方法排除罐内空气后，使罐吸附在体表腧穴等部位，用以防病治病的方法。

一、罐具与操作

古代拔罐的治疗方法又被称为"角法"，是因为在当时的生产技术条件下，不会像现在一样用玻璃火罐，古人会利用筒形的兽角作为拔罐工具。后面渐渐发展，传统罐具又可见竹罐、陶瓷罐和玻璃罐（如图5-7-1所示）。竹罐需选用坚韧、成熟的青竹，将竹节锯断，一端留节作底，另一端去节作口，稍稍磨制后使罐口平整；陶瓷管则是用陶土烧制而成的。除了这些传统罐具之外，现在也有很多更为便捷的新型罐具，例如抽气排气罐、挤压式排气罐。

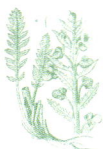

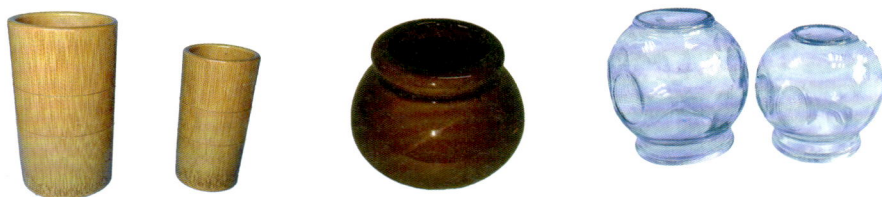

图5-7-1 传统罐具

拔罐主要是依靠各种方法排出罐内空气，造成负压吸于体表，常用的除了有火罐法，还有水罐法。火罐法有我们常见的用燃烧的酒精棉球伸入罐内（如图5-7-2所示），闪火后退出，立即将罐扣在相应部位；还有投火法，是将酒精棉球或纸片点燃后投于罐内，趁着火旺的时候扣在相应部位，需要注意的是投火法手法要快，并且不要让燃烧的酒精棉或者纸片掉落烫伤皮肤。水罐法一般不太常见，操作时是用水的热气排空罐内空气，一般用竹罐，放入水中或者药液中煮沸2～3分钟，然后用镊子等工具将竹罐倒置夹起来，用干毛巾立即捂住罐口吸去水液、降低罐口温度，再趁热将竹罐扣于相应部位，稍微施加力量按住竹罐半分钟，让罐吸牢。我们主要以常见的火罐法进行拔罐说明。

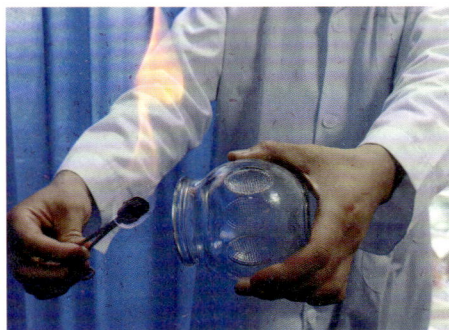

图5-7-2 火罐法

二、拔罐

拔罐的方法包括留罐法、闪罐法与走罐法。

平时常见到的中医拔罐方法其实又叫作"留罐法"，是拔罐后将罐留置在体表5～15分钟（如图5-7-3所示）。

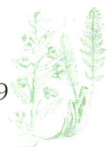

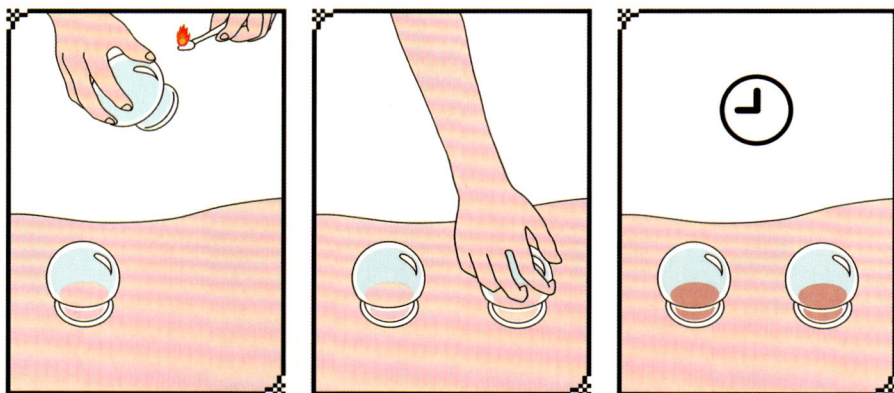

图5-7-3 留罐法

闪罐法（如图5-7-4所示）指不断重复拔罐的操作，即将罐吸在相应部位后，随即取下，再闪火拔罐，再取下……以皮肤出现潮红或者罐底发烫为度。

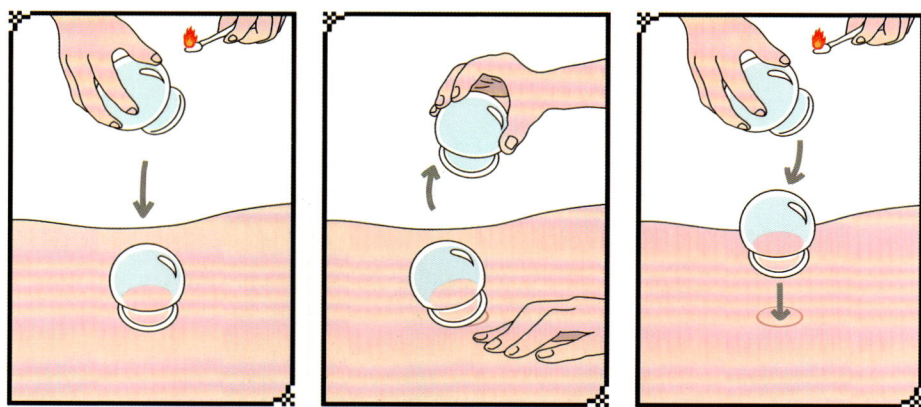

图5-7-4 闪罐法

走罐法（如图5-7-5所示）类似用玻璃罐进行刮痧，需要配合刮痧油或润肤剂；将罐吸在体表，然后用手握住罐底，沿着肌肉、经络进行反复推拉，以皮肤紫红为度。不过适应范围广且简单有效的操作方法还是留罐法，闪罐法要求动作迅速、熟练、准确，走罐法要求操作者有一定的经验，不能用力过猛、吸拔太紧，也不能吸拔无力、容易脱落，且走罐法对于患者来说较为疼痛难忍，体验感较差。

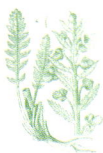

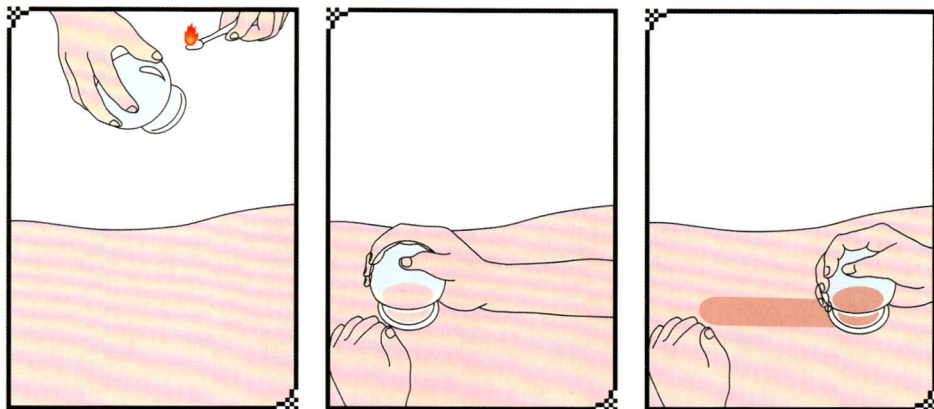

图5-7-5　走罐法

　　拔罐过程中如果出现头晕、恶心、脸色苍白、胸闷心慌、出冷汗等现象，这是晕罐反应，需要立即起罐。一般起罐操作过程为一只手握住罐底，另一只手食指与中指按住罐口的边缘的皮肤，使罐与体表之间形成空隙，空气进入之后罐就会自然脱落了（如图5-7-6所示）。

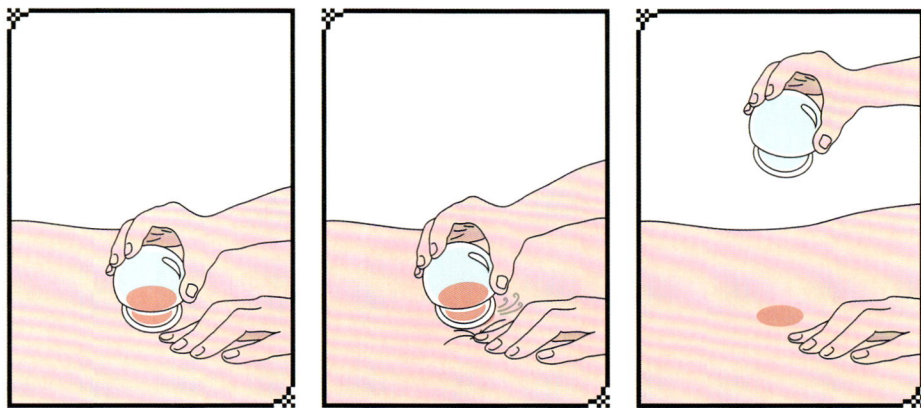

图5-7-6　起罐

　　根据罐印的颜色可以判断人的身体状况，如果拔罐后相应部位皮色呈鲜红色或深红色，则说明此人体内热象较重，红色越深，热邪越重；如果皮肤呈现青紫色，提示体内有寒气，紫色加深可能说明寒重还伴有瘀血；如果罐印不明显，但是用手摸上去感觉罐印处发凉，那则代表此人有虚寒证；如果拔罐处水泡、水肿或者水汽较多，则应多考虑此人体内湿邪较重，结合罐印颜色还可以分辨是湿热还是寒湿；如果拔罐处出现瘙痒加剧的情况，多为风邪侵扰，拔罐将帮助此人

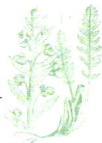

把体内风邪排出。

三、适应证与禁忌

中医拔罐疗法除可以治疗疾病外，现也多用于预防保健。常见的感冒、发热、中暑都可以用拔罐治疗，不论是寒邪、热邪、暑邪、湿邪，都可以在背部进行留罐，帮助患者排出邪气。如果伴有头痛，也可以用较小型号的玻璃罐在额头处拔罐。一些儿科常见病，例如厌食、腹泻、消化不良、遗尿等也可以采用留罐方式，配合相应腧穴进行拔罐，还可以在腹部进行闪罐操作。另外，一些皮肤外科疾病，像是湿疹、荨麻疹、带状疱疹、皮炎等，则可以结合针灸手法，刺络放血后再拔罐或留罐。

当然，和所有中医疗法一样，拔罐也有禁忌。首先，有的部位不适合拔罐，比如眼睛、耳朵、鼻子等五官孔窍不宜拔罐，还有心脏区域、体表大动脉搏动部位和有静脉曲张处不能拔罐。其次，对于特殊人群也有拔罐注意事项，像是怀孕妇女的腹部、腰部不能拔罐，婴幼儿也不建议用拔罐的方式治疗。再者，有特殊病证的，例如接触性传染病、紫癜、外伤骨折、皮肤溃烂等，以及抽搐、精神障碍等不合作者，忌用拔罐。饮酒后、过度疲劳后或者过饥过饱时，也不建议实施拔罐疗法。

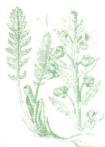

第六章

科学养生

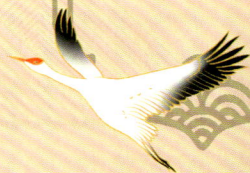

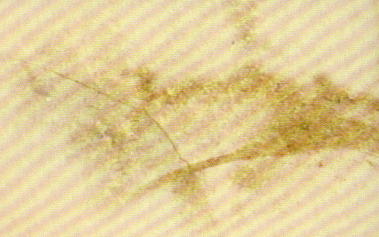

第一节　食饮有节

"人以水谷为本，故人绝水谷则死。"[1]饮食是供给人体精微营养物质，支撑生长发育和维护人体健康不可或缺的物质。中国饮食文化博大精深，先辈都给了我们很好的建议。

一、饮食适时适量

饮食适时指的是按照一定时间有规律地进食。一般常见的是一日三餐的饮食习惯，每顿饭之间间隔4~5小时，符合食物在胃肠内的消化、吸收规律；也有一些上了岁数或已经养成习惯的人群遵循一日两餐的规律，留给肠胃充分的消化时间；在实际生活中，面对一些脾胃功能较差，或者由于各种原因损伤脾胃的人群，可以建议其改为少食多餐的饮食习惯，一天当中进食的次数增加至4~5次，但每次进食量非常少，这样不会增加脾胃负担，同时又保证了体内有水谷填充，有助于慢慢恢复脾胃的功能。

饮食适量很符合中国传统文化"中庸"的理念，保持在适度、刚刚好的阶段。这要求我们按照一定的量进食，不要暴饮暴食。一般来说，早餐要吃好，营养要丰富，午餐要吃饱，晚餐则要适量。中医养生学认为每餐吃到七八分饱是适合的标准，过饥则会使脾胃无气血生化之源，身体精微物质匮乏，像是有些爱美人士通过饥饿来保持身材，久而久之可能会出现面色萎黄、身体乏力，甚至有胃痛胃胀等慢性胃炎症状，女生还可能会有月经不调的表现；过饱则会给肠胃造成过重的负担，也会损伤脾胃。

二、饮食注意

饮食除要有节制、有规律之外，还要注意食品卫生、体质差异等。"鱼馁而

---

① 田代华整理：《黄帝内经素问》，人民卫生出版社，2005年，第35页。

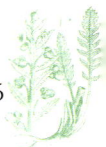

肉败，不食。色恶，不食。臭恶，不食。失饪，不食。"①说的就是鱼、肉放置时间过久，腐败变质了，不能吃；看到食物的颜色变了，不能吃；闻到食物气味不对，不能吃；没煮熟的食物，也不能吃。此处着重强调的就是饮食卫生（如图6-1-1所示）。

另外，虽然儿童有生长发育的需要，但是中医也不建议过食肥甘厚味（如图6-1-2所示），此处指的是油脂过多的、过于甜腻的以及调料多、口味重的食品，比如肥肉、蛋糕、奶茶等，多吃多喝后容易生痰生湿，损伤脾胃的正常功能，可能会引起厌食、腹痛、腹胀、腹泻、恶心、痰多咳嗽及肥胖等异常情况。

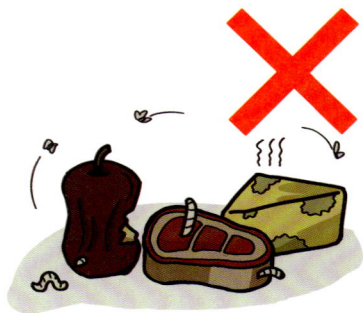

图6-1-1 饮食卫生

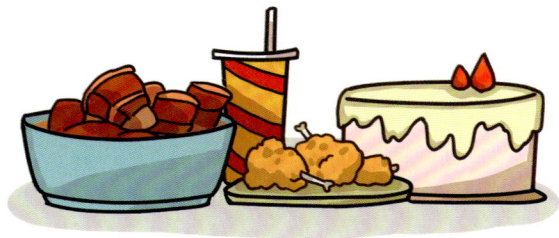

图6-1-2 肥甘厚味

由于每个人生来体质不同，所以在饮食的注意上也会有一定差异。"五禁：肝病禁辛，心病禁咸，脾病禁酸，肾病禁甘，肺病禁苦"②，是以五行学说中相克的理论为基础，经过实践发展而逐渐形成的。还有像是本身体质偏热，容易上火的人群，应尽量少吃辛辣的食品；而体质偏寒凉，容易出现冬季怕冷的人群，应尽量少吃生冷、黏腻的食物；胃肠功能较弱的人群，应尽量不吃油腻、生冷、不好消化的食物；如果是痰湿型体质，体型偏肥胖，嘴里总觉得黏腻不爽快，则尽量不吃甜腻的、生冷的食物。

三、饮食养生材料

根据《中国居民膳食指南（2022）》的准则和核心推荐，形成了中国居民膳食宝塔图（如图6-1-3所示），其中谷薯类是膳食能量的主要来源。"毒药攻邪，五谷为养，五果为助，五畜为益，五菜为充，气味合而服之，以补精益气。"③

① 华杉：《华杉讲透〈论语〉：全2册》，江苏凤凰文艺出版社，2022年，第325页。
② 田代华、刘更生整理：《灵枢经》，人民卫生出版社，2005年，第113页。
③ 田代华整理：《黄帝内经素问》，人民卫生出版社，2005年，第48页。

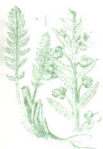

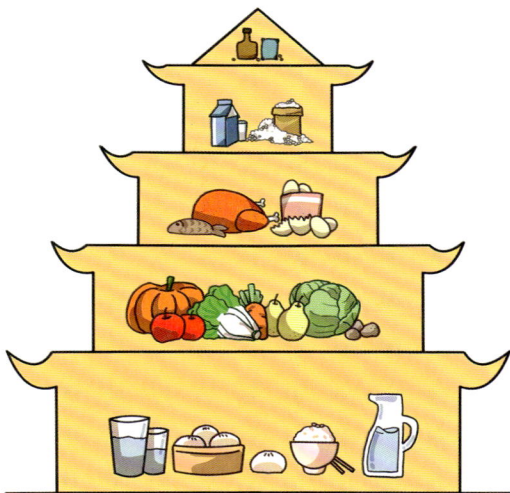

图6-1-3 中国居民膳食宝塔图①

这句话的意思就是谷物（主食）是人们赖以生存的根本，而水果、蔬菜和肉类等都是作为主食的辅助、补益和补充。

（一）五谷为养

五谷，通常指的是稻、麦、黍、稷、菽五种粮食作物。稻指的水稻（大米），麦指的是小麦（面），黍指玉米，也包括黄米，稷指粟（高粱），菽指豆类。我们现在把这类食物统称为五谷杂粮（如图6-1-4所示）。其中小米是最被中医推崇的谷物，小米黄色，最补后天之本——脾胃。而小麦最补心气，冬种夏收，夏季食用最好，能养心安神、清热除烦。另外，各种豆类，比如黄豆、绿豆、赤小豆等，比较适合在冬季食用。在中医看来，一日三餐中最不可缺少的就是各种粮食谷物，它们也是最滋养人体的。五谷被看作各种食物中最重要的一部分，因此在每顿饭中，主食是必不可少的。

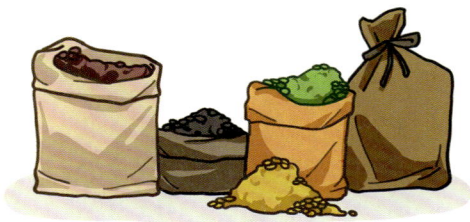

图6-1-4 五谷为养

---

① 根据宝塔各层面积大小不同，体现了五大类食物和食物量的多少。其中第一层谷类、薯类和杂豆类是膳食能量的主要来源，第二层蔬菜水果是鼓励多摄入的两类食物，第三层鱼、禽、肉、蛋等动物性食物推荐适度食用，第四层奶类和坚果是蛋白质和钙的良好来源，鼓励适度食用，第五层的油盐作为烹饪调料必不可少，但建议尽量少用。

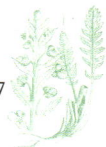

（二）五果为助

五果最初指的是枣、李、栗、杏、桃，即大枣、李子、栗子、杏和桃，现在泛指各种水果（如图6-1-5所示），还包括各种坚果类食物。水果多酸甜，具有开胃消食、润肠通便、生津止渴等作用，其中像是橙子、柑橘、柠檬等，还含有丰富的维

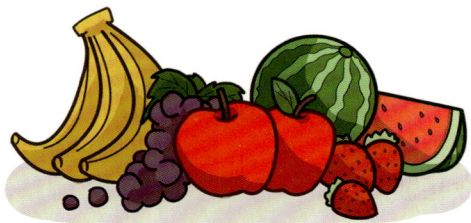

图6-1-5　五果为助

生素C；坚果含有蛋白质，很多品种比如花生、核桃、榛子等，能够滋补肝肾、益智壮骨，是很好的健脑食品。所以"五果为助"说的是各种水果与坚果虽然不是基础饮食，但是能够帮助补充人体的各种精微营养。

（三）五畜为益

五畜，一般指的是牛、犬、猪、羊、鸡，与"五果"同理，也通指各种可食用的肉类，除了禽畜、鱼虾蟹等，还包括动物内脏、蛋类、奶制品等食品（如图6-1-6所示）。肉类中的蛋白质含量高，鱼类和奶类更是优质蛋白的来源。且根据这些食品的

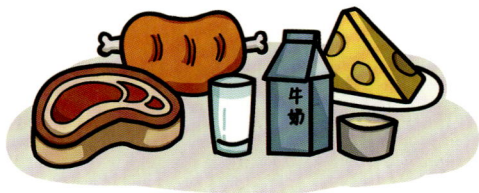

图6-1-6　五畜为益

性、味不同，也有不同的食养作用。例如牛肉、羊肉偏热性，有很好的温补脾胃、补益气血的作用；乌鸡可以滋阴补血；各种鱼类多有益肾健脑的作用；动物肝脏可以明目补血；蛋类大多具有甘平之性，多有补益之用；奶制品可以促使人强健筋骨。但对于小孩子来说，不建议摄入过多的肉类，否则容易引发食积、消化不良等身体不适的情况。"五畜为益"指的是人们在食用了五谷杂粮的基础上，再配合一些肉类之品，当然是更有益处的事情。

（四）五菜为充

五菜在古代指的是葵、韭、藿、薤、葱，我们也可以将其理解为各种蔬菜（如图6-1-7所示）。一般来说，蔬菜在古代是作为饥荒时的补充而存在的。而在现代，蔬菜则是餐桌上不可或缺的存在，常见的有叶菜类，比如白菜、菠菜、香菜等；根茎类，如萝卜、土豆、山药等；瓜果

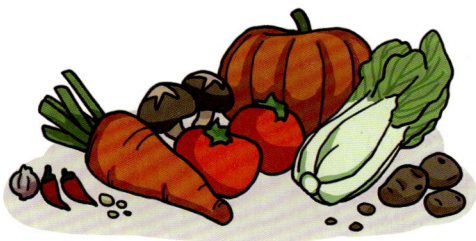

图6-1-7　五菜为充

类，像是黄瓜、冬瓜、西红柿、茄子等；还有一些菌类，包括各种蘑菇、木耳等；其余还有菜花、黄花菜、毛豆、芸豆等花菜类与新鲜豆类。大多数蔬菜都有通利肠胃的功能，但根据蔬菜品种不同，具体作用也会不同：白菜性偏甘、凉，有清热生津除烦的作用；菠菜养血，很多贫血的人在食疗方面常常被告知可以多食用菠菜；韭菜性温，可以温阳、补肾、行气、散瘀；白萝卜消食、化痰、理气行气效果更是明显；冬瓜、黄瓜清热利尿，夏季可多食用且有祛暑效果；各种菌类多有补虚作用，可以增强人体的免疫力。

第二节　起居有常

睡眠，古人称其为"眠食"，强调了睡眠对人的健康极为重要。在睡眠状态下，人体处于休整状态，大大降低了气血消耗，使体内的精微物质得到了必要补充，高质量的睡眠更是能达到防病治病、强身健体的作用。

一、作息常规

"作息"即为劳作与休息，其应该与自然节律的变化相适应。按照一年四季来说，由于每个季节气候、温度、环境等不同，睡眠也需要"顺应天时"，《黄帝内经素问》里面讲道："春三月……夜卧早起；夏三月……夜卧早起；秋三月……早卧早起；冬三月……早卧晚起……"[①]。说的就是要根据一年四季的变化来调整睡眠时间：春天和夏天的时候，外部环境和人体都处于阳气旺盛状态，所以建议可以晚一点睡，早点起来，多运动；到了秋天，天气逐渐转凉，天也黑得早了，这时候可以早一点上床休息，早晨早点起床活动；冬天的时候天气寒冷，外部环境和人体都达到了一年当中阴气最为旺盛的阶段，所以需要加长睡眠时间，早睡晚起。

而每天的睡眠时间也是有讲究的，一般来说，小孩子的年龄越小，需要的睡眠时间就会越长，睡眠次数就会越多，我们常常看到小婴儿出生后除了吃就是睡，这时候睡眠是必要的身体与智力发育手段；到了7～15岁，他们基本需要9～10小时的睡眠时间，再到成年，睡眠时间基本保证8小时就可以了。

值得注意的是，"子午觉"是中医睡眠养生法之一，指的是每天子时（23：00—1：00）和午时（11：00—13：00）入睡（如图6-2-1所示）。因为中医认为，每日到午后，阳气开始渐渐消退，稍休息可以养阳、养心；而到了夜晚子时以后，阴气渐长，熟睡可以培养人体阴气，因此"子午觉"在一天当中起

---

① 田代华整理：《黄帝内经素问》，人民卫生出版社，2005年，第3页。

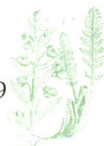

到阴阳并养的作用，最有利于体康神健。"子午觉"不宜超过1小时，到了夜晚则需要高质量、充足的睡眠，这是强健体魄、预防疾病的中医养生观点。

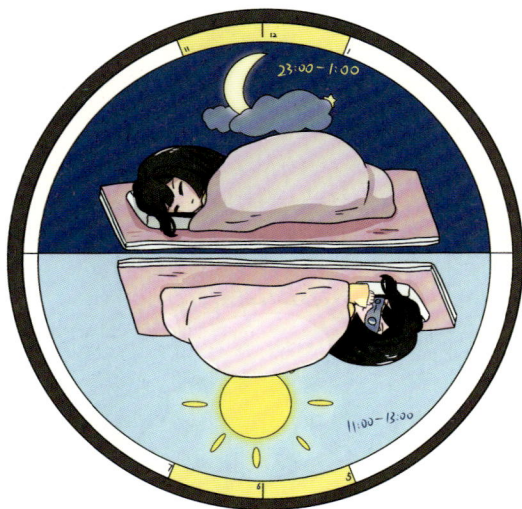

图6-2-1　子午觉

二、睡眠调摄

（一）睡前

为了保证睡眠质量，首先，可以在睡前进行轻微活动，比如在家里缓缓散步，消耗些体力增强睡意，但不可以进行剧烈活动，否则阳气浮动反倒难以入睡。其次，睡前泡脚、保持个人清洁（如图6-2-2所示），这也是保证良好睡眠的必要条件，尤其人的脚底经络穴位较多，用热水泡脚可以疏通经脉，促进血液循环，消除疲劳，更好地促进睡眠。然后就可以提前躺在床上安静一会儿，保持平和放松的心态，然后慢慢进入梦乡。

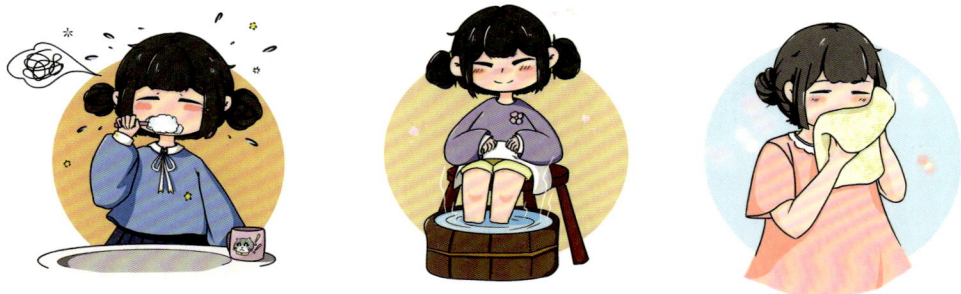

图6-2-2　睡前养成良好习惯

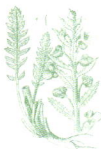

（二）睡时

睡觉的姿势也是有讲究的，右侧卧位是最佳姿势，不压迫心脏和胃，这会使心主血脉，食物消化和精微物质吸收的功能有所增强，将有利于人们的养生保健。而睡觉时的方位，尽量采用东向或西向，避开北方方位，这与五行学说关系密切，因为北方属水，主冬主寒，阴寒气重容易损伤人体阳气。另外，古人有专门的"睡眠十忌"："一忌仰卧；二忌忧虑；三忌睡前恼怒；四忌睡前进食；五忌睡卧言语；六忌睡卧对灯光；七忌睡时张口；八忌夜卧覆首；九忌卧处当风；十忌睡卧对炉火"（如图6-2-3所示）。[①]这些其实也都比较好理解：用仰卧的姿势睡觉可能会造成人们呼吸不畅；睡前思索考虑问题过多容易影响人的心神，从而导致失眠；而睡前发脾气，情绪波动大更是容易让人久久不易入睡，且伤人身；睡前饮水进食则会增加脾胃负担，"胃不和则卧不安"[②]；睡前说话过多则易耗伤肺气，也容易使人兴奋而失眠；睡眠时灯火通明则会扰乱心神，使人容易醒；睡时张口呼吸不仅不卫生，还易使肺脏、脾胃受寒；睡觉时以被覆面极不卫生且会导致人呼吸困难；卧处当风极易使风邪侵扰人体而生病，尤其是现代，夏季不可在空调温度过低的房间入睡；当然，睡觉时对着炉火也会造成人燥热难以入睡，现代可引申为不可在太高温度的房间入睡。

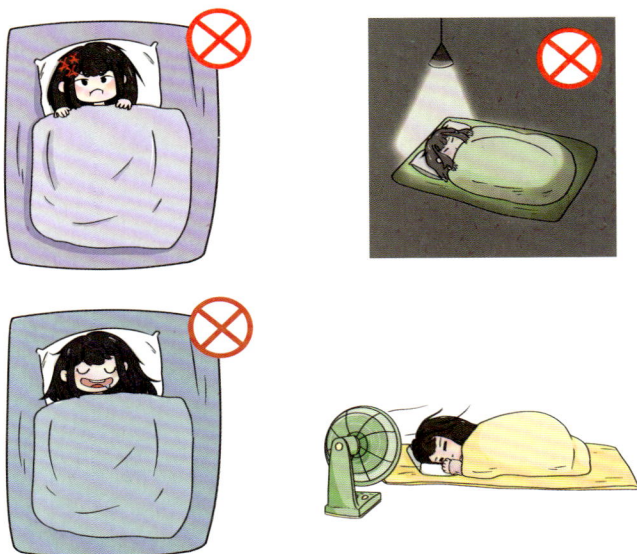

图6-2-3 睡眠禁忌

---

① 马烈光、蒋力生主编：《中医养生学》，中国中医药出版社，2016年，第89页。
② 田代华整理：《黄帝内经素问》，人民卫生出版社，2005年，第68页。

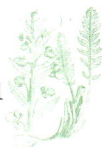

在选择床上用品时，大家应尽量选择浅色系的物品，这能使人心神安定。枕头要松软适度，传统常用的有荞麦皮枕头，取荞麦皮寒凉的性质，能够轻灵降气、清热除烦。另外还可以根据个人体质特点，可在荞麦皮枕芯中加入菊花、玫瑰花等，这有舒畅心情和助睡眠的作用，中医认为头部为阳气所聚之处，脚部为阴气所聚之处，因此睡眠时需要疏散头部热量、保持脚部温暖才能令阴阳平衡，荞麦、菊花、绿豆、茶叶等做枕芯的枕头，符合"头冷脚热"的睡眠原则。

第三节　不妄作劳

不妄作劳是指人们平时的劳动（学习、工作、活动）应该量力而行，和休息之间要交替进行，相互调节，保证劳动不超过人体的承受范围，才能使健康得以长久，正所谓劳逸应适度。

一、劳逸失度的危害

不论是劳动强度太大、时间过长，还是劳动强度太弱、安逸太过，都失度的表现。《黄帝内经素问》也提出了劳逸失度对人体造成的伤害："久视伤血，久卧伤气，久坐伤肉，久立伤骨，久行伤筋，是谓五劳所伤。"[1]其中"久视""久立""久行"是过劳的表现，"久卧""久坐"则是过逸的表现。"久视伤血"（如图6-3-1所示），即中医认为用眼过度，比如长时间看电视、玩手机，会损耗机体阴血。根据五行学说与藏象理论，眼睛是肝所主的官窍，而肝的主要生理功能之一又是藏阴血，储备血液以供身体所需，所以过度使用眼睛会损耗肝阴肝血。"久立伤骨"，长久的站立会有腰酸背痛、腰膝酸软症状，而腰部是肾脏所在部位，也是肾的庇护所，所以腰部受损会波及至肾，而五行学说中肾主骨，肾精肾气受损则不能充养骨髓，出现骨质退化、变形等。"久行伤筋"是指长时间行走，或跑、跳等用力过猛，超过一定负荷，均会使筋肉处于疲劳状态而受伤或劳损，尤其在五行学说中，筋受肝所主，所以筋的损耗久而久之也会影响内部五脏六腑。"久卧伤气"是说躺卧的时间久了会消耗机体阳气，导致气虚、乏力，这就是平时常所说的"越躺越累"（如图6-3-2所示）；而"久坐伤肉"可以直接理解为长时间保持坐姿不运动，或者缺乏活动，像是学习、工作的时候经常坐在书桌前，会损伤肌肉的结构与功能。以上两种"过逸"的表现究其原因其实都是因为身体常处于静止状态，气血缺乏运行的动力，就容易造成经络不畅，气血凝滞，出现各种问题。

---

[1]　田代华整理：《黄帝内经素问》，人民卫生出版社，2005年，第50页。

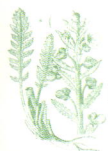

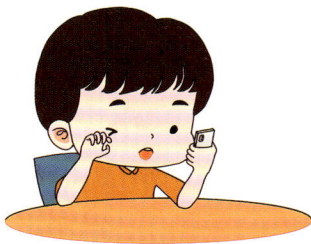

图6-3-1 久视伤血

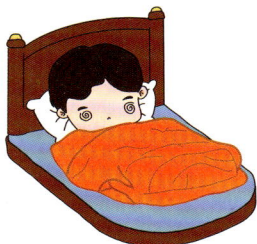

图6-3-2 久卧伤气

除了体力方面，还有脑力上的劳逸失度。我们经常把用脑过度叫作劳神，主要是思考、担忧的事情过多，太费精力。像我们平时也能够感受到，如果哪天背诵课文内容特别多、时间特别长，可能就会有脑袋晕晕乎乎的感觉，这就是用脑"太过"产生的影响。同样，总是不爱思考，不愿意动脑，那就是"过逸"了，久而久之可能会反应慢，记忆力变差。所以寒暑假学校都会给同学们布置一定量的作业，就是让大家的脑袋不能太过于安逸，要保持"用"的状态，才能保持思维敏捷灵活。

二、怎样劳逸适度

古人的智慧早就告诉了我们"一张一弛，文武之道也"[1]，就是说劳作和休息要适当调节，如弓箭上的弦一样，有松有紧。一般小孩子的精力是最旺盛的，但也需要科学地安排作息时间，既能够专心致志地学习，又可以适当地活动锻炼，同时还要保证充足的睡眠，才有助于人的身体健康。

劳逸适度的方法可以采用以下几种：首先，要根据自己的身体特点量力而行，选择和自身年龄、性别、体力等相适合的劳动和运动，比如说偏重力量的项目有短跑、举杠铃，偏重耐力的项目有长跑、游泳等，偏重灵敏度的项目有跳远、跳高、球类运动等（如图6-3-3所示）。

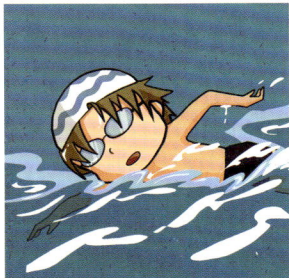

图6-3-3 适当运动

---

[1] 崔高维校点：《礼记》，辽宁教育出版社，1997年，第145页。

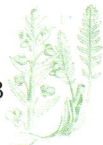

除了以上体育运动，其实我们传统医学中也有很多功法，比如太极拳、八段锦、五禽戏、易筋经等，健身效果均较明显。在劳作过程中可以采取体力与脑力相结合的方式，像是中小学在文化课中加入体育课、劳动课等，就是很好的结合方式；或是我们平时进行写作业、下棋、阅读等脑力劳动后，可以在户外跑跑跳跳，让身体得到锻炼。休息的方式是多种多样的，不要觉得只有睡觉才是休息，像是根据自己的喜好，选择听音乐、绘画（如图6-3-4所示）、观景、散步等，这些都是很好的休息方式。

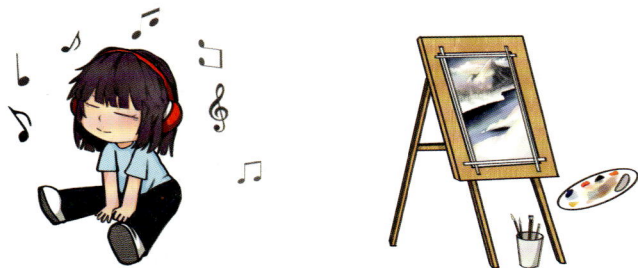

图6-3-4　音乐与绘画

同时要注意的是，各种运动都应该在睡前两小时结束，避免锻炼后过度兴奋影响入睡。根据季节特点，春、夏、秋季可早起锻炼，而冬天最好在太阳出来之后再活动，避开寒冷环境，以防感冒，这样将更有助于提升人体的阳气。

第四节　因时制宜

昼夜的更替、四季的变化及月满月缺等时间规律，会直接影响自然界万物的荣枯生死，对人类也不例外。"因时制宜"是中医防治疾病的一种观点，指要根据不同的时令节气，结合中医阴阳、五行、藏象等基本理论，采取不同的养生、治病手段。《黄帝内经素问》中记载"故阴阳四时者，万物之始终也，死生之本也，逆之则灾害生，从之则苛疾不起，是谓得道"[1]，即四时阴阳是万物根本，人若是违背自然阴阳的变化规律，则会发生灾害，罹患疾病，若是顺着天地阴阳时令的变化，则可以达到防病治病、健康长寿的目的。

一、晨晚养生

虽然昼夜的寒、温变化不像四季那样明显，但是在一天之内，随着太阳的升起、落下，人们的感受也是不同的，对人体也会有一定影响。一天之中的阴阳

---

[1]　田代华整理：《黄帝内经素问》，人民卫生出版社，2005年，第4页。

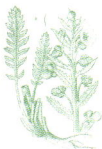

变化是有规律的，昼为阳，夜为阴，从日出时刻起，自然界和人体内的阳气都开始生发、增长，到中午一点左右，阳气的力量达到了最旺盛的阶段，所以这一阶段属于阳中之阳；随后物极而反，下午自然界和人体的阳气都开始逐渐衰退，阴气逐渐上涨，但仍处于属于阳的白昼，所以这阶段又具体可以划分为阳中之阴；黄昏后太阳落山，进入夜晚，属阴，承接上一阶段阳气衰退、阴气上涨的趋势，所以这时候具体可以归为阴中之阴，一直到子夜，自然界和人体的阴气到了极致，同样又轮到阳气开始慢慢攀升直到日出，这一阶段归属为阴中之阳（如图6-4-1所示）。

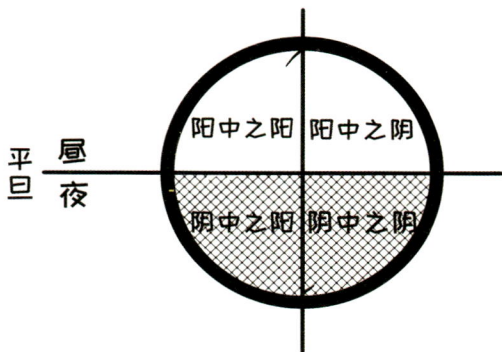

图6-4-1 一日的阴阳变化

所以，人们根据一天阴阳周而复始的变化，可以利用其规律总结归纳养生方法。如一天当中人体生理和病理的规律有"平旦人气生，日中而阳气隆，日西而阳气已虚，气门乃闭"[①]，"夫百病者，多以旦慧、昼安、夕加、夜甚"[②]。所以，人们日出而作，日入而息，这就是顺应阴阳变化的表现。而且一天当中人体的生理变化，也提示我们，如果体质偏弱，那么一天当中最好的运动时间是上午至中午，依靠自然界在这一阶段富足的阳气，能够更好地充实体内阳气；而到了夜晚，人们要逐渐保持宁静、平和的状态，不建议有过多的户外活动，以免阴盛伤阳，也要为了进入睡眠状态做好准备。而随着一天当中疾病的变化发展，其实我们或多或少可能会有感受，像是普通风寒感冒，人们经常感觉早上起来的时候身体比较轻快，和没生病一样，但是慢慢随着时间推移，下午症状可能又会开始加重，到了晚上还容易发烧、怕冷、鼻塞等，也是自然界和体内阴阳的兴衰交替对疾病症状的影响。这也提醒我们，对于慢性病要特别注意夜间的发病预警，

---

① 田代华整理：《黄帝内经素问》，人民卫生出版社，2005年，第5页。
② 田代华、刘更生整理：《灵枢经》，人民卫生出版社，2005年，第92页。

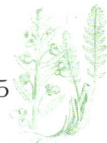

比如老年人的冠心病、心绞痛、慢性阻塞性肺病等，很有可能会出现夜晚加重的现象，要提前重视，服药预防。

二、四季养生

在寒冷的冬天，人们经常会吃羊肉汤锅。在四川成都，有种仪式感叫作"冬至喝羊肉汤"，其实这和季节时令养生是密切相关的。羊肉性温热，有祛寒、补虚、温补脾肾的作用，加上羊肉汤锅里面除了羊肉，还会配上辣椒、葱、姜等辛温的食材，在冬天食用可以温暖我们的身体。

除了羊肉汤锅，冬天还有一个有习俗传承的食物就是农历腊月初八的腊八粥，它一般是用八种当年收获的新鲜粮食和瓜果煮成，我们常用到的传统食材包括大米、小米、玉米、薏米、红枣、莲子、花生、桂圆和各种豆类（如红豆、绿豆、黄豆、黑豆、芸豆等）。在腊月初八这天品食腊八粥，不仅是一种食俗，更是一种养生方式，粥里面的大米、小米、玉米有调和脾胃的作用，薏米可以帮助人们健脾化湿，红枣、花生可以补气血、强筋骨，莲子和桂圆可以养心安神，各种豆类也有健脾、益肾、利肝、明目的作用，正好在冬季可以滋养人体，培护正气。

所以，这些食俗不仅是我们传统文化的传承，还蕴含了"因时制宜"的养生理念。根据一年四季春温、夏热、秋凉、冬寒的气候变化，人体有随之对应的春生、夏长、秋收、冬藏等相应变化，所以春、夏是儿童长个子、变壮实的最佳时节，可以增强运动、充实营养，帮助他们的身体更好地生长发育。当然，我们的老祖宗早就有规律地总结出了四季的养生之道，春季要"广步于庭，被发缓形，以使志生"[1]，这就是要顺应春天生发的特点，人应保持伸展的、松弛的状态，才能促进人体情绪的舒展，身体的康健；夏季则需要"无厌于日，使志无怒"[2]，不要惧怕日晒，还要避免怒气对人体的损害，这才是养长之道；秋季"使志安宁，以缓秋刑，收敛神气，使秋气平，无外其志，使肺气清"[1]，这提醒我们要让情绪逐渐收敛，平和地对待外界事物，能够更好地促进肺气功能发挥；冬天可以"使志若伏若匿……去寒就温，无泄皮肤"[1]，则需要让情绪安静内藏，不要轻易外放，同时注意避寒保暖，保证身体健康不生病。

除了养生保健要顺应四季，对于一些季节性多发病古人也提醒我们"春善病鼽衄，仲夏善病胸胁，长夏善病洞泄寒中，秋善病风疟，冬善病痹厥"[3]，对

---

① 田代华整理：《黄帝内经素问》，人民卫生出版社，2005年，第3页。
② 田代华整理：《黄帝内经素问》，人民卫生出版社，2005年，第3页。
③ 田代华整理：《黄帝内经素问》，人民卫生出版社，2005年，第7页。

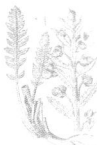

应我们通常的认识，也就是说春季要注意感冒、鼻塞流涕（如图6-4-2所示）的发生，夏季则需要提防心血管疾病，"三伏天"或是夏秋之交，尤其易出现腹痛腹泻（如图6-4-3所示）等症，秋天则是流行性感冒的多发季节，冬天常见骨、关节风湿痛（如图6-4-4所示）等病症。

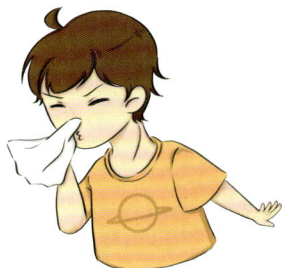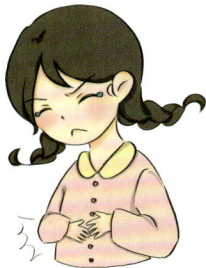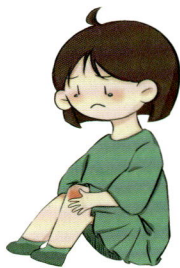

图6-4-2　感冒　　　　图6-4-3　腹泻　　　　图6-4-4　关节痛

第五节　药食同源

药食同源是指很多食物本身具有药物的功效，有养生保健、治疗疾病的作用。国家有规范的药食同源食物品种，早在2002年，《卫生部关于进一步规范保健食品原料管理的通知（卫法监发〔2002〕51号）》文件中就已经公布了《既是食品又是药品的物品名单》，其中包括蜂蜜、杏仁、菊花、黑芝麻等；后续食品安全标准与监测评估司又发布了《关于当归等6种新增按照传统既是食品又是中药材的物质公告》（2019年第8号），以及《关于党参等9种新增按照传统既是食品又是中药材的物质公告》（2023年第9号）。目前既可作为食品又可作为药品的物品达到了百余种。说到药食同源，就不得不提中医的饮食疗法，顾名思义它是在中医理论指导下，以膳食作为治疗疾病的手段。

一、食疗概论

中医食疗发展久远，殷商时代的伊尹与商汤还就酸、苦、甘、辛、咸口味的烹调技艺进行了讨论，并指出了姜和桂既是食物又是药物，有辛温散寒、温胃止呕的功效。到了秦汉时期，《黄帝内经》中论述了许多的食疗方法与饮食禁忌，例如针对各脏病证，提出："脾病者，宜食秔米饭、牛肉、枣、葵；心病者，宜食麦、羊肉、杏、薤；肾病者，宜食大豆黄卷、猪肉、粟、藿；肝病者，

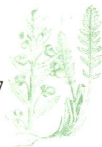

宜食麻、犬肉、李、韭；肺病者，宜食黄黍、鸡肉、桃、葱。"①再到晋唐，《养生论》《肘后备急方》《千金要方》等一系列著作都提到了食疗，尤其产生了我国第一部食疗专著——《食疗本草》，饮食保健更多地引起了人们的重视。到了宋元时期，用饮食防病治病已经非常普遍，像是我国第一部营养学专著《饮膳正要》中提到用川椒和白面做成面条煮食，可以治疗脾胃虚弱、呕吐不食之证。而明清代关于食疗养生的内容就更加成熟和完善了，很多养生学专著里面都专门记载了食疗养生的内容，例如《遵生八笺》《寿世保元》等。

食疗的主要手段是日常饮食，因此十分重视脾胃的调理与保健，首先要做到饮食有节律、饥饱适当、冷热适宜。其次要注意五味兼顾、膳食平衡，"五味各走其所喜，谷味酸，先走肝；谷味苦，先走心，谷味甘，先走脾；谷味辛，先走肺；谷味咸，先走肾"②，这是五味对于脏腑的影响，而且五谷杂粮、肉类蔬菜、水果坚果等在平时的饮食中都应当有所体现。食疗在具体应用时，通过选择具有不同功能的食物，或者通过药食配伍，进而产生发汗解表、化痰止咳、清热解毒、理气和中、补气健脾、补益气血、滋阴生津等作用，以达到养生和防治疾病的目的。

二、不同体质食疗推荐

体质学说是中医学的一大特色理论，不同人具有不同的体质特征。体质特点在日常生活中表现较为明显，比如在同样的致病环境下，有人很容易发病，而有人却安然无恙，同样是秋季的感冒，有人出现寒象，有人出现热象等，以上不同，主要与人的体质相关。

（一）气虚体质

常常表现为无原因的体倦乏力，懒得说话或者说话声音微细，不想吃饭，或者吃了东西之后消化不良，腹胀腹泻。

在食疗方面要注重温和调补，以脾肺为主，兼顾心肾。推荐补气类的食物如糯米、大麦、栗子、花生、山药、香菇、大枣、猪肚、牛肉、鲫鱼、黄花鱼、红糖等。

可以制作黄芪炖鸡汤，用生黄芪30克，母鸡1只，加水再加入葱、姜、大料、盐等佐料，炖至鸡肉烂熟之后可以食用，能起到补气滋阴的作用。还可制作茯苓扁豆粥（如图6-5-1所示）：白茯苓15克，白扁豆40克，大米100克，洗净后加水适量，熬制成粥，经常食用可有健脾益气、护胃和中的作用。

---

① 田代华、刘更生整理：《灵枢经》，人民卫生出版社，2005年，第112～113页。
② 田代华、刘更生整理：《灵枢经》，人民卫生出版社，2005年，第112页。

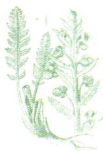

（二）血虚体质

血虚体质的人常因为生血不足或失血过多等原因而引起面色苍白或萎黄、心慌、失眠、头晕眼花，常常伴有眼睑、唇色、指甲缺乏血色，女生可能还会出现月经量少的症状。

在食疗方面要多选取含铁食物，例如黑木耳、菠菜、芝麻酱、蛋黄等，多使用含有优质蛋白的食物。常用补血食物有动物肝脏、红糖、龙眼肉、荔枝、桑葚、胡萝卜、大枣、乌鸡、枸杞、阿胶等。

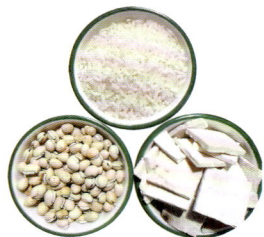

图6-5-1 茯苓扁豆粥食材

可以尝试制作桂圆桑葚汤（如图6-5-2所示），用桂圆肉15克，桑葚300克，一同放入锅中煎煮，直到桂圆肉膨胀后可加入适量蜂蜜或者红糖调味，可经常食用以达到补血养血的功效。还可制作补血饭，用当归5克，黄芪10克，红枣10枚，桂圆肉10克，白扁豆20克，糯米（或大米）100克，黄芪、当归取汁，白扁豆先煮熟后，再加入红枣、桂圆肉、大米及黄芪、当归的汁。像蒸米饭一样操作，还可以加入红糖调味，类似四川甜烧白，但是没有烧白，而是多了补气养血的食材。还可制作木耳粥，用黑木耳30克，大米100克，大枣5枚。木耳浸泡膨胀后去杂质，将洗好的木耳、大米和红枣放入锅中加水熬煮，直至食物烂熟后可放红糖调味，有补铁补血的作用。

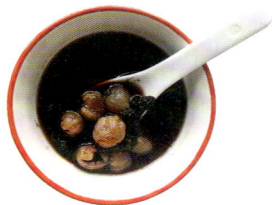

图6-5-2 桂圆桑葚汤

（三）气郁体质

气郁体质可能是平时因为情绪不舒畅等原因而引起的，多考虑肝气不舒，常表现为郁郁寡欢、敏感、多疑、容易失眠等。

在食疗养生方面可以疏肝、理气、解郁，常推荐花类的药食同源种类，例如可以冲泡三花茶（如图6-5-3所示），用玫瑰花、玳玳花、厚朴花按照2∶1∶1的比例沸水冲泡。还可以饮用陈皮佛手茶，将陈皮和佛手柑各等分在杯中进行冲泡。这两种茶都有疏肝解郁、理气健脾的作用。还可以常吃大蒜炒丝瓜，亦具有疏通肝络的作用。

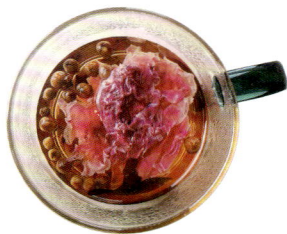

图6-5-3 三花茶

（四）瘀血体质

引起血瘀的原因常见有寒凝血瘀、气滞血瘀、气虚血瘀或外伤磕碰等。瘀血质的人常常表现为口唇、指甲偏紫暗，舌头紫黯，或者可见到舌面上的瘀点、

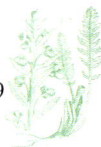

瘀斑，皮肤可能有紫斑，女生还往往伴有痛经，月经有血块等。

在食疗中要考虑根据瘀血产生的原因，采取散寒、理气、补气等外加活血化瘀的方法。常用活血化瘀食物包括山楂、红花、当归、红糖、黄酒、葡萄酒、羊血、香菇、黑豆、黄豆、洋葱等。

还可以制作活血化瘀的食疗方，如红糖山楂粥，用山楂20克，大米60克，红糖适量，煮成粥。还可制作蒜泥茄子（如图6-5-4所示），用茄子250克，大蒜1头，茄子切成条上锅蒸熟以后，撒上捣成泥的大蒜，再加入盐、芝麻油、味精等，拌匀食用。成人还可以尝试饮用洋葱葡萄酒、当归红花葡萄酒等，都能够达到活血、通脉、祛瘀的效果。

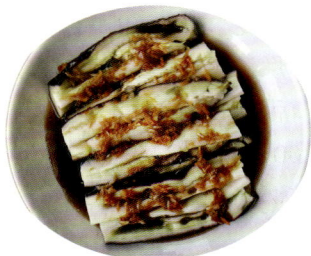

图6-5-4 蒜泥茄子

（五）阳虚体质

阳虚经常以气虚为前提，所以有阳虚体质的人往往伴有气虚的表现，如乏力、倦怠、气短、脉弱等，在此基础上还有阳气不能够温煦的表现，如怕冷喜暖、手脚寒凉、腹部冷痛等。不同的脏腑可能还有其他表现，如脾阳虚可能平时容易有腹泻、四肢浮肿的情况，肾阳虚可能兼有腰酸腿痛的症状，心阳虚会有心慌、爱出冷汗的表现。

食疗要注意禁食寒凉，例如冰淇淋、冰汽水，冷藏的凉拌菜，或者生鱼片等，它们均会加重阳气损伤。在此我们推荐可以食用一些补阳的食物，例如花椒、肉桂、羊肉、韭菜、辣椒、鳝鱼等。另外，也可以配伍其他具有温补力量的食物，如小麦、扁豆、山药、鸡肉、大枣、桂圆肉、栗子、茴香等。

在日常生活中，也可以应用一些食疗方，如韭菜炒虾仁（如图6-5-5所示），取鲜虾剥壳洗净备用，韭菜切段，再备适量葱、姜，锅烧热后倒入油，放入葱姜炒香，再将虾与韭菜下锅，可淋少量黄酒，在增加调味的同时还增加了这道菜温阳通络力量，炒至虾熟透之后即可食用。还可制作当归羊肉汤，取当归10克，羊肉250克，生姜5～6片，大葱段，加水煲汤，可加入适量盐、味精调味，羊肉软烂后还可撒适量胡椒，增加温阳散寒功效。最后还可以制作核桃仁粥，取核桃仁50克，小米适量，放入锅中加水煮烂即可食用，可以加入适量红糖调味，具有温补脾肾的作用。

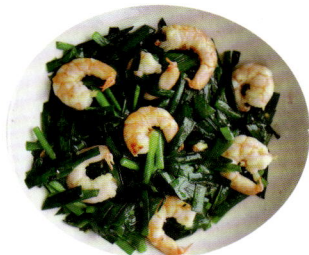

图6-5-5 韭菜炒虾仁

（六）阴虚体质

阴虚体质的人常常有手足心热、大便干燥、口干的表现，严重的还有失眠、盗汗，或者头晕耳鸣，或者眼睛干涩，或者腰酸乏力等。

因此，我们推荐大家食用一些滋阴、清热的食物，例如蜂蜜、百合、马蹄、鸭肉、牛奶等，很多水果滋阴清热的力量也比较强，像是桑葚、西瓜、枇杷、梨、菠萝等。

常用食疗方有秋梨白藕汁，用雪梨500克，藕500克，白砂糖适量，将梨和藕洗净后压榨取汁，加入白砂糖即可饮用，有滋阴清热的功效，尤其善于缓解咽痒、干咳等肺阴虚症状。还有莲子百合粥（如图6-5-6所示），用莲子20克，百合30克，大米100克，冰糖适量，洗净后全部放入锅内，加水适量进行熬煮，至熟烂后即可食用，此食具有清心火、滋心阴的作用，适用于睡眠不安稳，常常口舌溃疡的人群。还可制作黑芝麻粥（如图6-5-7所示），用黑芝麻15克，大米100克，蜂蜜少许，可以将黑芝麻晒干磨粉，大米熬煮成粥后撒入，再用适量蜂蜜调味，有滋补肾阴的作用，适合头发早白、腰酸腰痛的人群。

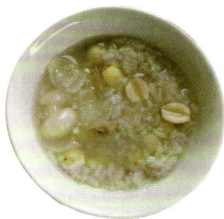

图6-5-6　莲子百合粥

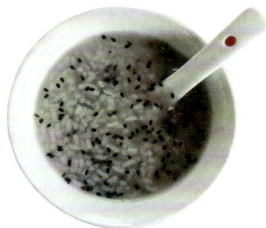

图6-5-7　黑芝麻粥

（七）痰湿体质

喜食甜食和油腻食品的人群多为痰湿体质，痰湿体质的人群往往体形多肥胖，伴有身体沉重、倦怠，可能会出现口中甜腻感，大便软、黏等，舌苔比较厚比较腻等症状。

我们建议大家采用健脾化湿的方法，去除体内湿浊。推荐食材有薏苡仁、赤小豆、豇豆、扁豆、竹笋、冬瓜、荷叶等，调味料中的豆蔻、草果、香叶等也有祛湿的作用。

食疗方可以尝试制作赤小豆薏苡粥（如图6-5-8所示），用赤小豆20克，薏苡仁30克，大米50克，洗净后放入锅中熬煮，直至煮烂成粥，即可食用。还可制作荷叶茶（如图6-5-9所示），用干荷叶10克，沸水冲泡，做代茶饮用。还可制作豆蔻草果炖鸡，用肉豆蔻15克，草果6克，鸡1只，肉豆蔻、草果炒香后与鸡一起炖煮，加入适量盐、味精等调味，肉烂即可喝汤吃肉。

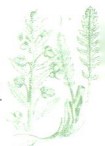

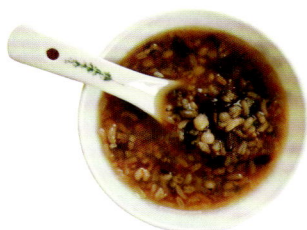

图6-5-8　赤小豆薏苡粥

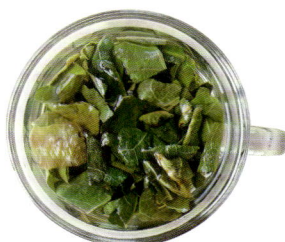

图6-5-9　荷叶茶

（八）湿热体质

湿热体质可由痰湿体质转化而来，痰湿邪气在体内日久，可能会化热；在久居于潮湿闷热环境的人群中，也可多见湿热体质。常常表现为面部油亮，口苦口气重，烦躁易怒，容易出现疖子、荨麻疹等皮肤病。

平时饮食方面需要注意忌辛辣温补之品，例如辣椒、姜、蒜、羊肉、卤肉等；可以食用具有清热化湿作用的饮食物，如莲子、薏苡仁、绿豆、冬瓜、丝瓜、苦瓜、白菜、卷心菜、鸭肉等。

常用食疗方有凉拌莴笋（如图6-5-10所示），用莴笋洗净切丝，热水焯熟，捞出后根据个人口味加入盐、味精、香油、醋等调味料，拌匀后即可食用。还可制作丝瓜（冬瓜）鲫鱼汤（如图6-5-11所示），用鲫鱼1～2条，丝瓜（冬瓜）500克切块或切片，鲫鱼清理干净后放入油锅中两面煎黄，其间撒入姜片、盐、料酒等调味料，然后倒入热水，熬煮10分钟左右倒入丝瓜（冬瓜）段，再依据个人习惯调味，直到丝瓜（冬瓜）及鱼肉软烂，可喝汤吃菜。另外，还有更为简单的清热化湿食谱，例如绿豆汤、冬瓜汤、清炒苦瓜、醋溜白菜等。

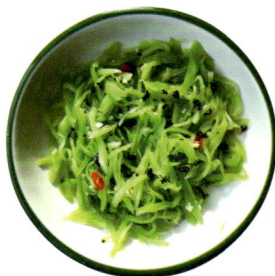

图6-5-10　凉拌莴笋

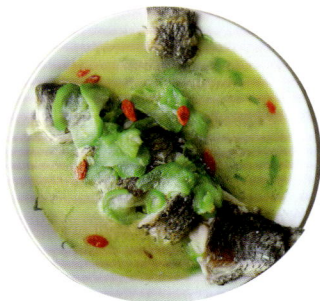

图6-5-11　丝瓜鲫鱼汤

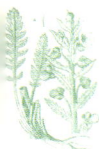

三、常见食疗方推荐

除根据不同体质推荐的食疗方法外，平时生活中，我们可能也会遇到这样那样的小问题，也可以考虑利用一些方便、快捷的膳食来进行调节和预防。

（一）姜枣汤

材料：生姜（10片），大枣（7枚），甘草（10克），红糖少许，饮用水1升。

做法：生姜切成一元硬币，大枣去核。将生姜片、大枣、甘草放入砂锅中，加水，大火烧开后按口味加入少许红糖，小火慢炖，慢炖40分钟后关火，待稍冷却趁温热时饮用（如图6-5-12所示）。

功效：祛风散寒，温健脾胃。

姜枣汤适合秋冬季节受风寒后出现轻微的怕冷、打喷嚏、流清涕等症状，一碗热腾腾的枣姜汤喝下去，发发汗，风寒就更容易被驱散。或是夏季淋了雨，或贪吃了冰淇淋等寒凉食物，出现了轻微腹痛时，也可以饮用，喝下去之后一般会出现肚子咕噜噜响，然后排气或者排便增多，这是寒邪往外排的表现，寒邪排出后，身体自然就舒服多了。

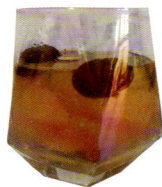

图6-5-12　姜枣汤

（二）莲子银耳粥

材料：大米（200克），莲子（50克），干银耳（10克），饮用水适量。

做法：大米淘洗后蒸熟备用，莲子洗净去芯，干银耳泡软后切丝。将熟大米放入砂锅中，倒入饮用水，放入莲子、银耳丝，大火沸腾后小火慢炖，炖至莲子与大米全部软烂后即可，其间为防烧干要注意添水（如图6-5-13所示）。

功效：补脾益肺，养心安神。

适合春季容易出现失眠、心烦的人群；也适用于秋季养生，因为莲子粥中的所有材料具都有滋养肺阴的作用，所以平时夏秋或者秋冬季节容易出现干咳、嗓子痒等呼吸道症状的人群也可以食用。

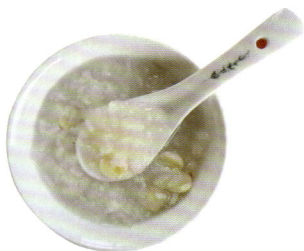

图6-5-13　莲子银耳粥

（三）蜜蒸百合

材料：百合（100克），蜂蜜（50克），枸杞（6～8颗）。

做法：将百合洗净之后加入蜂蜜搅拌，将混合后的百合与蜂蜜放入盘

内，撒上枸杞，隔水蒸熟后即可食用（如图6-5-14
所示）。

功效：润肺止咳。

适用于感冒后遗留的干咳或燥咳；或平时咽干唇
燥人群；也适合秋季养肺润燥，预防呼吸系统疾病。

（四）山楂麦芽茶

材料：山楂（10克），生麦芽（10克）。

做法：将山楂洗净，切片，与麦芽一同放入杯

图6-5-14　蜜蒸百合

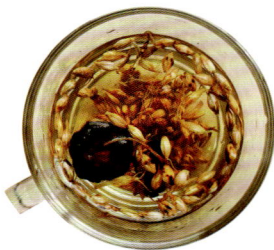

中，倒入开水，加盖泡30分钟后，代茶饮用（如图6-5-15所示）。

功效：消食化滞。

适用于饱食后因消化不良造成的积食，有不想吃饭、腹部胀满，甚至恶
心、呕吐或腹泻等症状；还可以在逢年过节饮食过多时饮用，起到助消化、防食
积的作用。

（五）蜂蜜决明子茶

材料：决明子5克，蜂蜜适量。

做法：决明子用开水冲泡后，待水温合适，加入适量蜂蜜调味（如图6-5-
16所示）。

功效：润肠通便。

适用于便秘人群，表现为大便干结难解，或大便成干球状，腹痛腹胀，有
口气，甚至出现身热、上火等表现。同时蜂蜜决明子茶还有清肝明目的作用。

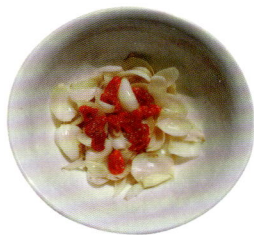

图6-5-15　山楂麦芽茶

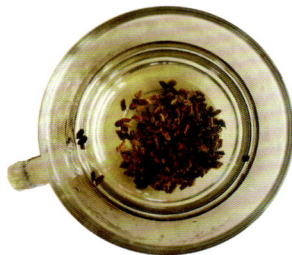

图6-5-16　蜂蜜决明子茶

第六节　传统功法

运用传统功法锻炼是我国预防保健学的重要组成部分之一。传统功法通常
需要以意识引导肢体运动，并辅助以呼吸吐纳的方式，来达到形、神、意、气的

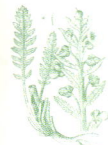

协调，从而起到祛病、益寿的目的。因而，它具有动静结合、刚柔并济、内外兼修、形神共养的特点。

一、传统功法的原则与作用

传统功法有自己系统的、完整的理论基础，强调人体内外应协调统一。首先，要达到动静结合，练习时，在加强形体运动锻炼的同时还需要调息、静心，动于外而静于内，动静统一才能阴阳调和。其次，运动量要适度，很多传统功法，例如太极拳、八段锦等，看似缓慢轻柔，其实消耗的能量并不少，练习后如果出现疲累、头昏、汗多、精神不佳等，则可能是运动过量、时间过长，需要适当减少；功法练习后如仍然轻松自如，呼吸心率平稳，这才是适度的。再者，传统功法训练还需要遵循因地、因时、因人制宜的原则，例如饥饿时、饱食时和临睡前都不宜进行功法练习；一年当中春、夏、秋季可早起锻炼，但冬季要等太阳出来后，避开风寒练习。最后，需要提醒大家的是，传统功法练习是有循序渐进的过程的，只有坚持不懈才能收到良好的养生保健效果。

传统功法有疏通经络气血、调节脏腑功能、调畅情志及和谐精气神的作用。例如易筋经，通过招式练习，抻拉筋骨，牵拉肌肉，可以促进活动部位的气血通畅，提高筋腱、肌肉、关节的灵活性。传统功法通畅要配合气地吐纳进行，例如六字诀，在锻炼中通过嘘、呵、呼、嘘、吹、嘻六个字的不同发音口型与用力，牵动各脏腑功能，进而调节脏腑气机。传统功法的练习需要外动内静，以保持心态平和，要摒弃杂念，尤其再配合某些招式，就有疏肝理气、调畅情绪的作用，更能够达到改善心理状态，实现心情舒畅的目的。在练习过程中通过对形、神、意、气的把控与锻炼，形成相辅相成的良性循环，最终达到人体精、气、神的协调统一。

二、常见功法

（一）八段锦

北宋期间八段锦（如图6-6-1所示）就已广泛流传，其名称由来是人们将其八组动作比喻成精美华贵的锦缎，以彰显该功法的珍贵。八段锦流派较多，有"文八段（坐式）"和"武八段（立式）"之分，现在为了不局限于场地限制，同时操作方便，常见立式八段锦，其招式特点与功效也有相应口诀："两手托天理三焦；左右开弓似射雕；调理脾胃须单举；五劳七伤往后瞧；摇头摆尾祛心火；两手攀足固肾腰；攒拳怒目增气力；背后七颠百病消。"[①]

---

① 霍瑞明、张衍泽主编：《健身养生八段锦》，辽宁科学技术出版社，2016年，第8～30页。

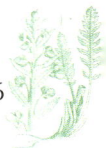

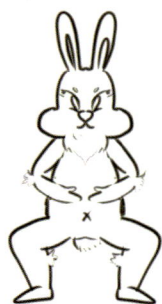

两手托天理三焦

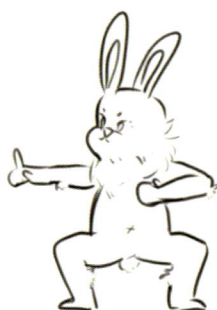

左右开弓似射雕

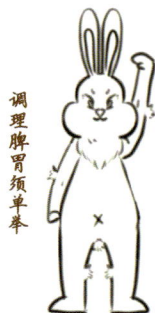

调理脾胃须单举

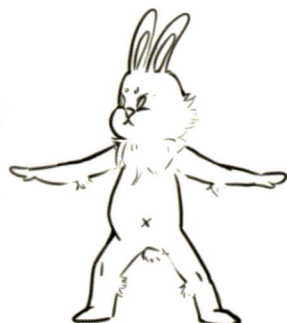

五劳七伤往后瞧

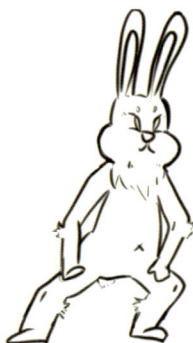

摇头摆尾祛心火

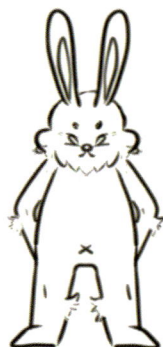

两手攀足固肾腰

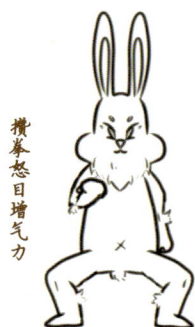

攒拳怒目增气力

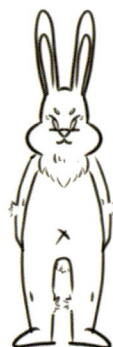

背后七颠百病消

图6-6-1 八段锦

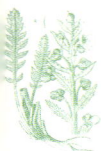

（二）五禽戏

五禽戏（如图6-6-2所示）的历史悠久，为名医华佗创编，模仿了虎、鹿、熊、猿、鹤五种动物的特异性动作，进行前俯、后仰、侧屈、扭转、开合等全方位运动，既能够治疗疾病，也具有疏通经络、活动筋骨、运行气血的保健作用。在练习时需要结合意想，想象自己作为威猛的老虎、舒展的梅花鹿、沉稳的黑熊、机敏的猿猴及潇洒的仙鹤，更能达到形神合一的功效。

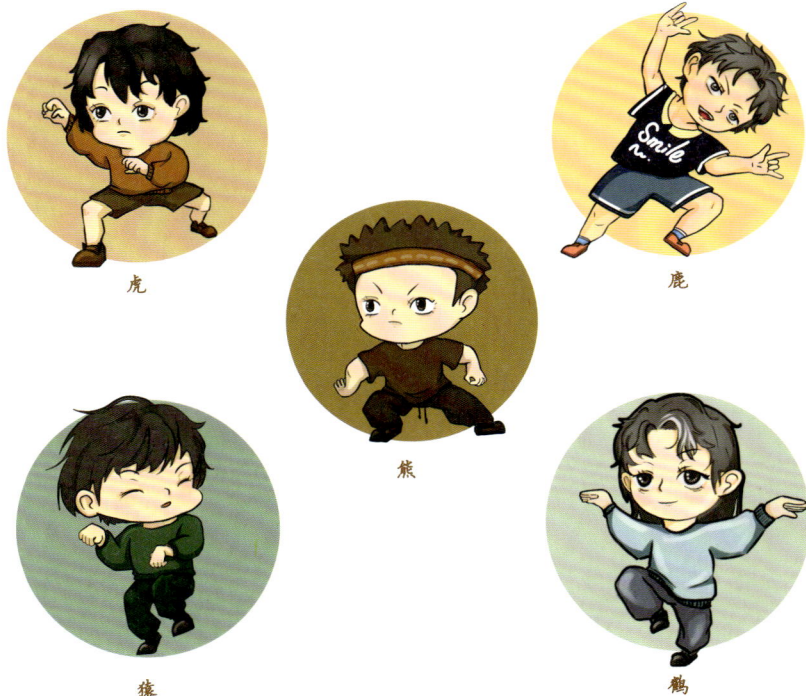

图6-6-2 五禽戏

（三）易筋经

"易"是变通、改换、脱换之意，"筋"指筋骨，"经"则带有指南之意。"易筋经"就是通过练习改变筋骨、调理全身经络的导引术（如图6-6-3所示）。《易筋经·总论》说，人体的筋骨，有松弛的、痉挛的、萎靡的、虚弱的等，各不一样，但是通过易筋经牵引伸展、抻筋拔骨的招式练习，可以让筋骨痉挛者得到舒展，让筋骨松弛者得到调和，让筋骨萎靡者得到充实，让筋骨虚弱者得到强健。由筋骨的改变进而变易全身的气血精髓，以达到强健筋骨、壮实肌肉、通畅经络、增强体质、充沛精力的作用。

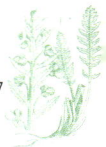

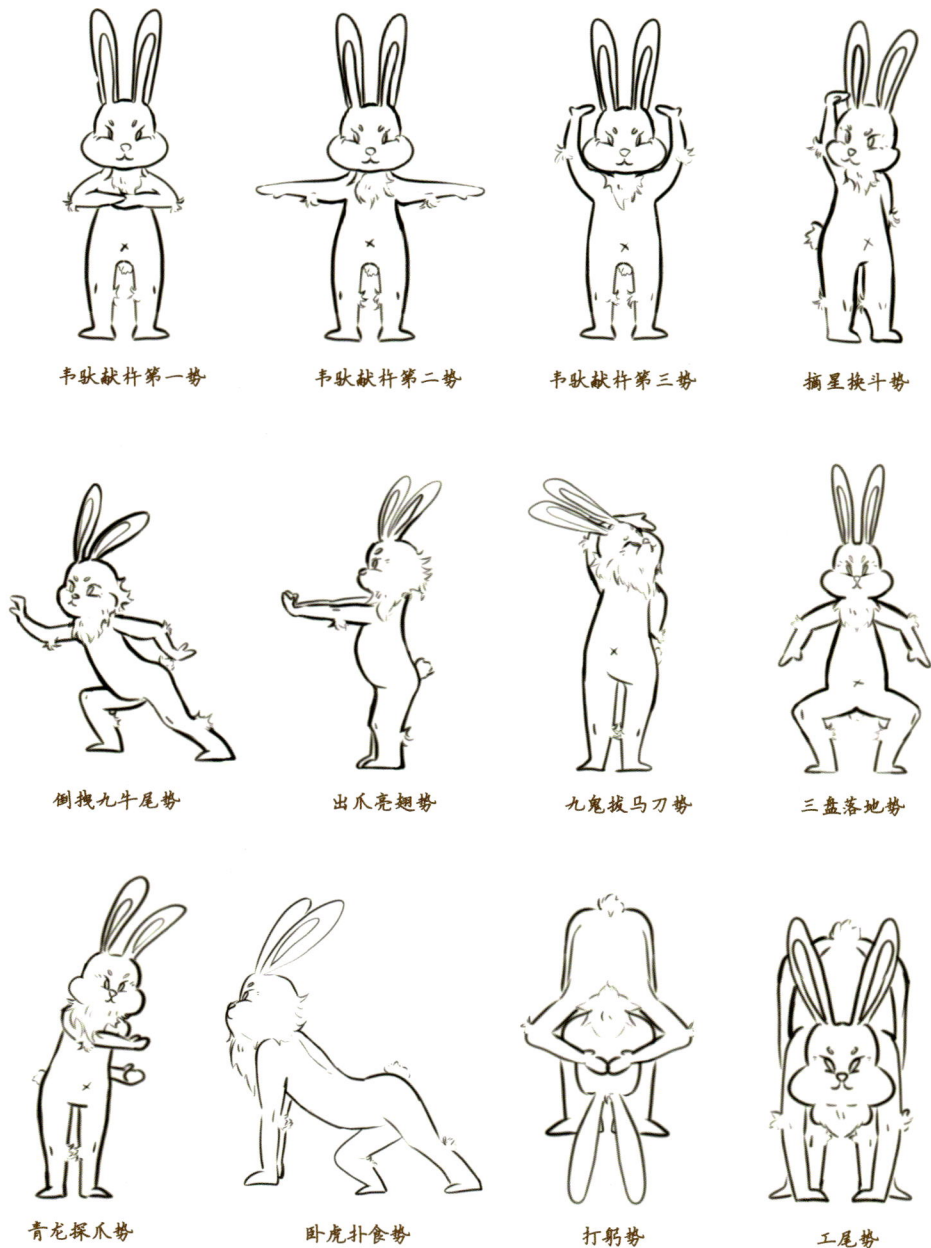

韦驮献杵第一势　　韦驮献杵第二势　　韦驮献杵第三势　　摘星换斗势

倒拽九牛尾势　　出爪亮翅势　　九鬼拔马刀势　　三盘落地势

青龙探爪势　　卧虎扑食势　　打躬势　　工尾势

图6-6-3　易筋经

　　当然，除上述功法外，太极拳、六字诀等也是我们在公园里、广场上常常能见到的养生功法，还有现代一些改编的养生招式，如五行健康操、穴位拍打操等，可以根据自身兴趣喜好与身体情况进行具体选择、练习。

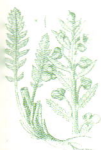

第七章

巴蜀医学

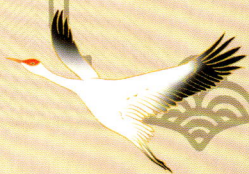

第一节　涪翁传针

据考古和文献研究，针刺术起源于新石器时代，是劳动人民与大自然和疾病斗争的智慧结晶。针刺之术最初来源于砭石疗法。随着人们工艺加工水平的发展，石针、骨针、竹针、陶针等陆续出现。商周时期，人们可以制造青铜器和铁器了，于是针刺工具出现了铜针、铁针等。轩辕黄帝始造九针，《黄帝内经·素问·异法方宜论》讲到九针传自南方。南朝·宋·范晔《后汉书·方术列传·郭玉传》就记载了四川地区一位擅长用针的涪翁。

西汉末年的一天，四川绵阳地区的"渔父村"来了一位老者，这位老者不知来自何方，因为他经常在绵阳的涪江边钓鱼，人们亲切地称他为"涪翁"。涪翁很有学问，医术高明，擅长针法，能应手取效。他是当时的隐士，不以医为业，平时依靠垂钓和乞食为生，给人扎针都是免费施针。他乐于帮助别人，有人生病了，不管贵贱贫富，他都会主动积极去治疗，因此深受百姓的信任和爱戴。涪翁不仅治病，还写书，他留下了《针经》和《诊脉法》两本书。

绵阳附近的广汉，有一个喜欢医术的人叫程高。他听说了涪翁的事迹以后，就到绵阳来向涪翁请教医术。古代医生收徒弟有很严格的考核标准，早在《黄帝内经》就说过，不是合适的人不适宜传授医术。这个合适的人通常必须具有较高的道德品行并且具备一定的聪明才智。涪翁对程高进行了严格考察，这一考察就是好多年。他见程高学医意志坚定，聪敏诚实，最后把程高收为徒弟，并把自己的全部医术传给了程高，包括自己的医书。涪翁和程高都擅长针法，医德高尚，人称"涪城二隐君子"。

后有一位叫作郭玉的年轻人，听说了程高的事迹，拜年老的程高为老师学习医术，深得师傅的真传，也很擅长用针和脉诊。《后汉书》记载郭玉治病多奇验。郭玉医德高尚，为人治病，总是竭尽全力，尤其是穷苦百姓，常常免费为他们看病。郭玉曾担任过汉和帝（89—104年）的太医丞。有一次，和帝询问郭

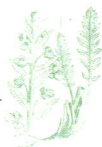

玉，他给穷苦人治病效果非常好，给富贵人治病效果反而没有那么好，是为什么呢？郭玉回答说：医生治病必须处于放松状态，不紧张、不担心，在这种情况下，医生的聪明才智能够得到充分发挥。给贫苦人治病的时候，医生没有任何思想负担，所以治病效果好。给尊贵人看病，他们往往养尊处优，居高临下地看待医生，自以为是，医生在这种情况下往往过分谨慎，甚至怀有恐惧之心，治病效果当然会打折扣。汉和帝认为郭玉说得很对。郭玉认为，病人除要配合医生诊治以外，还应该注意锻炼身体，适当劳动，不能好逸恶劳。这些道理，在今天也是很实用的。

第二节 巴蜀医药学家唐慎微

宋朝的时候，成都有一位医生叫唐慎微（1056—1093年），字审元，他出身于世医家庭，为当时名医。他医术高明，言语朴实，为人治病，治愈率非常高。他医德高尚，不管寒暑风雪，只要有人找他治病，他一定前往。四川盆地四面环山，气候湿润，生态环境复杂，丘陵、高峡、雪山、河谷、平原皆有，自古即是盛产药材的地方。唐慎微长期生活在四川，对四川的草药有深入的研究，结合前人的研究和自己采药、用药的经验等，著成了《经史证类备急本草》。这本书是本草学上一部承前启后的巨著，大约成书于公元1082年。《经史证类备急本草》完成后，在宋徽宗的重视下，经过通仕郎艾晟修订，将陈承的《重广补注神农本草图经》中的有关内容作为"别说"录入《经史证类备急本草》，以《大观经史证类备急本草》之名，颁行全国。后来《经史证类备急本草》又有多种不同的版本。

《经史证类备急本草》具有极高的文献价值。书中收集了丰富的古代文献资料，尤其是引用了大批北宋以前的方药资料，第一次把经史子集中有关医药逸事类证的内容附录于相关本草药物条下，而且给中药绘了图谱，图文并茂，便于识别。《经史证类备急本草》记载了大约1558种药物，单验方3000余首，方论1000余条，新增药物476种。书中还记载了药物的炮制方法，保存了丰富的古代中药炮制资料。《经史证类备急本草》提供了后世本草学的编写范例，将药物理论与药物图谱相结合，在每味药的后面附录了古今验方，这种编写体例得到了后世医家的认可和沿用。明代李时珍高度评价《经史证类备急本草》，他认为中国历代各家本草及各药单方能够流传千古，都是借《经史证类备急本草》得以保存下来。

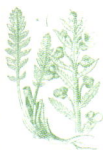

第三节　清代四川名医郑钦安

郑寿全（1824—1911年），字钦安，曾师从大儒兼名医刘止唐，熟读《黄帝内经》《伤寒论》等医学典籍及《周易》等经典，广学多闻。24岁在成都悬壶济世，因为擅长治疗疑难杂症，很快就声名鹊起。中年以后他开始教授徒弟并著书，他的代表性著作包括《医理真传》《医法圆通》《伤寒恒论》，其中《伤寒恒论》是他研究《伤寒论》的心得总结。

他的学术思想紧扣"阴阳"二字，在《医理真传》中他对阳虚和阴虚有非常详细而精辟的论述，如有的病人满口牙齿出血，上下牙齿肿痛，这个时候需要认真辨证，不能看见牙齿肿痛，就给病人服用滋阴降火的药。假如病人还伴有口中流清涎不止，下身畏寒，烤火也不觉得热的情况，这种就属于阳虚，甚至是阳气欲脱的危重症候了，应及时回阳救逆，用附子、干姜等热性的中药治疗。因为他善于使用大剂回阳之药治疗危重病症，后世医学界尊称他为"火神派"之鼻祖。

郑氏临床多使用《伤寒论》原方，比如以桂枝汤、麻黄汤、麻黄细辛附子汤治疗外感病；以理中汤、甘草干姜汤治疗中焦疾病；以四逆汤治疗下焦病证，皆用药简单而能契合病机，所以临床效果较显著。郑寿全不仅医术高明，而且医德高尚，常常免费给人看病送药，誉满乡邻。阅读郑寿全的书，字里行间能够体会到一名大医的仁爱之心和聪明智慧。他在书中还告诫人们，平时应该多做好事，与人方便，这有利于疾病的康复。"凡人家中，最难免者疾病，感之轻浅，医药可愈。设或感之太重，三年两载，医药无功……为人父，为人子，为人弟，为人兄，为人夫者，急宜反身修德，多行善功……方便时行……或可转危为安。"[①]

第四节　四川名医唐宗海

唐宗海（1851—1908年），字容川，清末著名医家。因父亲患有血证，救治无效，青年时期的唐宗海就认真钻研血证的治疗。他认真研读古代医学经典《黄帝内经》《伤寒论》等，触类旁通，心有所得，将所学用于治疗血证，取得了非常令人满意的效果。血证主要是各种出血性疾病，包括吐血、咯血、咳血、唾血、呕血、鼻血、齿血、尿血、汗血、便血、尿血等。唐宗海认为大丈夫假如不能立功名于天下，如有一才一艺，能补救于当时，或可救天下后世，也是很有

---

① 郑钦安：《郑钦安医书阐释》，唐步祺阐释，巴蜀书社，2003年，第218页。

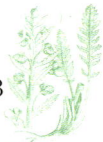

价值的，所以他立志将自己的医学成就流传后世，于1884年完成了《血证论》的著书。

《血证论》出版以后，得到了后世医家的重视，出现了二十多种版本。《血证论》共八卷，第一卷为总论，第二卷至第六卷对每种血病的临床表现、病因、治疗等都有比较详细的论述，第七卷至第八卷为方解，对书中所用的中药方详细加以解说了，比如流鼻血（鼻衄）是我们很多人都会遇到的问题。《血证论·鼻衄》中指出流鼻血的原因有多种，常见的原因包括：肺火壅盛；血虚；肾经虚火浮游上行；阳明经热气浮越，逼血上行，循经脉而出于鼻等。治疗方法包括清泻肺火、平燥气等，只要把握住火宜清、虚则补的原则即可。药物治疗以后宜注意调养。如阳明经热导致的鼻衄，可以饮梨汁、藕汁、莱菔汁、白蜜等。文末还介绍了鼻衄的外治法，如：龙骨吹鼻，能干结血孔免衄；温水浸足，使热气下引等。《血证论》所介绍的外治法有些比较简单、实用，如：牙齿出血，可用冷水漱口，因为血遇冷会凝结；也可以用醋漱口，醋是酸味的，能够起到收敛任用，减少出血。

《血证论》最后两卷为方解，对小柴胡汤、失笑散、保元汤、肾气丸、十全大补汤、温胆汤、仙方活命饮、竹叶石膏汤等常用方剂的药物组成、剂量、煎煮方法、方义等都进行了详细的讲解，既总结了前人的经验，也融汇了医者自己的用药体会。

唐宗海是清末人，当时西医传入中国并得到发展，中医的生存受到了极大的挑战。唐宗海是主张汇通中西医学的代表人物，主张中西医学的理论可以相互汇通，各取所长，以补其短。《血证论》与他撰写的《中西汇通医经精义》《金匮要略浅注补正》《伤寒论浅注补正》《本草问答》等书，总称为《中西汇通医书五种》。纵观唐宗海的著作，发现他更认可中医，认为中医比西医高明。

第五节　女医家曾懿

曾懿（1852—1927年），字伯渊，又名朗秋，巴蜀著名女医家。其生活的时代正值瘟疫流行，许多患者因为没有能得到及时有效的治疗而死亡。有感于此，曾懿发愤苦读医书。正式行医以后，她刻苦好学，逐渐成为一名医术精湛、医德高尚的好医生，在川西平原有比较好的声望。

晚年的时候，她希望自己毕生的临床经验能够流传后世，遂著书立说，在54岁时写成《医学篇》，分为上下两册，共四卷，著作内容包括伤寒、温病及普通内科杂病的治疗。作为女医生，她对妇科、儿科非常重视，在妇儿科疾病的治疗方面也有独特见解。曾懿曾患过四次瘟病，都是采用清代温病学家的处方治愈了自己的疾病，所以她的著作很推崇清代温病学家吴鞠通的温病学说。1933年，苏州一家出版社将她的著作印成《曾女士医学全书》，总计六种，使她的医学思想得到了广泛的流传。

曾懿生活的时代西方医学已传入我国，曾懿思想很开明，对西方医学能合理吸收与应用。曾懿在国家内忧外患的时代，希望能振兴女学，著有《女学篇》流传于世。她晚年在北京生活，仍然坚持给病人看病，闲时写诗、作画以度晚年。

第六节 巴蜀地方本草著作：《天宝本草》

《天宝本草》是一本地方性本草著作，最早由清同治年间川人龚锡麟等编著而成。到目前为止，可以查到的《天宝本草》有五个版本。天宝"有四川草药皆为天然宝物之意"①。《天宝本草》全书分为两部分：药性赋和药性歌。药性赋包括寒性赋、热性赋、温性赋、平性赋四个部分，药性赋和药性歌记载的草药数目和名称不完全一样，药性歌中记载草药149味，加上药性赋中多出的草药40味，全书共记载了草药189味。

药性赋文字简练，又具有赋体文学的对偶句式，容易记忆，便于草药知识和用药经验的传播。如：矮茶风，利肺清心，咳嗽可施。铧头草，敷疮毒，且去目翳。无花果，补人元气，且能生血。药性赋记载了每味草药的主治功效，很多草药在今天依然在临床上使用。如：刺黄芩、铧头草、隔山撬、矮茶风、鱼腥草、红姑娘、山慈菇、荜拨、黄荆根、牛耳大黄、筋骨草、王不留行、地五加、接骨草、黄精等。

药性歌中每一味草药都采用了七言四句歌的编写形式，主要内容包括歌词、别名、性味功能等，是四川民间中医使用草药的经验总结。今人在《天宝本草》的基础上对所载药物进行考订，增补了别名、药图、功效等，整理成《天宝本草新编》，书中增加了药物的基原考订、形态特征、药图、生境分布、采集加工、现代临床应用等。比如四川人喜欢吃的一道菜——鱼腥草，也是常用的草药。药性歌中编写的鱼腥草歌诀详细记载了鱼腥草的功效。"鱼腥草补阴止血，牙疼面肿消热积，能去风火百发中，敷疗退热无可敌。"②鱼腥草别名：侧耳根、猪鼻孔、臭腥草、臭猪草。五个版本均名猪鼻孔，现四川统称鱼腥草。性味功能：辛、凉，有小毒，清热解毒，利水消肿。现代临床主要用于扁桃体炎、肺

---

① 谢宗万、邬家林编：《天宝本草新编》，中医古籍出版社，2001年，第1页。
② 谢宗万、邬家林编：《天宝本草新编》，中医古籍出版社，2001年，第76页。

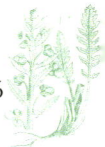

炎、气管炎、泌尿系感染、乳腺炎；外用治痈疖肿毒，毒蛇咬伤。外用适量，鲜品捣烂敷患处。[①]

第七节　川人酿酒

"医"的古字可以写作"醫"。"醫"字从"酉"，酉是一个象形字，象酒坛之形。以"酉"为部首的字多与酒有关。"醫"反映了酒发明以后，与医疗活动关系密切。明朝李时珍的《本草纲目》中记载："米酒　〔气味〕苦、甘、辛，大热，有毒。行药势，杀百邪恶毒气。通血脉，厚肠胃，润皮肤，散湿气，消忧发怒，宣言畅意。"[②]

据文献记载，夏朝的时候中华民族就掌握了酿酒技术。酒的发明和使用，对中药的炮制和治疗疾病都有促进作用。古人有"酒为百药之长"的说法。《黄帝内经》中已记载了酒的治疗作用。《黄帝内经素问校释》言："自古圣人之作汤液醪醴者，以为备耳……"[③]醪是一种酒质浓厚的酒，醴是一种甜酒。《黄帝内经素问校释》言："容色见上下左右，各在其要。其色见浅者，汤液主治，十日已。其见深者，必齐主治，二十一日已。其见大深者，醪酒主治，百日已。"[④]说的就是医生通过观察病人面部上下左右色泽的变化，以诊察疾病浅深轻重，给予适宜治疗方法。面部色泽看起来浅的所主疾病也轻微，可以用五谷做成的汤液（是古代的一种清酒）调理身体，十天就可以痊愈；面部色泽看起来深那所主疾病也严重，可以用药物治疗，二十一天可以痊愈；如果面部色泽看起来非常深的所主疾病就严重了，需要用醪酒治疗，一百天可以痊愈。因为酒可以通调经脉，运行血气。

相传古代的四川人很早就掌握了酿酒的技术，广汉三星堆遗址发掘出大量的酒器（如图7-1-1所示），如陶盉这样的温酒器，证明了古代的巴人很早就掌握了高超的酿酒技术，饮酒也成为当时的风俗。出土文物显示，早在商周时期，古代僰人擅长酿酒，出土的僰地青铜酒器上刻有铭文"王饮西宫"四个字，证明古代僰人酿造的美酒已成为西周王室的贡品。古代巴蜀人曾与秦昭襄王订下了"清酒之盟"，《〈华阳国志〉新校注》中记载："秦犯夷，输黄龙一双；夷

---

① 谢宗万、邹家林编：《天宝本草新编》，中医古籍出版社，2001年，第76～77页。

② 李时珍：《本草纲目》，人民卫生出版社，1982年，第1558页。

③ 张灿玾、徐国仟、宗全和校：《黄帝内经素问校释》，中国医药科技出版社，2016年，第90页。

④ 张灿玾、徐国仟、宗全和校：《黄帝内经素问校释》，中国医药科技出版社，2016年，第95页。

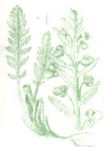

犯秦，输清酒一钟。"^①《〈华阳国志〉新校注》还记载了一首古代四川人酿酒饮酒的诗歌："川崖惟平，其稼多黍。旨酒嘉谷，可以养父。野惟阜丘，彼稷多有。嘉谷旨酒，可以养母。"^②唐宋时期，四川人就会制作烧酒。川人好客，四川有这么一句民谣：破费一席酒，可解九世冤；吝惜九斗碗，结下终身怨。可见川人对饮酒在人际交往中的重视。现代中国的很多名酒都产自四川，如五粮液、泸州大曲、剑南春酒等，这些名酒的出现也是古人酿酒技术在现代的传承与创新。

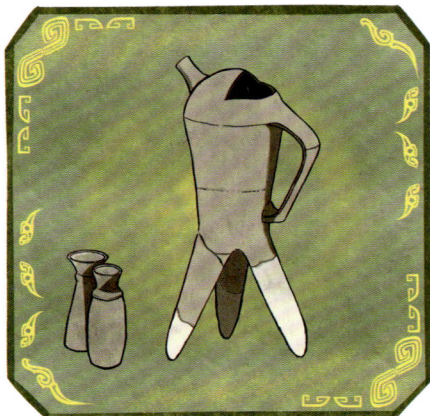

图7-7-1　三星堆酒器

中医对酒的使用最常见的就是制造药酒，比如菊花酒、菖蒲酒、地黄酒、葡萄酒、白术酒、天门冬酒等。四川气候比较潮湿，川人有服用药酒的习俗，如蜀椒是四川的道地药材，用蜀椒泡酒，量不用太多，被称作"椒酒"，可以治疗冷气刺痛，寒湿引起的胸腹胀满等症。

第八节　四川出土的医学文物

新中国成立以后，四川的考古发现中出土了不少医学文物，有些文物史料和医学价值都很高。如：1988年成都天回镇大湾汉墓出土青铜制的捣药杵臼两套，距今2000多年，造型精巧，上有纹饰。其中一套杵臼后收藏于成都中医药大学医史博物馆，该杵臼腹部鼓出，腹部有三道凸出的纹饰，杵臼的上面有两个左右对称的兽头样的铺首。^③

1993年四川绵阳双包山汉墓出土了一具木头制作、髹有黑色重漆的经络经穴俑，为西汉早期的针灸教学模型，漆俑身上标有红色的经络线条，但没有文字及经穴位置标记。这是迄今为止在世界上所发现最早的标有经脉流注的木质体模型^④。

2012年成都天回镇老官山汉墓出土了大量西汉时期的医学竹简，专家经过

---

① 刘琳校注：《〈华阳国志〉新校注》，四川大学出版社，2014年，第13页。
② 刘琳校注：《〈华阳国志〉新校注》，四川大学出版社，2014年，第9页。
③ 赵竭力：《四川中医药史话》，电子科技大学出版社，1993年，第196页。
④ 马继兴：《双包山汉墓出土的针灸脉漆木人形》，《文物》，1996年第4期，第55页。

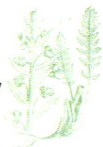

考证后认为部分竹简应该是扁鹊和仓公学派的医学典籍。竹简记载的医学内容丰富，涉及脉诊、医论、方剂、内科、外科、妇科、五官科、兽医等内容。经过中国中医科学院中国医史文献研究所、成都中医药大学等相关文物研究专家对出土医学竹简的整理研究，将医简内容整理成八类书，包括：《脉书·上经》《脉书·下经》《治六十种病和剂汤法》《刺数》《经脉》《疗马书》等。在竹简中出现了蜀椒、防风、厚朴等四川道地药材的名字。在老官山汉墓中还出土了一具髹漆经脉人，是木制的针灸模型，也是我国目前出土最早的、最完整的形象逼真的经络教学工具。髹漆经脉人现藏于成都市博物馆。[①]

---

① 张逸雯、翁晓芳、顾漫：《四川成都天回镇（老官山）汉墓出土医简和髹漆经脉木人研究综述》，《中华中医药杂志》，2020年第1期，第290页。

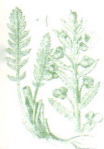

第八章

走向世界

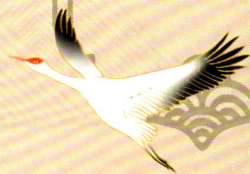

第一节　针灸与人类非物质文化遗产

人类非物质文化遗产是联合国教科文组织评选后列入《人类非物质文化遗产代表作名录》的遗产项目，主要记录了人类社会生活方式、风土人情、文化传承等特性，它们被特定的民族和族群世代相传，从这些非物质文化遗产中可以发现世界各民族的文化基因、价值观念、心理结构、精神情感等要素，属于全人类共同的财富。如中国的中医针灸、皮影戏、珠算、京剧等都被选入人类非物质文化遗产。2010年中医针灸被联合国教科文组织列入《人类非物质文化遗产代表作名录》。[①]到目前为止，我国已有多个项目入选，不仅增强了民众的自豪感和认同感，而且在国际上也弘扬中华文化的博大精深。

中医针灸包括针和灸两种治疗手段。1987年成立了世界针灸学会联合会。2010年中医针灸入选《人类非物质文化遗产代表作名录》后，针灸普及率日益提高，逐步走向世界，已成为"世界针灸"，每年的11月22日为"世界针灸日"。世界卫生组织在实施2014—2023年传统医学战略中，对129个成员国开展调查，有超过80%成员国使用中国针灸。[②]

据了解，在全球各地所建孔子学院中，有不少孔子学院讲授中医养生保健内容，包括中医针灸课堂等。中国针灸无毒副作用、无耐针性，不但可以治疗疾病，还可以养生保健康复，条件简单、操作简便、花费少，是世界公认的全生命周期健康维护的最好选择。

中医针灸：针灸是传统中医的一种医疗手段，除在中国得到广泛应用之外，在东南亚、欧洲和美洲等地区也有实践。针灸理论认为，人体如同一个由各种经络连接起来运行的网状系统，通过物理刺激经络循行部位的穴位，能够增强

---

①　《中医针页被列入〈人类非物质文化遗产代表作名录〉》，（2010-12-07）［2024-05-20］，https://www.chinanews.com/cul/2010/12-07/2905871.shtml。

②　《世界针灸学会联合会主席：中国针灸已成为"世界针灸"》，（2018-11-19）［2024-05-20］，https://baijiahao.baidu.com/s?id=1617541192191755140。

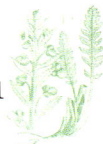

人体的自我调节功能并为人类带来健康。刺激方法包括针刺和艾灸相应的穴位，以此促进身体重新恢复气血阴阳的平衡，进而达到预防和治疗疾病的目的。

孔子学院：是我国国家汉语国际推广领导小组办公室在世界各地设立的推广汉语和传播中国文化的机构，通常设在国外的大学和研究院之类的教育机构里。孔子是中国传统文化的代表人物，以"孔子"命名，是为了中华优秀传统文化的复兴。孔子学院一方面推广汉语教学，另一方面传播中华优秀传统文化。在全球多个孔子学院中开设了中医课程，包括中医针灸。

第二节　汉方医与中医药文化传播

中医药文化作为中华文化的伟大宝库，在长期的中外文化交流史中，传播到海外，丰富了世界医药学文化的宝库。比较典型的代表就是日本的汉方医学。汉方医学，是日本的传统医学之一，是在中医药学的基础上发展起来的，治疗方法包括草药、针灸、按摩等。

中日医药文化交流的时间很早。秦始皇的时候，方士徐福奉秦始皇的命令，到海外寻找不死的神药。徐福最终抵达了日本，并在那里定居下来。据说徐福精通医术，被日本人称为"司药神"，开启了中日医学文化交流的篇章。南朝陈文帝天嘉三年（562年），吴人知聪携带《明堂图》和其他医书东渡日本，这是中国医学传入日本的开始，促进了中日医学的交流。公元608年，日本推古天皇派遣药师惠日、倭汉直福因等来中国学医，经十六年学成回国。随着中国医学大量传入日本，使日本医学发生了深刻变化。日本的医药制度多数仿效中国，日本政府还邀请中国学者去日讲学。唐代扬州高僧鉴真（如图8-2-1所示）于743—754年，历经十年六次东渡，终于到达日本，在奈良"唐招提寺"不仅传授佛学，还传授中国的医药技术，享有盛名。公元756

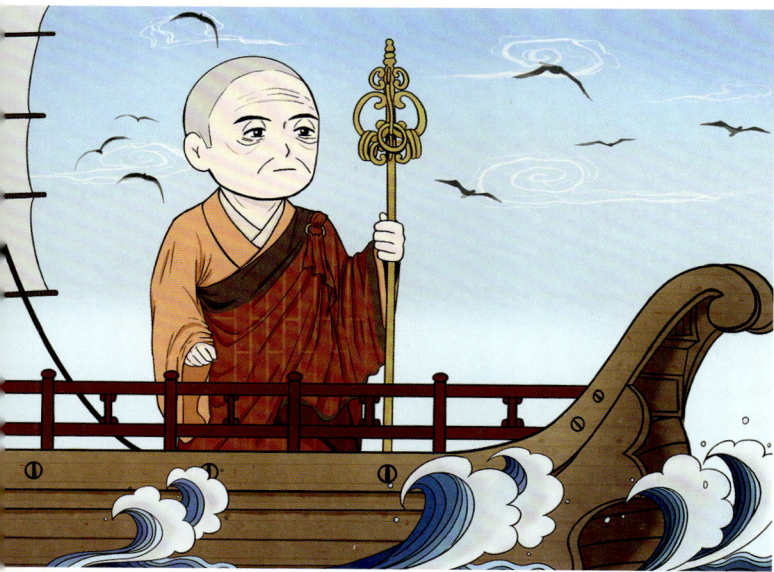

图8-2-1　鉴真

年，日本圣武天皇去世以后，光明皇后把宫庭所存的药品送到"正仓院"，包括约六十种中药，如犀角、麝香、人参、龙骨、肉桂、大黄等，至今还能在日本皇家文物仓库正仓院中见到保留的部分中药。日本学者非常推崇张仲景的《伤寒论》，日本收藏和刻刊了许多《伤寒论》的珍本，日本学者研究、注释《伤寒论》的许多著作也先后传到了中国。

日本汉方医学史上，出现了一些著名的医家和医著，如日本的丹波家族。据说丹波家族的先祖是汉灵帝的五世孙阿智王。公元982年，丹波家族的丹波康赖根据隋代巢元方的《诸病源候论》、晋唐时期医学家的医论并结合日本医生的本土经验，撰写了《医心方》三十卷，这是一本重要的著作。《医心方》包括的内容非常广泛，如：本草、用药、腧穴、针灸、内科、外科、皮肤病、五官科、妇产科、小儿科、养生导引、饮食禁忌、食疗本草等。《医心方》得到了中国医学界和日本医学界的推崇和赞赏，至今仍具有重要价值。

日本有位学者汤本求真，写了《皇汉医学》三卷，首次结合西方医学知识来解释汉方医学，成为推动汉方医学复兴的重要力量。今天，日本的汉方医学依然很受重视，在日本的很多超市，都有根据汉方医学中的方剂做成的成药出售，便于人们服用治病。

第三节　屠呦呦与诺贝尔奖

> 以屠呦呦研究员为代表的一代代中医人才，辛勤耕耘，屡建功勋，为发展中医药事业、造福人类健康作出了重要贡献。
> ——习近平总书记致中国中医科学院成立60周年贺信[1]

诺贝尔奖（The Nobel Prize）于1895年创立，以瑞典著名的化学家、硝化甘油炸药的发明人阿尔弗雷德·贝恩哈德·诺贝尔（Alfred Bernhard Nobel）的部分遗产作为基金创立。诺贝尔奖设物理（Physics）、化学（Chemistry）、生理学或医学（Physiology or Medicine）、文学（Literature）、和平（Peace）等五个奖项。在全世界，诺贝尔奖被认为是所颁奖领域内最重要奖项。迄今为止，屠呦呦是我国本土科学家获诺贝尔奖的第一人。

屠呦呦是浙江宁波人，1955年毕业于北京医学院药学系，后到中医研究院从

---

[1] 《习近平致中国中医科学院成立60周年贺信》，（2015-12-22）［2024-05-20］，https://www.rmzxb.com.cn/c/2015-12-22/655588.shtml。

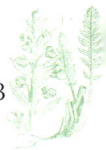

事中药研究工作。2015年10月，屠呦呦以"从中医药古典文献中获取灵感，先驱性地发现青蒿素，开创疟疾治疗新方法"，获得诺贝尔生理学或医学奖。

疟疾是感染恶性疟原虫所致，是几千年来威胁人类生命安全的疾病之一。在20世纪50年代疟疾再度肆虐，原因是疟原虫对当时的抗疟药物产生了抗药性。1967年，中国启动了抗疟研究工程，屠呦呦担任疟疾研究小组组长。工作组查阅了大量书籍，其中晋代葛洪（如图8-3-1所示）的《肘后备急方》中记载了使用青蒿减轻疟疾症状的方法："青蒿一握，以水二升渍，绞取汁，尽服之。"[①]这句话给屠呦呦带来了灵感——传统加热中药的方法可能会破坏药物的活性，在低温环境中提取可能会保持抗疟活性。试验证明，确实如此。

几十年的不断研究，屠呦呦研究组在青蒿素发现上取得了重大突破。青蒿素及其衍生物在中国治疗数千疟疾病人的疗效引起了全世界的关注。后来，屠呦呦和她的同事们又开展了用青蒿素和二氢青蒿素治疗其他疾病的研究。2005年，世界卫生组织宣布了青蒿素联合疗法。青蒿素联合疗法现在广泛被采用，拯救了很多生命，其中很多是非洲儿童。青蒿素，是传统中医为世界带来的珍贵献礼。

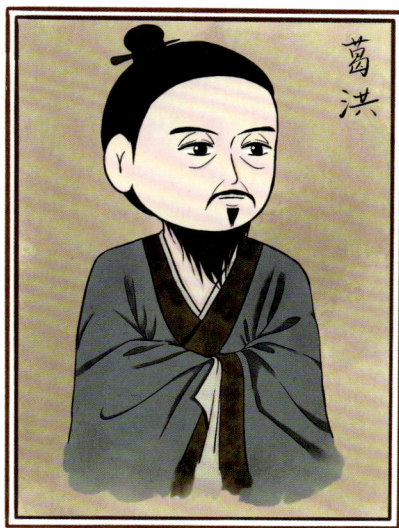

图8-3-1　葛洪

---

① 葛洪原著，陶弘景补阙，杨用道附广，沈树农校注：《肘后备急方校注》，人民卫生出版社，2016年，第87页。

第四节　砒霜与治疗白血病

三氧化二砷，俗称砒霜，属传统中药的一种。《本草纲目》记载，砒霜有剧毒。砒霜中毒主要是影响人类的神经系统和毛细血管通透性，可以刺激皮肤和粘膜。急性中毒除出现恶心、呕吐外，还可能会出现呼吸麻痹，最终会导致人的死亡。但是早在中国古代就有应用砒霜的砷类药物，以毒攻毒，治疗包括肿瘤在内的恶疾记载。我国民间也一直有"砒霜可以治疗白血病"的说法。砒霜毒性之凶险尽人皆知，被中国列入严格管理的36种毒性中药之一，正因如此，砒霜能治白血病，引发了大众的质疑。

白血病是一种死亡率很高的恶性血液疾病，分为急性和慢性两大类。急性白血病又分为急性淋巴细胞白血病和急性髓系白血病；慢性白血病又分为慢性髓系白血病、慢性淋巴细胞白血病和少见类型的白血病。而急性早幼粒细胞白血病（APL）是急性髓系白血病中病情十分凶险的一种类型，其出血症状十分常见，发生率达72～94%，明显高于其他急性白血病。

中国科学院院士陈竺和中国工程院院士王振义领衔研究团队应用砒霜的药物性对急性早幼粒细胞白血病进行联合靶向治疗，使该病的五年无病生存率跃升至90%以上，算是符合基本治愈标准，开启了恶性血液疾病治疗的新篇章。因在治疗急性早幼粒细胞白血病（APL）上做出的贡献，两位学者也获得了由全美癌症研究基金会颁发的第七届圣捷尔吉癌症研究创新成就奖。中国古老药物砒霜在血液病治疗中发挥了神奇疗效。两位学者也提到"研究得益于两个因素：中外学术交流和对中医宝库的发掘"[1]。

他们将中医药的理念和实践与现代医学无缝衔接，为急性早幼粒细胞白血病患者带来了福音，挽救了许多白血病患者的生命。

第五节　中医药与抗疫

瘟疫就是我们今天所说的传染病。传染病是一类古老的疾病，人类的历史充满了与传染病斗争的艰辛。在历代的临床实践中，中医对预防和治疗传染病都有很好的疗效。早在炎黄时期，人们就认识到传染病的特点就是人生病了，会相互传，不论老少，症状都很相似。东汉末年，张仲景立志写作《伤寒杂病

---

[1] 《陈竺、王振文荣获"影响世界华人大奖"提名》，（2012-03-31）［2024-05-20］，https://www.cae.cn/cae/html/main/col37/2012-03/31/20120331151656129350355_1.thml。

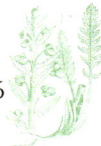

论》，主要原因是当时战争频仍，疫病流行，张仲景宗族二百余人，不到十年的时间，很多人死于伤寒。明代末年吴有性在《温疫论》中提到瘟疫的病因是天地间别有一种"戾气"，不管男女老幼，一接触这种"戾气"，就会生病，这种"戾气"的传播是从口鼻而入。明末清初的医学家吴有性、叶天士、薛雪、吴鞠通、薛生白等目睹瘟疫的流行，百姓的痛苦，深研古代医学，并结合临床实践，创立并发展了温病学派，与汉末张仲景为代表的医生所创立的伤寒学派，为传染病的治疗做出了重大贡献。

中国古人很早就有了预防免疫的思想。东晋医药学家葛洪所写的《肘后备急方》中记载了"以毒攻毒"治疗狂犬病的方法，就是用狂犬的脑涂在病人的伤口上以治疗狂犬病。《肘后备急方》记载："疗猘犬咬人方：仍杀所咬犬，取脑傅之，后不复发。"[1]这种用病畜机体组织来预防人类同类传染病发生的思想，后来在中国古人发明的人痘接种术中得到了改进。人痘接种术是为了预防天花。天花是一种烈性传染病，人类感染了天花病毒会发高烧、全身长脓疱等，死亡率非常高。科学家考证木乃伊，发现公元前统治埃及的法老拉美西斯五世头上就有天花留下的疤痕，可见天花是一种多么古老的疾病。这一烈性传染病被彻底降服归功于种牛痘预防天花。种牛痘的发明者是英国的爱德华·詹纳（1749—1823年），但种牛痘起源于中国的种人痘。史书记载人工种痘的方法最早是宋真宗时代峨眉山有神医给当时宰相王旦的儿子接种而传下来的。明代隆庆年间人工种痘在民间流传，清代康熙皇帝大力提倡和推广人痘接种术，很快在全国传播。

新中国成立以后，国家制定了"面向工农兵""预防为主""团结中西医"的卫生工作方针。在历次传染病的流行过程中，中医药为防治传染病发挥了重要作用，展现了中医药的抗疫力量。比如：20世纪50年代在河北省石家庄出现流行性乙型脑炎，中医治疗取得了可喜的成就，当时人们总结中医治疗流行性乙型脑炎的经验，称为"石家庄经验"。中医在治疗白喉、血吸虫病、麻疹、猩红热、小儿麻痹症、非典型肺炎等方面，都有很好的疗效。中医药在人类战胜瘟疫的历史中，发挥着重要作用，为人类社会不断造福。

---

[1]　葛洪原著，陶弘景补阙，杨用道附广，沈树农校注：《肘后备急方校注》，人民卫生出版社，2016年，第249～250页。

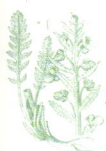